经方临证笔记

——《内经》《伤寒》和而不同探究

陈志刚◎著

全国百佳图书出版单位
中国中医药出版社
·北　京·

图书在版编目（CIP）数据

经方临证笔记：《内经》《伤寒》和而不同探究 / 陈志刚著 . -- 北京：中国中医药出版社，2024. 12

ISBN 978-7-5132-9054-8

Ⅰ. R221；R222.2

中国国家版本馆 CIP 数据核字第 2024TK0180 号

中国中医药出版社出版

北京经济技术开发区科创十三街 31 号院二区 8 号楼

邮政编码　100176

传真　010－64405721

鑫艺佳利（天津）印刷有限公司印刷

各地新华书店经销

开本 880×1230　1/32　印张 9　字数 258 千字

2024 年 12 月第 1 版　2024 年 12 月第 1 次印刷

书号　ISBN 978－7－5132－9054－8

定价　60.00 元

网址　www.cptcm.com

服务热线　010-64405510

购书热线　010-89535836

维权打假　010-64405753

微信服务号　zgzyycbs

微商城网址　https://kdt.im/LIdUGr

官方微博　http://e.weibo.com/cptcm

天猫旗舰店网址　https://zgzyycbs.tmall.com

如有印装质量问题请与本社出版部联系（010－64405510）

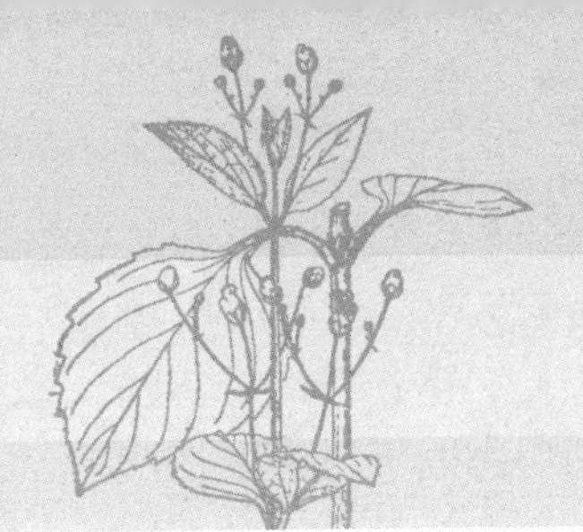

序言

学仲景，用经方，真学者

志刚是我早年的研究生，他在本科阶段对《伤寒论》的兴趣就很浓厚，所以《伤寒论》《金匮要略》科目的考试成绩在年级里名列前茅，还经常给周围的人看病试方。志刚曾在临床实习期间问我：应该怎样学习经方？我告诉他，学经方可以先读胡希恕老的专著，然后认真研读日本学者汤本求真的《皇汉医学》，再读俞根初先生的《通俗伤寒论》。

志刚在研究生阶段的研究项目是麻黄汤类方治疗全身炎症反应综合征（SIRS），也就是重症上呼吸道感染类疾病的临床观察。2001 年冬季流感高发，志刚在北京中医药大学东直门医院和首都医科大学附属北京中医医院急诊科收集了研究病例，结果显示麻黄汤类方的临床疗效非常好，基本上用药一剂半就可以达到退热的效果，这段经历对他产生了很大的影响。2002 年 7 月毕业以后，他去了大连一所综合医院的中医科工作，后来我的工作也比较忙，我们只在几次经方会议期间匆忙地见了面。2023 年冬天，他发给了我一份文档，是一本书稿，打开浏览后不禁为之惊叹，时间过得好快，一晃 20 多年过去了，一个懵懂的学生已经成为一方名医。书中收集了他多年来的读书和临证经验，记录了他多年来学习《伤寒论》的体会，更展现了他是如何艰难地在学术上进步的。中医从业者的艰难，不屈不挠的意志，上下求索的精神，日积月累的心得和收获跃然纸上。

志刚刚开始接触临床时有时感到不知所措，后来逐渐边临证边读书，认真研读了胡希恕老先生的经方理论和案例，更全面学习了《皇汉医学》的用方经验，在临床上初步练好了六经病证、方证的基本功。后来，他参加了胡老高徒冯世纶先生团队举办的经方会议，我时常会看到他写的文章，能够发现已渐有心得体会。他还参学了南京黄煌先生的“方 - 病 - 人”经方理论与实践培训，拓展了经方的使用及望诊的临床应用。志刚不时南下江西跟随姚梅龄先生团队体验姚氏伤寒的精妙，逐渐有了自己对于伤寒学的认识，从胡希恕老的六经八纲理论出发，认识到《黄帝内经》(简称《内经》)理论与仲景伤寒是两个既相关又不同的诊疗系统。仲景的六经系统和《内经》的藏象经络系统是两个不同分类方法的病证诊疗体系，所以六经不能单纯用藏象经络来理解，但六经系统的生理病理并没有脱离藏象脏腑功能，只是因为在分类方法上有所不同而形成了两个不同的系统。对于六经的功能与藏象经络的功能交叉，从藏象脏腑功能的角度来看，六经系统是在新的框架下对藏象经络功能的拆分重组，从六经系统的角度来看，藏象经络功能也是如此。志刚的这个认识是全新的仲景之理，能对同行有很好的启示，对仲景方的准确应用有重要价值。

在这本书里，志刚按照内科学的框架和次序，以经方为主导，六经为框架，参之脏腑、气血、津液，对病因、病机、病势进行了详细的理论分析，包含了志刚 20 多年来对各科疾病的认识和诊疗经验，对很多疾病的诊疗都有卓越的见识，对临床医生提高临床能力将多有帮助。

新时代，新机遇，中医药事业的发展迎来了历史上的最好时期。百家争鸣，学术昌明，希望志刚日后能够进一步提高学术与临床水平，终成大医。

刘清泉

2024 年 6 月于北京宽街

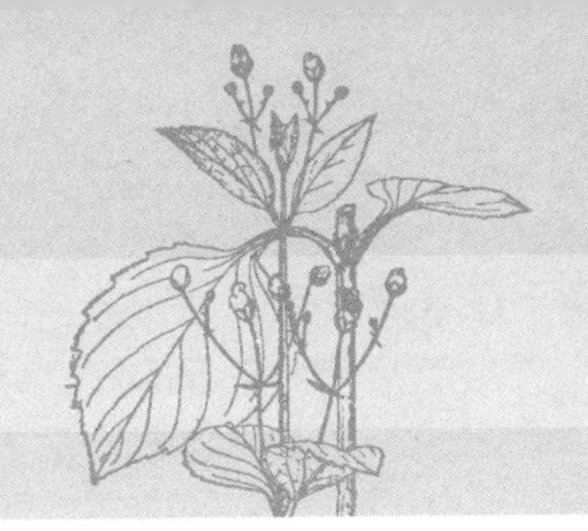

前言

我毕业于北京中医药大学（七年制），在校学习期间感到四大基础课程的知识比较空洞，中医内科学内容杂乱分散，后来学习《伤寒论》时听郝万山和裴永清老师讲课，觉得内容生动，贴近临床，而且老师的讲授充满激情，所以一下子就喜欢上了《伤寒论》。我常听郝老师讲胡希恕老和刘渡舟老的医疗往事，令人神往。

毕业以后我来到大连工作，一开始竟然不会用方，看到患者有那么多症状，与《伤寒论》中的描述似是而非，想套方却套不上，很是苦恼。我先拿出了学校老师推荐的《脾胃论》《景岳全书》来看，可惜也是难懂难用。工作一年后，我有幸在医师资格考试考场遇到了王天成医生，他是大连当地人，年纪比我稍大一些，很好学，已经自己开了诊所。我和他一起讨论中医，他很喜欢胡希恕老的观点，当时在看《经方传真》这本书。那时我并不知道胡希恕老的学术观点是什么样的，认为他只是众多老中医之一，后来去王天成医生的诊所观摩，发现他善用小柴胡汤、大柴胡汤、桂枝茯苓丸、当归芍药散、桃核承气汤这些小方治疗疾病，效果很好，于是我也买来了胡希恕老的医案学习。“中国百年百名中医临床家丛书”《胡希恕》这本书将胡老的医案按照六经辨证分门别类地进行了整理，简洁明了，我认为这是我当时看到过最实用的一本书了，只可惜书中对于如何选方说得不是很细致，这使我想起了我的研究生导师，时任北京中医药大学东直门医院急诊科主任刘清泉教授曾说，学伤寒要学胡希恕，学胡希恕要学《皇汉医学》。

在 2003 年的秋天，那时网络还不发达，我经过多番寻找，终于在大连市图书馆找到了 1956 年出版的《皇汉医学》。在这本书的自序中，汤本求真先生的经历让人感动。这本书以类方进行编写，每个主方都摘引古人的论述和用方经历，接着写明作者的体会和使用指征，非常详细实用。例如，对于小柴胡汤的诸多症状，如口苦、咽干、目眩、往来寒热、胸胁苦满、默默不欲饮食、心烦喜呕、胁下痞硬等，《伤寒论》有“但见一证便是”的说法，可实际上临床应用范围哪有那么广泛，即使是伤寒中风证也不能说有以上任何一个症状就是小柴胡汤证，这是不符合临床实际的。汤本先生认为，只有腹证里的胸胁苦满才是必有的主证，其他皆为可有可无的兼证。我认为，不管是从理论上还是实践中来看，这都是最精准而简明的论断。

通过对胡希恕医案和汤本求真《皇汉医学》的学习，我逐渐能通过经方的辨证体系和方证来治疗一些常见病，而且很多以前认为比较棘手复杂的病，在这个体系里都变得很简单，很多常见病的治疗都可以把这套辨证体系当作解决方案。这套辨证体系简单有效，覆盖面比较广，在我日常看诊的病例里至少有 60% 的覆盖率，应用起来思路简洁，掌握起来比较快，使用后获得的疗效非常好。

在学习过程中，我参加了几次冯世纶老主办的全国经方论坛，接触了许多医家的观点，其中就有火神派的观点。我看过几本火神派的书，包括郑钦安、卢崇汉教授、刘力红教授的书，临床应用了一段时间后，觉得火神派扶阳的思路确实在某些层面上与众不同，能把很多我们平常不太注意的阴证识别出来。如果没有火神派的论述，我们常见的一些阴证可能就被忽略了。但是，我在临床上应用了一段时间以后发现，应用火神派思路在面对疾病时容易有先入为主的问题，看什么都像阳虚，一上来就温阳，温阳以后出现的反应一概认为是排病反应。火神派理论相对单一，有的时候很难鉴别治疗后出现的反应到底是用错了方法后出现的反应还是排病反应，所以后来我又回归到了六经辨证上。六经辨证是比较全面的辨证方法，当然火神派理论确实给了我很多启示。

我在一次经方大会上了解到了南京黄煌老师的经方应用方

法，与胡希恕老的经方应用方法有一定区别。黄煌老主要强调“方 - 病 - 人”的关系，望诊、辨体质用得多，这也从另一个侧面加强了我对经方的认识。当然，初学的时候往往会产生一定的混乱，加上黄老的辨证方法与胡老的辨证方法既有一定交叉，也有一些不同。我认为，胡老主要通过问诊获得信息，而黄老通过望诊得到的信息多一些。通过这两种方式获取的信息指向的方证结果有时候会有矛盾，但是用久了以后，我发现两者并不矛盾，是能够相互补充的。

还有一次在经方大会上，江西中医药大学的姚梅龄老师讲了一些他的伤寒思路，一开始我觉得他的思路很复杂，与胡希恕老的思路完全不同，未予重视，后来有一些朋友到姚梅龄老那里学习，很有收获，于是我也去参加了江西中医药大学姚荷生研究室组织的脉诊培训班，并在研究室参加了实习，有幸观摩了姚老和刘英锋老师的门诊。江西姚派伤寒有独特的辨证思路，用的虽然是脏腑经络的辨证方法，但更为细致，不是辨六经，而是辨十二经，还要再辨营卫、气血、津液、阴阳，这种辨证框架与胡希恕老的六经辨证框架出入较大，应用起来步骤比较多。

我吸取了江西姚派伤寒的精细辨证方法，但临床上还是采用胡希恕老的六经辨证框架。通过与脏腑辨证及经络辨证等方法进行比对，我对胡希恕老的六经辨证方法有了新的认识。我把胡希恕老的六经辨证进行了扩展、补充，把营卫、气血、津液辨证结合起来，这样就形成了自己的大的辨证框架，同时又有精细辨证的内容在里面，这样可以做到说理准确。这个说理不是指我们平常说的“公说公有理，婆说婆有理”，而是指能够理解疾病的道理，比如为什么会出现这个症状，用药为什么会有效，用药后会出现哪些问题，怎样解释这些问题等，能够指导下一步治疗方案的制订，深入对整个病程，尤其是病因的认识。六经辨证更多的是辨病位、辨病性，对辨病因的问题有些忽略了，但实际上很多疾病的病因治疗贯穿始终，对疾病的发展起着至关重要的作用，所以我们要时刻关注病因，知道疾病从何处来，要向何处去。

在后来的学习和实践过程中，我又先后接触到了很多老师，包括我们大连市的解建国老师、白长川老师，以及辽宁中医药大学的石岩老师、中国中医科学院的史欣德老师，学习到了很多。我在一些学习群里接触到了肥城矿业中心医院的李贵明老师，他的阴阳辨证思路及柴胡四逆汤的应用方法给了我很多启示。还有云南的民间中医胡天宝老师，他对于糖尿病的论述令我受益匪浅。

总之，我在学习、综合了很多医家的学术观点后，逐渐形成了自己的辨证框架和思路，目前还在不断地把新的知识填充进来，尽量解决更多的健康难题。

感谢向我传授学术知识的各位老师，也感谢各位学生的文字整理，感谢刘妍妍医生和郭颢雅医生的后期整理编辑。

陈志刚

2024 年 6 月

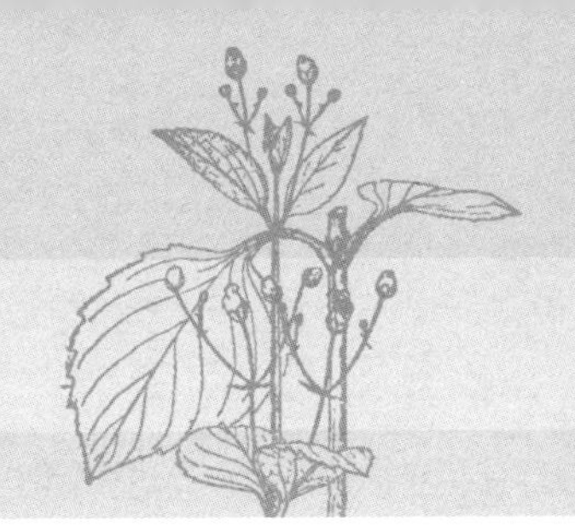

目 录

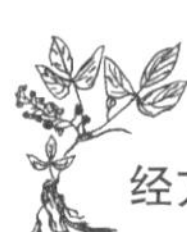

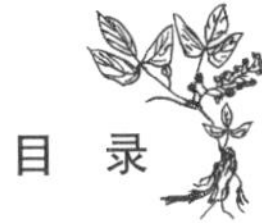

第一章

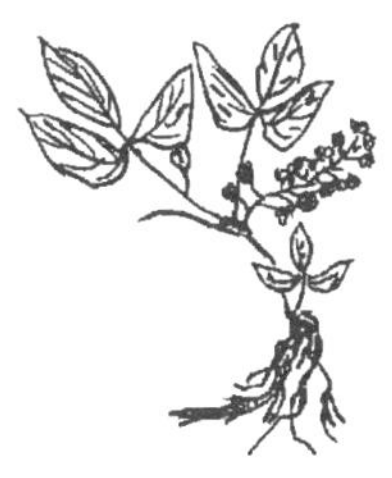

我的六经体系

第一节　产生过程及实质论述

一、我的六经辨证体系

传统上我们把疾病分为两大类，一类是外感病，一类是内伤病。外感病又分为伤寒和温病，伤寒用六经辨证，温病用卫气营血辨证，内伤病常用脏腑辨证、气血津液辨证。可是，临床所见的许多疾病是两者混杂的，外感内伤并见，或外感兼内伤，或内伤兼外感，外感病中也有伤寒与温病并见的情形。那么，如果辨证系统都不统一，如何处理这种复杂疾病呢？

对于刚刚参加工作的中医毕业生来说，通常习惯于使用脏腑辨证，那么对于上面讲到的常见复杂病情会无所适从，因为脏腑辨证对于治疗外感病来说是不够的，比如在外感病初期，应用脏腑辨证思维首先会想到肺主皮毛，由肺气来抵抗，可是头身疼痛用肺气是解释不了的，这就是问题所在！所以，我刚毕业参加工作的时候，自以为学了 7 年的知识可以大有可为了，谁知面对疾病时，单纯的脏腑辨证盲区很多，因而感到迷茫无助，直到学了胡希恕的六经辨证体系之后，才知道了整体辨证。

1. 胡希恕六经八纲体系

在胡老的六经系统里，把人体分成了三个部分——表、半表半里、里，每个部分有阴阳两种病性。表阳证为太阳，表阴证为少阴，半表半里阳证为少阳，半表半里阴证为厥阴，里阳证为阳明，里阴证为太阴。表为体表，是由皮肤、肌肉、筋骨等组成的机体外在躯壳，若病邪集中反映于此部分，即称之为表证。里是指人体的极里，是由食道、胃、肠组成的消化管道，若病邪集中体现于此部分，即称之为里证。半表半里最为复杂，在表里之间，包括胸腹腔内的诸多脏器，若病邪集中反应于此部分，即称之为半表半里证。总之，表、里、半表半里三者为固定的病位反应，即不论什么病，就其病位反应来说，或为表，或为里，或为半表半里，虽亦有时其中二者或三者同时出现，但绝不出这三者之外。

需要强调的是，这里所说的病位，是指病邪反应的病位，不要误认为是病变所在的病位。也就是说，即使病变在里，但病邪集中反应于表位，也称之为表证，或邪在表，或病在表。反之，虽病变、病灶在表，但病邪集中反应于里位，即称之为里证，或邪在里，或病在里，这样就把人体分成了明确的、与脏腑系统不同的功能区，形成了与《黄帝内经》(简称《内经》)阴阳五行辨证框架完全不同的辨证思考方式。

胡希恕老和冯世纶老一再强调《内经》与《伤寒论》是不同的体系，确实非常有道理，这样才能跳出《内经》去理解《伤寒论》，才能用好伤寒。而且，胡老的六经八纲系统相对简洁又无所不包，使人体真正地成为一个整体，不再有外感与内伤的区别，外感与内伤都在这个系统里面。

2. 六经八纲的不足

六经八纲这个系统过于简单，有些功能病理不能细化，而且脱离了《内经》，阻断了变化的通道和与后世的连接，影响了系统的进一步细化。

具体有如下四个问题。

第一，如果将里阳证归为阳明病，将半表半里阳证归为少阳病，那么泻心汤和黄连阿胶汤应当归在哪里呢？按照六经八纲理论，归为阳明病或少阳病似乎都有道理，但与《内经》“心火”的理论不能兼容，所以在内伤杂病中除了对应方证，缺少理论支持，缺少脏腑功能相互影响的分析，难以变化应对。

第二，如果将里阴证归为太阴病，按照六经八纲理论，传统的肾病很多都应归属太阴病，这也会导致与脏腑理论脱节，没有脏腑理论的指导，治疗涉及肾虚的疾病，比如一些妇科病、男科病等时，就难以应对了。

第三，对于表、里、半表半里这三个病位，每个病位或为阴，或为阳，不可能存在阴阳同在一个病位的情况，否则像半夏泻心汤这类有里证而寒热同在的情况就难以归类。

第四，六经八纲体系的框架是六经气化的病机，而且对病因缺少关注，那么如果有些疾病的主要病机不涉及六经气化，病机与病因密切相关时，就逃离了六经八纲的规划，比如对于“三高症”（即高血压、高脂血症、糖尿病）、肿瘤病，六经八纲体系缺乏对病因病机的指导，虽然有时有的方证会有效，可在找不到符合的方证时则无处下手，好像被封闭在了六经八纲的孤岛上，这就使得治疗过程碎片化，无法整体把握。

内经系统虽然与伤寒系统不同，但两者都是用宏观方法观察人体，都有阴阳理论，所以两者是可以结合的，两者只是为了说明不同的问题而形成的人体功能归类的不同方法而已。

3. 六个病位

我从胡老的六经八纲体系出发进行了展开，从三个病位变成六个病位（图 1-1）。

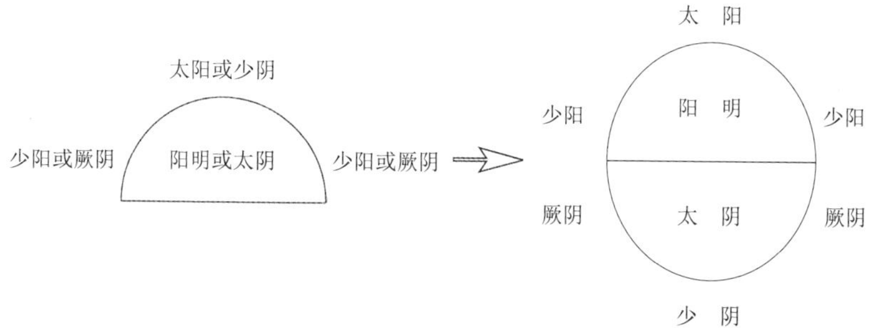

图 1-1　六经八纲与六经实质的比较

太阳、阳明与六经八纲理论相同，少阴主要为肾，也包括心，黄连类方证与传统的少阴热化相同。太阴主要为脾，厥阴、少阳为肝胆，在辨治外感病时，少阳与六经八纲相同。

把胡老的六经八纲体系调整后，其辨证思路与脏腑辨证连接的桥梁是“六经欲解时”。

4. 六经欲解时

六经欲解时就是指在某个时段，某经正气旺盛，抗邪更加有力，疾病易于解除。因此，六经欲解时，就是六经中正气旺盛之时。依据《伤寒论》的记载，少阳经——寅卯辰、太阳经——巳午未、阳明经——申酉戌、太阴经——亥子丑，这四经平均地分

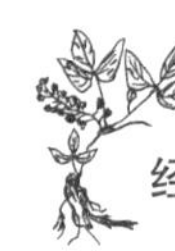

配了十二时辰；少阴经——子丑寅、厥阴经——丑寅卯，此两经间杂于少阳与太阴，体现了人体的阳气随昼夜出入的时间规律，这种阳出阴入的升降出入关系显然是人体阳气的盛衰规律（图 1-2）。

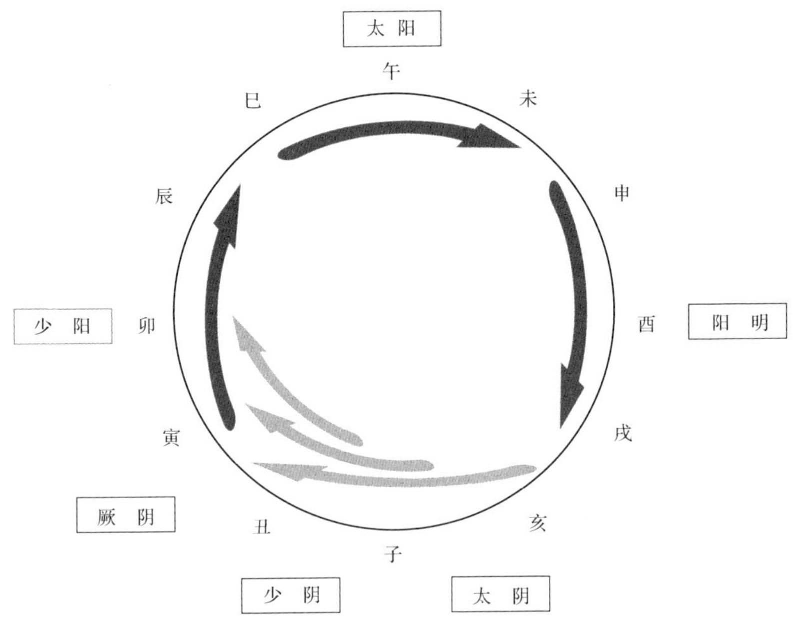

图 1-2 “六经欲解时”对应时间图

《素问·生气通天论》记载：故阳气者，一日而主外，平旦人气生，日中而阳气隆，日西而阳气已虚，气门乃闭。《素问·六节藏象论》记载：心者，生之本，神之变也，其华在面，其充在血脉，为阳中之太阳，通于夏气。肺者……为阳中之太阴，通于秋气。肾者……为阴中之少阴，通于冬气。肝者……此为阳中之少阳，通于春气。脾、胃、大肠、小肠、三焦、膀胱者，此至阴之类，通于土气。《素问·刺禁论》记载：肝生于左，肺藏于右，心部于表，肾治于里，脾为之使，胃为之市。上述记载说明人体中阳气的盛衰规律与四季的阳气变化规律、一天中的阳气变化规律在大方向上必然是一致的，因此完全可以参照《内经》中阳气盛衰变化对应的脏腑部位来给六经定位（图 1-3）。

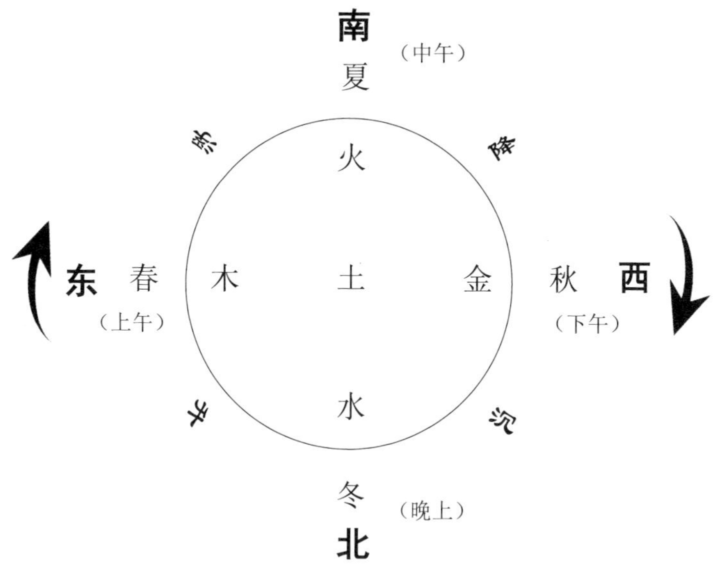

图 1-3 《内经》四气升降浮沉图

二、我的六经系统

通过“六经欲解时”对应时间图和《内经》四气升降浮沉图的对比，可以发现阳气升降出入的同一窗口和六经与脏腑的对应关系。从大方向来说，东方春天对应六经的厥阴、少阳和脏腑的肝、胆，西方秋天对应六经的阳明、太阴和脏腑的肺、胃、脾，南方夏天对应六经的太阳和脏腑的心，北方冬天对应六经的少阴和脏腑的肾。

下面我们来具体分析一下。

1. 六经定位——六经对应的脏腑

（1）少阳部位

平旦或春季，肝气盛，阳气生发上行，如太阳出于东方地平线，将阳气经胆疏散于三焦，而未达于外，故从外观之，阳气初出稚嫩，故曰少阳。肝、胆为主导，三焦也与少阳有关。《难经·六十六难》云：然，脐下肾间动气者，人之生命也，十二经之根本也，故名曰原。三焦者，原气之别使也，主通行三气，经

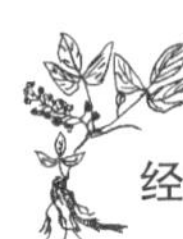

历于五脏六腑。《灵枢·五癃津液别》云“故三焦出气，以温肌肉”，说明三焦与肾相连，为肾中阳气游行的区间，此阳气得肝气之生发，通过三焦而上行外达，所以少阳为肝胆所主导并流布于三焦。少阳与厥阴互为表里，在功能上相对应，少阳的正气来源于厥阴，厥阴的阳气布达少阳。因为肝、胆、三焦的作用部位主要在身体侧面，所以阳气的升腾道路集中于人体侧面，问题便多出现在人体侧面。

（2）太阳部位

日中或夏季，心气盛，鼓动血脉将阳气振发于肤表，肤表热易汗出，从外观之，阳气最为盛大，故曰太阳，所以太阳主表，主要发挥作用的是心，肺的宣发起辅助作用，使阳气流布于体表的肌肤血脉。太阳与少阴互为表里，在功能上相对应，太阳的正气来源于少阴，少阴的阳气布达太阳。

最容易误解的是太阳，传统上认为它是由足太阳膀胱经主导的，可是有许多难解之处。这里提出四个证据以佐证心主太阳：

①《素问·刺禁论》曰：肝生于左，肺藏于右，心部于表，肾治于里，脾为之使，胃为之市。在《内经》中，五脏关系大多用五行关系表达，是一个圆环，没有清晰的层级结构，但这句话明确了五脏在空间上的对应关系，其中“心布于表”明确提出心主表，即在功能分区上，心负责体表，那么外邪来袭时，由心先来抵抗。这是心主太阳的第一个证据。

②《伤寒论》第一方为桂枝汤，针对太阳病，在临床上，可以发现桂枝汤证多可出现心悸或气上冲的表现，而桂枝汤类证多有心悸、烦躁的表现，比如苓桂术甘汤证、苓桂枣甘汤证、桂枝加桂汤证等，从实际运用角度可以见到心主太阳的证据。这是心主太阳的第二个证据。

③人们公认太阳主表，那么从脏腑经络的角度来看，心肺位于阳位，离表最近。寸口脉法，左寸为心，右寸为肺，左为人迎，右为气口，自古就有“人迎候外感，气口主内伤”的说法，这样外感病的脉象定位与心重合，可见心与表有密切的联系。这

是心主太阳的第三个证据。

④徐灵胎亦云：伤寒最多心病，以心当太阳之位也。徐灵胎先生是清代著名医家，对《伤寒论》研究颇深，他也认为心在太阳病的病位上。这是心主太阳的第四个证据。

（3）阳明部位

日西或秋季，肺气盛，如日薄西山，阳气回收下行。阳气虽较盛，但已近黄昏，故曰阳明，阳明者，两阳合明，日月更替也。阳气从肺下行，最后达肾而潜藏。这个过程不是从肺直达于肾的，从部位来说，肺与肾之间还有中焦的脾胃。

脾胃是阴阳表里关系，《素问·太阴阳明论》记载：太阴阳明为表里，脾胃脉也，生病而异者何也……阴阳异位，更虚更实，更逆更从，或从内，或从外，所从不同，故病异名也……阳者，天气也，主外；阴者，地气也，主内。因此，胃在上，部位浅，在胃脘部；脾在下，部位深，主在大腹，所以肺气下行先经过胃。胃为六腑之一，传化物而不藏，以通降为顺。这样，肺胃的下降相续接，大肠也是以通为用，是胃气下行的末端。可见，阳明的主导脏腑为肺、胃，流布于肺、胃、大肠。

阳明与太阴互为表里，在功能上相对应，阳明的正气来源于太阴，太阴的阳气布达阳明。因为胃肠在人体的中部、内部，所以阳气下行时直取中路，与上行的少阳体侧旁路不同。

（4）太阴部位

夜间或冬季，脾气盛，阳气下行至阴位而潜藏。此处所讲的部位与《内经》不一致，原因在于《内经》是在阳气盛衰的过程中演绎五行气化，太阴湿土位于心火与肺金之间，表达的是五行的气化相生规律，但《伤寒论》讲的是人体实际的生理与病理，阳气的盛衰循行需要在空间部位上相接续，阳气从阳明下行后，先到脾所主之大腹，然后才能够到达位于更深部位的肾，所以太阴的主导脏器是脾，流布于大腹，在阳明之后。阳明与太阴都处于阳气下行的通道上，但有表、里、阴、阳的不同。在外多阳性的反应为阳明，在里多阴性的反应为太阴。入夜后人入睡则阳气入于脾之下，从外观上来看，阳气尽藏，故曰太阴。

（5）少阴部位

午夜或冬季，肾气盛，阳气藏得最深并触底反弹，有上行的趋势，是人体阳气的最深处。太阴部位阳气盛满再溢于肾，然肾为阴之最深部，阳气至此即有返回外露之趋向，阳气不能完全潜藏于阴位，故曰少阴；又因为太阳之里为少阴，所以心布于表的功能归为太阳，而心火下行的功能归为少阴。因此，少阴为肾所主导，兼有心气下行的功能。

（6）厥阴部位

下半夜或冬春之交，阳气发动，为肝气所主。少阴盛满再溢于肝，肝气主动，阳气由此而欲从阴部出于阳部，故曰厥阴。至平旦，阳气经肝胆而又出于少阳三焦。厥阴与少阳均为肝胆所主，其对应的时间都在春季，所以厥阴、少阳欲解时大部分是重叠的。但是，厥阴与少阳在部位及功能上有表、里、阴、阳的不同，同是肝胆的功能区，在外多阳性的反应归于少阳，在内多阴性的反应归于厥阴。特别是在内伤病里，少阳与厥阴没有明确的边界。

六经的部位明确以后，我们再来看一下人体六经图（图 1-4）。

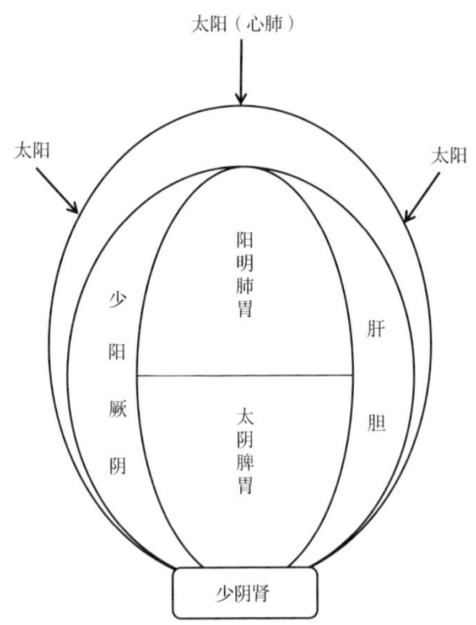

图 1-4　六经脏腑对应图

图 1-4 所示是根据阳气升降出入对应的脏腑作用而产生的六经、脏腑定位。可以看出，脏腑是阳气升降出入运动的空间和通道。在对六经进行定位时会发现，就像阳气昼夜巡行的时间循环一样，这些定位的空间也是连续的循环，所以可以得出阳气在人体内的时空循环规律，也是六经的时空关系。对于时空关系，《内经》中用的是四分法（如《素问·四气调神大论》中的“四季养生”）或五分法（五行五季，生长化收藏），而《伤寒论》用的是六分法。《内经》表达的是四季五行相生（春木、夏火、长夏土、秋金、冬水），《伤寒论》表达的是实际的阳气盛衰循行时空变化（表、里、上、下）。

六经阳气盛衰的时空对应关系如图 1-5 所示。

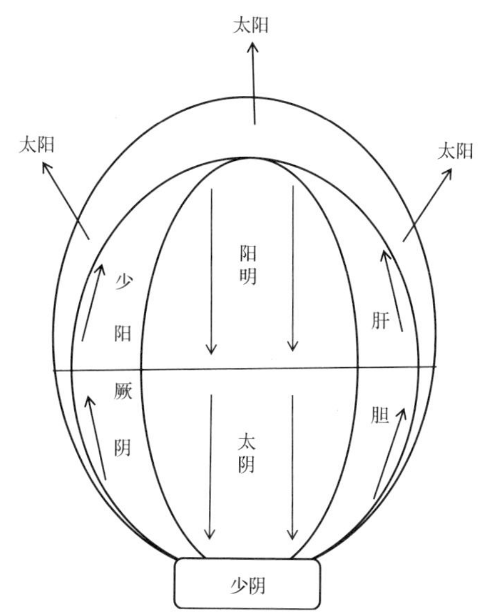

图 1-5　六经阳气升降出入的时空关系图（自拟图）

对人体来说，抵御邪气、抗击疾病主要是阳气在发挥作用，或者说是阳气在发挥主导作用，“是故阳因而上，卫外者也”，只有抓住这个主导，才能把握正邪斗争的实质和趋势，辨证施药。

2. 六经的层级结构——正邪斗争的层次

六经系统看起来是个阳气巡行的闭环，但实际上由最表层的太阳到最深层的少阴，在对抗邪气时，六经系统是有着明确层次的。外邪来犯，首先是在最外层的太阳部位发生战斗，此为一级防御。随着正气相对不足，战场内移，在向内迁移的过程中有两条道路，一条是中路为阳明，一条是侧翼为少阳，此为二级防御，在此过程中，邪气可以在中路与边路之间切换。战场进一步内迁，则进入阴经部位，中路进入太阴，侧翼可进入厥阴，此为三级防御。如果邪气进一步深入，就将进入人体的“抵抗军司令部”——少阴肾，至此则阳气完全被压制，预后最差（图 1-6）。

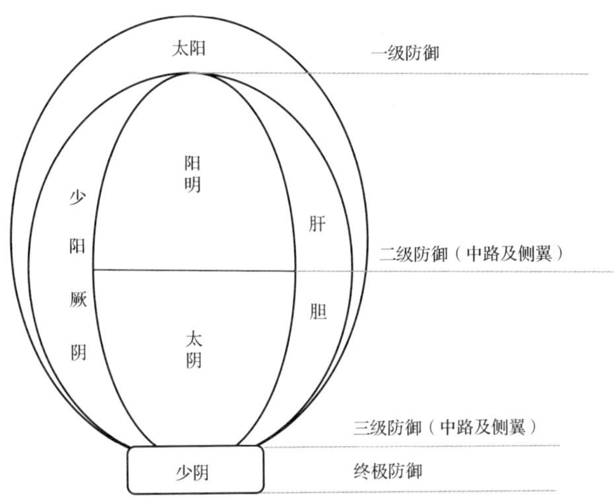

图 1-6　六经的层级结构图（自拟图）

反过来说，人体的阳气是由里及表的，源头在少阴，发扬于太阳。当太阳不足时，可能是桂枝甘草汤证，再不足时可能是桂枝人参汤证，继续不足可能是四逆汤加桂枝证，或先用四逆汤温里，再用桂枝汤解表。许多久治不愈的慢性疾病都可以在这个层级关系中寻找病因、病位、病机、病势。

3. 六经的定性

六经的表里层次虽然是空间的问题，但是因为表里空间不同，对应的脏腑功能不同，所以不同的空间位置对应的生理功能不同，病理状态也不同。理论上六经在不同的空间位置都可能出现阴、阳、寒、热、虚、实，但基于六经自身的特点，阳经多病阳证、热证、实证，阴经多病阴证、寒证、虚证。也就是说，在病理层面，脏腑功能不是寒热虚实均等的，而是各有特性的。

第二节　临床使用概述

一、六经实质的临床应用

太阳病在体表，体表投射以头项为主，为体表阳气出现异常或被寒郁闭所致，如麻黄汤证；或被风扰，如桂枝汤证、荆芥防风汤证；或被热郁，使用蝉蜕、僵蚕等；或表虚不固，如黄芪汤证。总的来说，表部阳气被扰，就容易出现或轻或重的恶寒。

少阳病在半表半里，体表投射在身侧，为阳气生发时出现异常所致，生发受阻则阳气难达于体表，会时有畏寒，但半表半里为肝胆之位，将军之官，郁极而发，又时有燥热，比如小柴胡汤证常表现出往来寒热。如果半表半里阳气生发太过，又可以出现烦热，如黄芩汤证等。

阳明病的病位在肺、胃、肠，相对于前两者而言部位在里，体表投射在身前，为阳气下行的初始阶段及通道，如果阳气在此处不得下行，则反逆于肤表，表现为但热不寒，如白虎汤证、承气汤证等。

太阴在阳明的下方，与阳明在胃肠部位上重叠，阳气由阳明继续下行至更深处，此处阳气不足则出现脾虚证。与阳明重叠的部位按病性归类，属阳则归阳明，如大承气汤证等；属阴则归太阴，如理中汤证、温脾汤（《备急千金要方》）证等。

厥阴在少阳的下方，即深处，为阳气在体内的初始发动，如果此处的阳气不及则需要温阳，使用四逆汤，或乌梅丸中的干姜、附子、桂枝、花椒、细辛；如果阴血、阳气均不足，则需要阴阳同调，使用当归四逆汤；如果阳气发动太过，则须敛降，使用白头翁汤，或乌梅丸中的乌梅、黄柏、黄连；如果厥阴部位有瘀血，而致阳气不得生发，可以化瘀通阳，使用桂枝茯苓丸、当归芍药散；如果厥阴部位阳气不足，难以生发而勉强生发，进而导致相火妄动，则需要使用乌梅丸。

少阴在人体最深处，此处阳气不足则周身阳气均有不足，生殖能力下降，表现为畏寒肢冷但欲寐的四逆汤证，或使用淫羊藿、巴戟天、鹿角霜之类进行治疗的肾阳不足证。如果此处阴精不足，则阳气不得固，可以表现为阴虚阳亢的六味地黄丸证或兼心火的黄连阿胶汤证。需要指出的是，心之阳可以归为太阳，而心之阴可以归为少阴，这样就让少阴有了两个分支——心与肾，但以肾为主。

对六经病的病位、病性有了较为明确的归类后，就有了辨证的立体框架，这样才能进行六经相互作用的整合。由于六经的实质是阳气盛衰循环的六种连续时空状态，因此当一经发病时会对其他五经形成压力传导，可能产生连锁影响。

二、病案举例

肖某，女，35岁。形体略瘦，面色灰白少泽，两颧生黄褐斑。

患者反复咳嗽3个月，咳嗽频繁剧烈，遇冷加重，遇异味、灰尘时加重，痰少，咽喉有异物感，胸闷气短，口干口苦，喝水不多，不喜凉饮，汗出少，怕风，平素肢冷畏寒，食后易胃胀，大便略干，排便欠畅，困倦乏力，略鼻塞，有时打喷嚏。舌质淡，舌尖略红，脉弦细少力。

初用荆防柴朴汤1周毫无效果，后用荆防柴归汤（柴归汤即小柴胡汤合当归芍药散）合半夏厚朴汤加干姜、附子、桂枝、石膏、麻黄，1周痊愈。

处方[①]：荆芥5g，防风5g，柴胡10g，黄芩10g，半夏10g，党参15g，炙甘草6g，川芎6g，当归10g，白芍15g，白术15g，

---

① 因本书所举病案处方均为煎药机煎药，故未标记特殊煎法。下同。

茯苓 15g，泽泻 15g，厚朴 8g，紫苏子 8g，干姜 15g，黑附子 15g，桂枝 15g，生石膏 30g，麻黄 6g。

【思路】

参照图 1-6 所示的六经层级结构进行分析，此病例素有脾肾不足（畏寒肢冷，脉细少力），属于太阴少阴合病，又素有少阳病（两颊黄褐斑，脉弦，应由不良情绪日积月累引起）。患者外受风寒邪气，但因体内正气不足（恶风寒，汗出少，鼻塞，遇冷咳重）而无法解除，因为太阳位于体表，是第一层防御，而少阳是第二层防御，所以太阳风寒不解会持续形成对少阳的压力，以至于本就受阻的少阳气机更加郁滞，进而加重少阳病（口苦，咽部敏感）。根据五行学说，土木之间存在制约关系，肝胆气机受阻，则压力向脾胃疏泄，少阳的压力进一步传导至阳明（口干）及太阴（食后胃胀）。

由此可见，疾病的发展有一个连续的病理链条，所以治疗时需要标本兼顾，多靶点用力，首先补助少阴、太阴、厥阴，使得阳气上行，从两侧解少阳，达于表以解太阳，然后降痰降火，解阳明之热，使得阳气从中道下行。恢复阳气升降出入的常态，则疾病速愈。对于这种靶点多又相互关联的疾病，如果没有整体的理论框架支撑，不了解六经间各层级的互动关系，只是进行简单的合方治疗是很难解除的，这时就需要我们在整体框架中找出始发病因，即病本（太阴、少阴不足），还要顾及兼夹受损处，即病标（太阳、少阳、阳明），找出各个环节之间的联系，这样才能抽丝剥茧，环环相扣，既突出重点，又没有遗漏。

所以，六经实质是阳气盛衰节律的六种时空对应状态，不同于脏腑经络的六经解释，但与《黄帝内经》中脏腑的功能又密不可分，可以看作脏腑功能的另一种拆分组合形式。相对于五行脏腑系统而言，六经辨证系统是一个新的功能系统，用来观察人体对疾病的反应状态。这里面有固定的病位，有相对独特的病性，是一个表里相应的整体，体现正邪斗争的进退关系，使外感、内伤融为一体，相比于《内经》通过五行推演人体生理，六经系统更适合对病理进行判断，又因为对六经实质的解释与脏腑理论兼容，所以后世的各家学说都可以纳入这个系统，比如李东垣脾胃学说的主要内容可以看作扶助中气兼解三阳；温病的卫气营血，在《伤寒论》中已有涉及，桂枝汤治疗营卫不和，说明营卫主表在太阳，因为脾肺主气，心肝主血，所以阳明主气，厥阴少阴主血。

总之，六经系统是中医的病理学，可以统摄百病。

参考文献

[1] 陈志刚，郜贺，窦健卿，等.再以六经欲解时为切入点探讨六经实质[J].环球中医药，2020，13（3）：6.

第二章

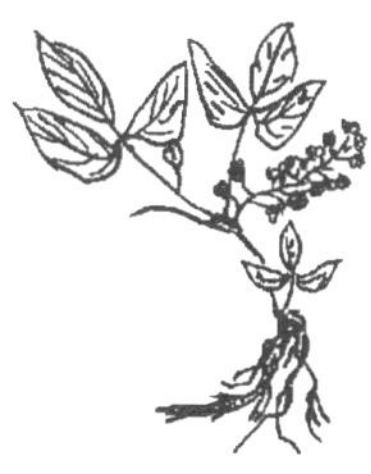

我的六经体系在临床各科的应用

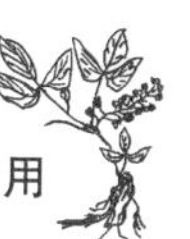

第一节　内科疾病论治

一、呼吸系统疾病

1. 临床常见病

（1）咳嗽

咳嗽是一个常见的中医病种。呼吸系统疾病大多会有这个症状，可以涵盖很多疾病，涉及的病位、病性也比较多，更能体现中医整体辨证的优势。因此，我们从咳嗽开始讲起，先确立大的辨证框架——六经辨证系统。

一遇到咳嗽的情况，首先要考虑是否有太阳病的问题。

我们从方证对应的角度来考虑太阳病，首先想到的是麻黄证。如果是单纯的太阳病，处于急性期，伴见发热，就要根据具体表现去判断是否属于以下几种方证：大青龙汤证、小青龙汤证、葛根汤证、麻黄汤证。

太阳病以解表为主，表解则咳嗽自然会缓解。前段时间一患儿家长向我询问孩子伤风咳嗽应如何诊治，我认为，这种外感咳嗽不应该单纯地止咳，应当先解表。小青龙汤证以太阳病为主，兼有痰饮，咳嗽急性发作时可有发热、痰多并见，而后期的慢性咳嗽合并鼻炎、咳痰，或有水气病的表现时也可用，如果热象明显，则加石膏。这种以痰多为主的咳嗽，刘渡舟老认为一般是伴有水样、清稀的痰和鼻涕的，但我认为未必一定是水样的。

若确定存在太阳病的问题，便可在此基础上再诊断是否兼有其他经的问题。常见的有太阳阳明合病，可予麻杏石甘汤加减。麻杏石甘汤证多见于麻黄体质者，症见口干口渴，咳嗽时可能痰较多，也可能痰不多。此外，此类患者常伴见鼻塞、流黄涕的鼻炎表现。麻黄体质的人体壮肉盛，偏胖、壮、肿，患者的眼睑、面部和手部可能会略有些肿，显得有些胖胖的。这种肿的表现不是虚弱、凹陷的肿，而是比较充实的。此方在临床应用时可随症加减：易过敏者，如眼痒、皮肤痒、怕风等，加荆芥、防风；若痰多，且有自觉咽部堵塞、面部多肉、颈部较粗等明显的痰湿表现，可合半夏厚朴汤。

常用的解表方剂还有桂枝汤、桂枝加厚朴杏子汤，只要是有桂枝证的，用这个方法就有效，所以解表很关键。如果表邪不解掉，单纯用苦杏仁、厚朴是没有意义的。

太阳表解以后，如果体表的症状不再明显，比如发热、身痛、头痛等都消失了，但仍然存在咳嗽，那么根据六经的定位和传变理论，我们就要考虑少阳的问题，常用方为小柴胡加石膏汤，单用小柴胡汤的情况比较少。

十年前有一个十二三岁的小女孩，感冒后咳嗽一个多月不缓解，在本地诊治无效，后经人介绍找到我治疗。那时我刚刚接触“方 - 证 - 人”这类的体质学说，见其脉弦细，表情有柴胡证的冷淡，还有“柴胡眼”的那种小眼凌厉的感觉。除此之外，小女孩还有口干、盗汗的问题，四诊合参，我投以小柴胡加石膏汤原方。服药三剂后小女孩来复诊，咳嗽痊愈。小柴胡加石膏汤这个方子虽然简单，但是只要对症，见效很快。

对于咽炎、支气管炎的患者，小柴胡汤也是很好用的。我治过的一名网诊的患者，产后出现甲状腺炎，颈部疼痛，伴有感冒症状，发热、咳嗽，用了小柴胡加石膏汤后，很快就退热了，感冒也好了，后期经过调理，甲状腺炎也缓解了。

综合来看，只要是外感病表证不明显，太阳病症状不明显，而且排除小青龙证的痰饮问题，但还有一些呼吸道症状的，就可以考虑是否有柴胡证的趋向，如果是柴胡体质，就更可以明确地应用小柴胡汤加石膏了。

还有一种情况就是如果太阳病和少阴病的表现都不明显，或者针对太阳病、少阳病的治疗方法都用过，表证还是解不掉，而且判断患者体质有虚的问题，那就要继续深一步考虑是不是有太阴病、少阴病，这种情况也是比较多见的。临床上很多患有慢性咳嗽的患者有柴胡证，但是手脚凉，困倦乏力，缺乏食欲，体力也比较差，这个时候可能就要考虑用柴胡剂加党参、白术、茯苓，或者用附子理中汤，当然也可能要在当归芍药散的基础上加

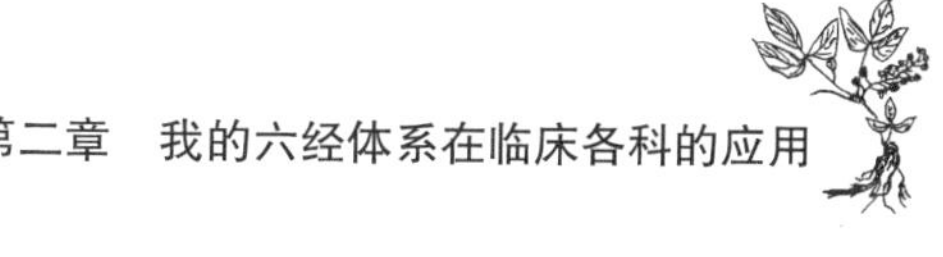

上四逆汤，相当于少阳、太阴、少阳一起解，这样做的目的还是解除少阳郁热，但因为体内正气不足，所以这个时候我们去补太阴、少阴是为了解少阳。少阳解开以后，体内的郁热就改善了，那么患者的咳嗽和局部的慢性炎症就缓解了。

当然，还有一些广义的阳明病，比如阴虚引起的燥热，治疗的时候辨六经就是为了辨病位和病性。如果用脏腑辨证的话，这种热可能伴有阴虚，比如肾阴虚，脉大，容易气短、燥热，舌苔偏少。这种内伤咳嗽的情况临床也存在，但是我遇见的案例比较少，往往是与其他疾病并见的，如果患者既有外感，又有这种内伤，就属于比较复杂的情况，很难解表，因为补肾和解表是两个相反的治疗方向，两种情况同时存在时，单解表的话肾虚可能加重，单纯补肾而收敛的话邪气又祛不掉，所以补肾和解表的方法可能需要一起用。我治疗过的一个患者就是这样的情况，既用补肾收敛的药，又用一些解表的药，患者用药一段时间后病情有缓解，但没有完全好，这类情况就属于杂病，涉及的问题比较多。

我还遇到过病机更加复杂的案例。我曾经用薯蓣丸治疗了一个反复咳嗽半年的孩子，这个孩子的体质相对较弱，消化功能不好，面色差，《金匮要略》讲“虚劳诸不足，风气百疾，薯蓣丸主之”，其中“风气百疾”就是指患者虚劳，体质弱，反复受风。这个孩子实际上是外感的问题，容易反复外感，属于可以运用薯蓣丸的表现。薯蓣丸的组成非常复杂，包括四君子汤和四物汤，加山药有扶正的作用，加干姜有温补的作用，里面有防风、桂枝，白蔹等有解表作用的药，可解表清热，里面的苦杏仁能化痰，还有消食的药。从大的方向来说薯蓣丸是以扶正为主的，适用于气血阴阳俱虚的患者。对于一些慢性咳嗽或反复呼吸道感染的患者，治疗时以扶正为主，再加一些解表药，就能起到预防和治疗的作用。还有一些患者虽然咳嗽还没完全好，但是只要符合虚的状态，就可以扶正。薯蓣丸就用了大量山药，四君子汤和四物汤也都是起到补的作用。临床应用薯蓣丸治疗正虚邪气不外散的咳嗽时可以再加点儿苦杏仁、桂枝，增强祛散外邪的功效。

为了在面对各种疾病时更方便入手，我统一应用六经辨证，把每个病位都探寻一遍，逐经排查，这样不容易出现遗漏。确定病位后，在分析病机关系、脏腑关系时可能还会用到脏腑辨证和气血津液辨证等其他辨证方法，这些辨证方法就像六经辨证这棵大树上的枝节，可以使这个体系更加充实而兼容。

（2）鼻炎

临床上最常见的鼻炎类型是过敏性鼻炎，主要症状有鼻塞、流涕、打喷嚏等。因为鼻窦炎与鼻炎在中医病机上相近，所以在此一并讨论。

鼻塞，是肺气郁闭不宣引起的，究其原因主要是邪气闭阻肺气。从六经辨证来看，鼻塞在太阳病中最常见，在少阳病中也比较常见。鼻部的疾患为何与少阳有关呢？这是因为从大的方向上来看，少阳病的实质是气机不利，这里并不是按脏腑辨证考虑的。

后世有个治疗鼻窦炎的方子叫藿胆丸，主要由藿香、滑石粉和猪胆粉组成，该方一方面可芳香化浊，另一方面可清泻肝胆之火。

流涕是痰饮的表现。肺气不宣也可由痰饮阻滞引起，痰饮的生成一方面可能与外邪相关，产生于外感风寒以后引起的风痰或者风水，另一方面也可能是内伤所致，体内本身有痰饮阻滞，这两种情况都可以表现出或者加重流涕的症状。

打喷嚏，其实质是一个正邪斗争的表现。风寒侵袭，人体正气努力把邪气驱逐，正邪斗争就容易让人打喷嚏。有异物刺激时，人也会应激性地打喷嚏。例如，以前有人昏迷了，医者会刺激他的鼻腔黏膜使他打喷嚏，进而苏醒过来。对于鼻炎患者而言，鼻黏膜敏感，受到冷空气、灰尘、花粉等的刺激后就会打喷嚏，这实际上是自身正气与外来邪气斗争的体现，只不过这种反应比较激烈。打喷嚏的原因包括正、邪两方面，一方面是邪气太盛，我们大多数人受风寒患感冒时，或者受异物刺激时，都很容易打喷嚏，外邪一直存在，人体会一直受刺激，或者外邪过于强大，打喷嚏的症状就会更加明显，另一方面是正气的问题，正气不足，自身抗邪能力不够，风寒容易侵袭人体，正气反应过强，表示体内有热，机体过于敏感，所以反应比较强烈。

鼻炎患者最常感受到的外邪主要是风邪，风邪侵袭人体时可以夹寒邪或热邪，导致肺气郁闭。正气不足可涉及肺、脾、肾三脏，肺气、脾气、肾气不足都可影响鼻窍的通利。正气内伤，即正气的功能受干扰，比如痰湿、内热等都可能会干扰正气，引起正邪斗争的病理反应。

对于外受的风邪而言，常见的祛风药有麻黄、桂枝、荆芥、防风、薄荷、蝉蜕、僵蚕等，这些中药都可以祛风，或者祛除在表的寒、湿。

用药要根据个体的反应来辨证进行：我们经常见的就是麻黄证，患者多见体表有水气，偏胖，眼睑易水肿，易困倦，出汗可多可少，这种情况下常用麻黄来宣通肺气，透散外邪；如果患者平时容易出汗、怕风、头痛，则多为桂枝证，这类患者面色相对比较淡、暗；如果患者麻黄证、桂枝证都不明显，但有怕风的问题，相对而言汗出不多，可以选用荆芥，防风；如果患者多汗、怕热，没有风寒的表现，就排除麻黄证、桂枝证，可以选用薄荷、蝉蜕、僵蚕。薄荷、僵蚕性凉，可祛风散热。薄荷相对而言发散力量强一点儿，蝉蜕、僵蚕的发散力量相对较弱，但药效可以深入咽喉部（实际上可以认为是（到达）少阳经深部），有向外透热的作用，针对咽喉部充血、红肿的治疗作用较好。

对于化痰药的使用，要根据鼻腔内分泌物的性状进行：如果鼻涕清稀似清水，而且量较多，就要考虑用干姜、细辛、五味子；如果鼻涕黏稠，出现类似鼻窦炎导致的那种脓涕，可以考虑用苦杏仁、二陈汤，并加入清热药物。

对于扶正，如果患者形体偏胖，面色萎黄，疲倦乏力，怕风，就要选用黄芪，伴有手脚凉、怕冷等阴证时，可加入干姜、附子；如果患者消化功能不好，食后胃胀，倦怠，可以加入健脾药，如党参、白术等。

内热往往是人体正气反应过亢的表现，常涉及阳明和少阳。阳明病多影响肺、胃，鼻炎阳明证多见肺热，根据疾病表现可加入生石膏、麦冬、玉竹等滋阴清热降火。如果少阳郁热，可见肝胆火盛，多为柴胡证，少阳郁热也可引起阳明热盛，多为小柴胡加石膏证，即少阳阳明合病。内热要及时清解，这样就不会使正气过亢，引起过于敏感的反应。

当然，虚热问题也常存在，且很多时候是肾虚导致的，患者多有脉偏大、盗汗或晨起多汗的表现，这时就要用补肾药，同时加入麦冬、五味子来收敛肺气，这种情况就属于虚热上浮。我治疗过的一个病例就属于这类情况，用了补肾药后，患者打喷嚏的症状明显减轻了。

从六经辨证角度来理解鼻炎，太阳、少阳、阳明、太阴、少阴都可能涉及，甚至包括厥阴，比如乌梅丸证也属于阳气不收敛，过于发越的病证，这类人群就容易出现反应过激的情况。慢性鼻炎往往不是一经的问题，必须要综合判断，但最终的目的还是调和正气，使正气不虚不亢，逐邪外出，在调理的过程中，会涉及补法，如补气、补阳、补阴等，还会涉及泄内热、化痰湿等治法，这就需要我们一定要明确正虚是哪方面的，是阴虚、阳虚，还是气虚？体内有热，还是有痰湿或水饮？邪气是风邪、寒邪，还是热邪？有了明确的治疗方向再考虑具体用药，治疗每种疾病时都是这样的辨证思路，整个辨治过程是一个系统工程。

具体来说，鼻炎有寒和热两个方面。

曾经有一位鼻炎患者是一个身体很强壮的小伙子，症状只有打喷嚏、流鼻涕，饮食、睡眠、体力、精力都很好，没有其他不适症状，所以当时就按照内有肺热、胃热，外受风邪治疗，方中加入了白芷、辛夷来祛风通窍，加生石膏来清热，加麦冬、玉竹、芦根来养阴，再加入浙贝母、姜半夏化痰，用药后效果很好。这个小伙子的体质比较好，没有虚的表现，因而是由外风加内热导致发病的。

还有一个过敏性鼻炎的病例：一位五六十岁的男性患者，有

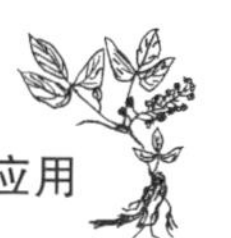

高血压病史，鼻腔敏感，很容易打喷嚏，体质强壮，容易上火，晨起口干口苦，容易发怒，脉偏弦，这就说明肝胆有热，但针对这个热不适合用龙胆泻肝汤，因为他的热是向上冲的，龙胆泻肝汤的作用是偏向下的，患者内有热，外有邪气，所以当时治疗时用的是柴胡剂，选用的是四逆散，加入了蝉蜕、僵蚕、芦根、桔梗等，患者用药后，鼻炎症状得到了很明显的缓解。

对于鼻炎，也有用小青龙汤或麻黄附子细辛汤的案例，但是如果发现方证对不上，就不能强行使用，临床使用时还要结合其他表现，比如如果患者流清水样鼻涕，量多，那就先选用干姜、细辛、五味子；如果患者伴有气虚的问题，可加黄芪；如果有鼻塞，而且不具备麻黄证、桂枝证对应的表现，那就加白芷、苍耳子、辛夷来通鼻窍；如果伴有口腔溃疡易发、牙龈肿等，说明有热，可加黄连；如果患者伴有血脂升高等问题，还可加瓜蒌。

麻杏石甘汤适用于体质偏强同时伴有麻黄证的患者，这类患者通常鼻塞比较严重，鼻涕黄，体格较强壮，能吃能睡，容易困倦，有水气的表现。

总体来看，治疗每种疾病时都可以先用六经辨证进行大方向的分类。我的六经辨证系统和胡老的有点儿不一样，但是方法还是类似的，看病时有个框架，先把病位定清楚，方可不遗漏。辨证过程中可以把脏腑辨证与六经辨证相结合，但要以六经辨证为基础，结合疾病特点，明确定位。

临床上治疗鼻炎需要较长的时间。例如，过敏性鼻炎经常在春秋换季时发作，就在某一段时间发作，那我们要怎样观察呢？如果患者平时并没有鼻炎的症状，只是换季时才有鼻炎的问题，但不具有麻黄证、桂枝证的表理，那么我就会在用药时加入荆芥、防风，这种整体调理很多时候是有作用的，有一些患者在调理后会反映换季时鼻炎不怎么犯了，或者症状轻了。虽然这种方法并没有专门调治鼻炎，但整体调理会起到未病先防、既病防变的作用。

调理的过程就是看到什么就调理什么，有气血虚，就需要补气血；有阳虚水饮，就需要温阳化饮；有少阳的问题，就要疏解少阳；伴有表证，就要及时解表。但是，这些问题的关系要理顺，不要随意把中药堆砌在一起。我们初学经方的时候，很多人是用经方来治病，而不是调理，但现在我发现调理很重要，就像治未病一样，把身体调理好，很多时候真的能起到预防作用。

（3）哮喘

哮病和喘证是不同的，其中哮病主要与西医学过敏性哮喘等疾病相关。喘证包含的疾病比较多，比如慢性支气管炎、慢性阻塞性肺疾病等，很多慢性肺病都可以归于“喘证”范畴。

这里我们特别说一下气短。实际上喘证和气短有的时候很难鉴别，哮喘患者在症状不典型时往往就会有气短、胸闷的感觉，而且这样的病例很常见。从西医学角度来讲，有时我们用听诊器可以听到哮喘患者的呼吸音异常，而患者的临床表现就是气短，所以二者无法截然分开。不管表现如何，西医诊断为“哮喘”的患者，患外感病的概率要大很多，这与排除哮喘诊断的气短在病机上确实有很大不同。

哮喘发作，绝大部分有外感因素，所以大多属于或兼有太阳病，常用的方剂有小青龙汤、越婢加半夏汤、桂枝加厚朴杏子汤等，而哮喘麻杏石甘汤证的病例相对较少，这个方子多用于治疗咳嗽；哮喘见少阳病者多用小柴胡汤加味，大柴胡汤证也会遇到，但概率相对较小；腹部的压力上传到肺部造成哮喘的多属阳明病，从我们中医学角度来说，这种情况往往可见阳明腹证，但单纯的阳明病不多见，往往是兼有阳明病。对于兼有瘀血证的患者，可以用桂枝茯苓丸加大黄。对于有柴胡证的患者，就少阳、阳明同治。胡希恕老有很多用大柴胡汤合桂枝茯苓丸治疗哮喘的病案，但我只见过一两个典型的病例，其中有一个病例是用柴胡桂枝干姜汤合当归芍药散、桂枝茯苓丸加大黄治疗的，因为当时患者有手脚凉等柴胡桂枝干姜汤证的表现。

如果表不解，病邪侵入中、下焦，就与治咳嗽的道理很像了。如果患者手脚凉、精神不振，多考虑用麻黄附子细辛汤，或

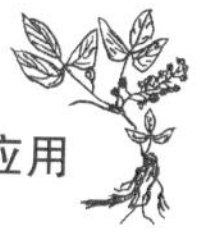

越婢汤合四逆汤等；如果患者面色发黄，萎靡不振，食欲差，但怕冷、手脚凉的症状不明显，常考虑用补中益气汤加一些祛风药，这种情况在临床上是比较常见的。

治疗典型的哮喘用干姜、附子的概率大一些，比如麻黄剂加干姜、附子，有口干的可加石膏，有咽痒的可加荆芥、防风，有痰的可以合用半夏厚朴汤，有脾胃不足的可加白术、茯苓。中医治疗哮喘可以明显改善患者发作时的症状或者使患者不发作，但这个病不是一下子就可以去根痊愈的，需要长期观察，否则当时觉得治愈了，过一段时间不注意的话就又复发了。

对于气短，临床上很多时候确实需要通过西医检查排除一些问题，当然有的患者经过相关的西医检查后没有发现什么问题，就是单纯的气短、胸闷，这种情况在门诊上也很常见，这类气短患者形体多偏胖，容易受惊吓，咽部有阻塞感，或伴有失眠等温胆汤证的特点。循环系统问题，包括高血压、糖尿病、冠状动脉粥样硬化性心脏病（简称“冠心病”）等，也可导致气短，这时多用瓜蒌剂加味。如果患者食欲好，但胸闷气短、乏力，常用防己黄芪汤合小陷胸汤治疗，效果比较理想。如果伴有心悸，常用防己茯苓汤加黄连、瓜蒌，但需要注意的是，如果患者脾胃不足，消化功能差，缺乏食欲，就不能用防己黄芪汤加黄连、瓜蒌，而要用自拟升清降浊汤（由黄连温胆汤加黄芪、白术、党参、茯苓、柴胡、升麻、生地黄、麦冬、瓜蒌组成），因为自拟升清降浊汤有类似于补中益气汤的功效，可起到调补脾胃的作用。如果患者整体上偏实证，就不可以再为其提高食欲了，否则不利于清热，这时就用防己黄芪汤加黄连、瓜蒌，黄芪补气，防己利水，黄连、瓜蒌清化痰热，整体上以化痰饮水湿、清热为主，兼有补气的作用。

关于小青龙汤的运用，我们在临床上治疗哮喘患者时，不用非要按照典型的症状，如水样的鼻涕、水样的痰来应用，这种情况是很少见的，患者往往仅表现为流清涕或流白色的鼻涕，痰白量多，且不停地咳嗽，这时就可以用小青龙汤，或者使用干姜、细辛、五味子这个组合，然后我们需要注意判断有没有明显的表证，比如身体沉重、肢体酸痛肿胀、头痛或者发热等，如果有则需要加入解表药。如果有口干、烦躁等症状，可用小青龙汤加石膏治疗。

麻杏石甘汤证偏热，一般表现为不太怕冷，口干，鼻内往往有黄色、黏稠的鼻涕，痰色黄，量不太多。越婢汤、越婢加半夏汤证肿胀的症状明显，比如眼睑肿、手肿胀等，这时麻黄的用量就要大一些。越婢汤与麻杏石甘汤的区别就是麻黄用量大，且不含苦杏仁，主要的功效是向外发散水气，眼睛、肢体肿胀就是皮下、肌肉中水气压力大的表现。

柴胡证的典型临床表现是脉弦细、形体偏瘦、缺乏食欲、口干、口苦，没有典型麻黄证的那种水气的表现，如果同时风证很明显，比如有眼睛痒、耳朵痒、嗓子痒等，就是荆防柴朴汤证。如果患者的体质比较弱，符合柴归汤证，就用柴归汤合半夏厚朴汤加荆芥、防风治疗，也可以根据患者的实际情况加少量麻黄，如果还有手脚凉、精力差的症状，再加用四逆汤，相当于温补中下焦，从而助力发越太阳与少阳。

（4）肺炎

肺炎的典型表现为发热、咳喘、胸痛，其中大部分患者都有发热的表现，明确西医诊断需要做 CT 检查，通常会提示肺部局部有病变。

肺炎的治疗，基本上还是按照六经辨证思路进行。

肺炎阳证按照六经辨证分为太阳病、少阳病、阳明病，麻杏石甘汤、大青龙汤等都可以处理肺炎的问题，属于少阳病的也可以用小柴胡加石膏汤来治疗，胡希恕老的书中就有不少用小柴胡汤加石膏治疗肺炎的病案。

肺炎也可以有阴证，初学中医的人可能对此不太理解，肺炎的典型表现都是符合热证、阳证的，怎么可能有阴证呢？从临床观察来看，是可以有的。阴证一般属于慢性疾病，患者往往前期有基础疾病，后期出现肺部感染，当然这类肺炎大多不是大叶性肺炎，一般都是局部出现炎症病灶。

下面分享一下我治疗肺炎阴证的典型病例。

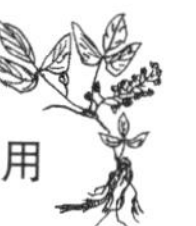

病例1：这是一位肺癌术后患者，在住院期间出现肺部感染，食欲差，所以请了中医科会诊调理，经过调理患者恶心的症状消失了，能吃东西了，炎症也逐渐消退了。这个患者有柴胡证，也有太阴病，阴证不太明显，所以用柴归汤类方进行了综合调理。

病例2：这是一位急诊护士，有支气管扩张，反复感染，每次感染都会发展为肺炎，有时候发热，有时候不发热，拍肺CT提示肺炎。患者较瘦，手脚偏凉，脉偏弦细，我给她用的是柴归汤加干姜、附子，又因为她舌头脱苔，提示伴有阴虚，所以又加了生地黄、麦冬之类用于滋阴。此后患者每次发病都按照这个思路调理，没有再住院输液治疗。

病例3：我科的一位年轻医生几年前外出进修时外感，吃中成药后未缓解，回程途中感觉特别冷、特别困，到家后呕吐，体温40℃，后进行CT检查提示左肺2/3有炎性阴影，在急诊进行了3天莫西沙星输液治疗，此后口苦，乏力，纳差，咽干，我给他开了小柴胡汤加石膏2剂，他服药后口苦、纳差改善，恶风，改用柴胡桂枝汤，服后很快就痊愈了，未见复发或呼吸道感染后遗症。

病例4：我曾经治疗过一个老年女性患者，支气管炎伴肺炎，炎症吸收不好，病后一个多月还有症状，痰多，方用小青龙汤加石膏。肺炎属于热证，而小青龙汤中的干姜、细辛、五味子都是热药，由此可见中医看待肺炎的理念与西医完全不同，这一点我们在应用六经辨证体系一段时间后会有所体会。

（5）肺纤维化

一部分肺纤维化是由外感病发展而来的，考虑由风邪入里引起。肺纤维化一般都有瘀血证，比如口唇偏暗等，其病机为风邪入里与血结于肺部，一般用柴胡剂加荆芥、防风，再加些活血化瘀药来治疗，效果不错。

我治疗肺纤维化患者时用到过张景岳的金水六君煎，起到滋肾、化痰的作用，这与临床常用的引火汤合黄连温胆汤的治法相似。肾虚以后，痰饮停在身体上部，可导致患者出现活动后气短等表现，CT 检查提示肺纤维化。不过，这个患者没有进行长期治疗，因此无法跟踪后续疗效。

2. 师生问答

学生：有的肺炎患者没有任何症状，仅有影像表现，是否要考虑阴证?

我：如果患者没有手脚凉、精神状态不好、乏力等表现，不能直接考虑有阴证。

学生：治疗肺纤维化时用荆芥、防风的依据是什么?

我：肺纤维化不是突然发生的，而是由一些慢性疾病转化而来的。如果患者有外感、过敏、鼻炎症状，或者有反复咳嗽等慢性支气管炎症状，可加荆芥、防风；如果没有风证，则不用荆芥、防风。

3. 验案选粹

（1）慢性阻塞性肺疾病案

张某，男，64 岁。形体中等，鼻头、眉心红。

初诊时间：2021 年 6 月 16 日。

患者动则气喘，不能干活，时有胸痛，不咳嗽，无痰，汗少，双手起湿疹样皮疹，皮肤干痒，眠可，腹胀，口中和，寒热不明显，体力可，纳可。舌淡，脉略弦，右脉少力。肺部无哮鸣音。腹力中等，腹凉，脐周有压痛。辅助检查发现肺气肿，肺大疱，左肺结节，提示慢性阻塞性肺疾病。

处方：柴胡 10g，黄芩 10g，天花粉 15g，干姜 10g，炙甘草 6g，川芎 6g，当归 10g，白芍 15g，炒白术 15g，茯苓 15g，泽泻 15g，桂枝 10g，牡蛎 15g，桃仁 8g，牡丹皮 8g，黑附子 15g，西洋参 5g。7 剂。

二诊时间：2021 年 6 月 23 日。

患者仍腹胀，大便不畅，余同前。

处方：初诊方加酒大黄 8g，改炒白术 10g。7 剂。

三诊时间：2021 年 7 月 1 日。

患者气喘明显改善，有时胸部略有不适，不痛，腹胀消除。

处方：继服二诊方。7 剂。

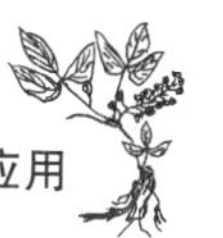

四诊时间：2021年7月8日。

患者近两日病情略有波动，尿频急。舌淡，有齿痕，脉略弦。腹力4/5，左下腹略压痛。

处方：三诊方加枳壳10g，改黑附子12g。7剂。

【思路】

该病例所述是一位慢性阻塞性肺疾病（简称“慢阻肺”）患者，主诉气喘，稍微活动一下就气短，一般的家务活儿都干不了，走路稍快也会气短，走平路尚可。根据当时的表现，患者出汗比较少，皮疹仅限于手上，所以该患者的太阳病诊断不那么明确，并且该患者形体中等，不胖，而我们说麻黄证的患者通常偏胖一些；患者虽然右脉少力，但腹部并不软，还有压痛，考虑可能既有虚又有实，而且该患者鼻头和眉心发红，说明体内有郁热；患者脉略弦，考虑有少阳病，所以给患者用柴胡剂，考虑到有肝胆郁热、气滞血瘀，而气短和腹胀是由脾虚寒导致的，故用柴胡桂枝干姜汤合当归芍药散、桂枝茯苓丸，再加附子。这个方子用了一周。

二诊时患者自诉症状没有变化，为患者再次做了腹诊，腹力还是偏强，属中等偏上，下腹还有点儿压痛，所以考虑还是有瘀血、积滞，虽然右脉无力（无力说明有脾虚），但是并不能排除有积滞，所以在前方的基础上将白术减量，加酒大黄8g，也就是减少健脾药的量，增加祛胃实的药。因为腹胀对上面的胸腔是有压力的，所以考虑该患者的腹胀有胃实的问题，继续用药一周。

三诊患者气喘明显改善，据患者说类似于给车换轮胎的活儿都能干了，而且腹胀消除，这就说明患者的腹胀既有胃实，也有瘀血，酒大黄配合桂枝茯苓丸起到的就是下瘀血的作用，所以用药后腹胀消除、气短减轻。

四诊时患者症状略有波动，但是变化不大，因此基本上还是保持原来的治疗方向，加了枳壳继续巩固疗效。

从整个治疗过程来看，该患者的气喘是由瘀血造成的，特别是慢阻肺这个疾病，慢阻肺伴肺大疱往往对应肺部有瘀血。

瘀血可以阻气，而人体的气血是无处不到的，虽然说血分证一般在下部，但是它也可以跑到全身各处，因此肺里也可以有瘀血，有瘀血以后就可以导致气短。该患者鼻头、眉心发红，有湿疹，这些是有内热的反应，还有就是初诊的时候，根据该患者的体貌特征，包括他的表情、眼神，综合判断是一个柴胡证（有可能单纯从文字描述这个病例表达得不是很清楚，很难看出这是个柴胡证）。根据他汗少和皮肤不适的问题，判断是太阳病，但如果给他用麻黄剂以后症状不减轻，甚至出现心慌，我们是可以再调整的。毕竟很多时候这种慢性疾病的确很难一下就看穿它，首诊的时候需要根据判断进行初步的治疗，然后再调整。

所以，我也在想给中医辨证定标准确实很难，一方面每个人的看法可能都不一样，另一方面是对于医生本身来说，处在不同的学习阶段时对于同一个患者的判断也会有不同。

（2）久咳案

李某，女，74岁。

初诊时间：2020年9月7日。

患者气管炎咳痰反复发作20余年，咳嗽频繁，咳白痰，有时憋闷而咳，有时咽痒而咳，吐黏液，喘促气短，易汗出，怕风，口干，大便略干，眠差。舌红，苔薄干，脉浮数，略大略弦。既往肘部牛皮癣病史，不痒；胆囊炎、白内障、过敏性鼻炎病史。

处方：柴胡8g，黄芩8g，半夏8g，荆芥5g，防风5g，厚朴8g，紫苏子8g，茯苓15g，党参15g，炙甘草6g，浙贝母10g，白芍12g，枳壳8g，薏苡仁15g，生地黄18g，石膏40g，丹参8g，赤芍8g。7剂。

二诊时间：2020年9月16日。

患者咳嗽减轻，痰减少，易汗出，略怕风，口干，大便干减轻。舌红，苔薄少，脉浮数，略大略弦。

处方：柴胡8g，黄芩8g，半夏8g，荆芥5g，防风5g，厚朴8g，紫苏子8g，茯苓15g，党参15g，炙甘草6g，浙贝母12g，白芍 12g，枳壳 8g，薏苡仁 15g，生地黄 18g，石膏 40g，丹参 8g，赤芍 8g。7 剂。

三诊时间：2020 年 9 月 24 日。

患者诸症略改善。舌红干，苔薄腻，脉浮大。

处方：柴胡 8g，黄芩 8g，半夏 8g，荆芥 5g，防风 5g，厚朴 8g，紫苏子 8g，茯苓 15g，北沙参 18g，炙甘草 6g，浙贝母 12g，白芍 12g，枳壳 8g，薏苡仁 15g，生地黄 18g，石膏 40g，丹参 8g，赤芍 8g。7 剂。

四诊时间：2020 年 10 月 19 日。

患者症状明显改善，有时有痰，有时咳嗽，较易出汗，略怕风，有时流清涕。舌略红，苔薄腻不均，脉弦略动。

处方：柴胡 8g，黄芩 8g，半夏 8g，荆芥 5g，防风 5g，厚朴 8g，紫苏子 8g，茯苓 15g，北沙参 18g，炙甘草 6g，浙贝母 12g，白芍 12g，枳壳 8g，薏苡仁 15g，生地黄 18g，石膏 30g，丹参 8g，赤芍 8g，藿香 6g。7 剂。

五诊时间：2020 年 10 月 26 日。

患者症状进一步改善，睡眠差。舌红，苔少，脉弦芤动。

处方：柴胡 8g，黄芩 8g，半夏 8g，荆芥 5g，防风 5g，厚朴 8g，紫苏子 8g，茯苓 15g，北沙参 18g，炙甘草 6g，浙贝母 12g，白芍 12g，枳壳 8g，薏苡仁 15g，生地黄 18g，石膏 30g，丹参 8g，赤芍 8g，藿香 6g，黄连 6g，麦冬 10g。7 剂。

六诊时间：2020 年 11 月 2 日。

患者睡眠改善，用药期间感冒 1 次，服用感冒清热颗粒后改善，口干。舌红，苔薄白，脉弦数大。

处方：柴胡 8g，黄芩 8g，半夏 8g，荆芥 5g，防风 5g，厚朴 8g，紫苏子 8g，茯苓 15g，北沙参 18g，炙甘草 6g，浙贝母 12g，白芍 12g，枳壳 8g，薏苡仁 15g，生地黄 18g，石膏 30g，丹参 8g，赤芍 8g，黄连 6g，麦冬 10g，冬瓜子 10g。7 剂。

七诊时间：2020 年 11 月 11 日。

患者偶有咳嗽，其余症状均有改善，大便正常。舌红，脉弦动。暂停用药。

【思路】

该患者年龄偏大，既往气管炎病史 20 余年，2019 年发作较甚，住院一次，缓解不明显，刻下症见咳嗽明显，气喘吁吁，有痰涎音。该患者体质还好，健谈，看诊的过程中一直在讲话，说明阳气比较旺盛，结合口干、舌红、脉偏数，从阴阳、寒热角度辨证，判断该患者整体上属于阳热证。

患者口干、易出汗，表明有阳明证；脉偏弦，而且反复咳喘，舌红，表明有血热，外风入血分的可能性比较大，所以会有肝胆的问题，而且该患者有胆囊炎病史，所以有少阳病；至于太阳，该患者怕风，可能有桂枝证，但舌质偏红，单纯用风邪就可以解释，因为风可以导致人体敏感性增加、恶风，闻到异味就咳嗽，所以暂时不用桂枝，而用荆芥、防风。因为该患者有口干舌燥、舌红、脉浮数略大，考虑有阴虚，所以加生地黄。患者痰黏稠、咳黏液，考虑有痰热。

那么，用生地黄是否会影响化痰的效果？因为判断该患者属于阴虚证，所以加生地黄不会影响化痰，同时养阴药可以补充水分，进而稀释痰液，不会阻碍痰的排出。方中起到化痰作用的是半夏厚朴汤和浙贝母。考虑到慢性炎症会引起局部的瘀血，导致胸腔瘀血，会造成不发病的时候也会气短，所以加了化瘀药，用了四逆散加丹参、赤芍。该患者整体上偏于血热，所以化瘀药用的是丹参、赤芍这些活血兼凉血之品。患者口干，故加石膏。患者有牛皮癣病史，考虑内有湿热，故加薏苡仁，整体就是这样的处方思路。这个方子前后变化并不大，连续用了 2 个月左右，患者基本上不咳嗽也不喘了，整体改善非常明显。

我们思考一下该患者是否有桂枝证：该患者怕风，但有热，最后没用桂枝，疗效较佳，说明该患者没有桂枝证。如果用了桂枝，可能会有后续的问题，如出汗更多、上火等。

（3）喉炎案

刘某，女，52 岁。

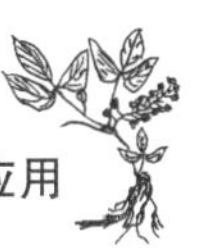

初诊时间：2022 年 10 月 14 日。

患者 1 个月前患喉炎后经输液、口服消炎药、雾化治疗后仍未见好转，说话多则胸中痛，声音嘶哑，有痰，口略苦，不渴，大便正常，吃凉的食物后腹泻，两颧有斑，畏寒，易肢冷，月经正常，常左下腹痛，睡眠正常，汗出正常，易心悸，晨起眼肿。舌略红，苔白，脉弦细少力。腹力 2/5，脐左侧压痛。宫颈癌前病变术后 1 年，既往子宫腺肌病病史，年轻时痛经。

处方：北柴胡 8g，黄芩 8g，姜半夏 8g，北沙参 15g，炙甘草 6g，川芎 6g，当归 8g，白芍 15g，炒白术 15g，茯苓 15g，泽泻 15g，炮姜 15g，附子 15g，荆芥 5g，防风 5g，丹参 10g，赤芍 10g，桂枝 10g，麻黄 5g。7 剂。

二诊时间：2022 年 10 月 22 日。

患者痰量减少，声音嘶哑减轻，怕烟味，有时左下腹痛，口中和，超声检查示多发子宫肌瘤。舌略红，苔薄白，脉弦细无力。

处方：初诊方去麻黄，加大枣 10g。7 剂。

三诊时间：2022 年 10 月 29 日。

患者仍有少量痰，不咳嗽，声音略嘶哑，无胸闷胸痛，手脚凉改善，补诉每年冬天咳痰，上火时易咽部发炎。舌略红，苔薄白，脉略弦少力。

处方：二诊方加麻黄 5g。7 剂。

【思路】

这个患者当时患有喉炎 1 个月，开始时是患了感冒，感冒以后嗓子不舒服，然后用消炎药，做雾化，声音反而逐渐变得嘶哑。整体来看的话，在引起声音嘶哑、咽痒咳嗽或者嗓子痛的原因中，邪气内陷比较常见。声音嘶哑，说明体内郁闭比较重，这种郁闭，一般是外邪入里造成的。

外邪是怎样来的？感冒以后，患者用的消炎药相当于中药里的清热药，没有往外散的作用。雾化有时会用些激素，虽然当时会缓解症状，但是并不利于邪气的外达，导致邪气长久地留在了体内，疾病迁延不愈。同时，患者有痰，声音嘶哑，胸口痛，说明邪气压抑在了胸肩部的位置，加上患者容易怕冷，手脚容易凉，所以整体上是偏于虚寒的。

患者脉弦细，考虑有少阳病，而且患者胸口痛，两颧长斑，这些都提示有少阳病。单纯的少阳病，少阳郁热不得解除，当然也可以导致这种症状，但还是要考虑患者有没有太阳病。结合患者容易心慌，怕冷，手脚凉，眼皮有点儿肿，考虑她有太阳表证，有桂枝证，也有麻黄证。所以，总体的辨证方向是表未解，少阳也没解，但是体内又有虚寒。要想解少阳、解表，就得把体内的虚寒照顾到，否则解表、解少阳都是解不动的。

根据以上辨证结果，我选用了柴归汤合四逆汤加减，再加一些解表药，即桂枝、麻黄、荆芥、防风。患者左下腹痛，说明有瘀血。患者本身有炎症，声音嘶哑，为什么还加干姜、附子呢?实际上，干姜、附子不是针对咽部的，而是针对表和少阳的，只有表和少阳都解了，咽部的痰热才能化掉。干姜、附子起的是间接作用，并不是直接作用于咽部。

用药以后，患者的痰减少了，声音嘶哑减轻了，左下腹还有点痛，因此还是使用这个方子，但去掉了麻黄，当时考虑的是怕它影响睡眠。第三次就诊时患者的症状进一步减轻，声音还有点嘶哑，把麻黄又加上了。在整个治疗过程中，基本上大的方向是不变的。患者第二次就诊时症状减轻得很明显，后期症状减轻得越来越慢。

（4）喘咳案

聂某，女，39岁。略胖，面色略暗。

初诊时间：2022年2月10日。

患者喘促咳嗽半个月，雾化治疗（具体药物不详）后症状稍有改善，但仍有轻度喘促，咳嗽较明显，有痰，易汗出，怕风，心烦，口干苦。舌略红，苔薄白，脉略弦。既往桥本甲状腺炎病史，咳嗽反复发作1年，未明确诊断。

处方：北柴胡10g，黄芩10g，姜半夏10g，太子参12g，炙甘草6g，厚朴10g，茯苓15g，紫苏子10g，桂枝10g，白芍10g，荆芥5g，防风5g，生石膏40g。7剂。

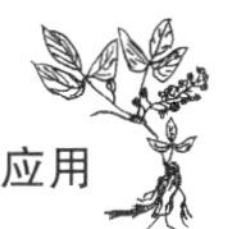

二诊时间：2022 年 2 月 18 日。

患者出汗减少，心烦减轻，咳喘明显减轻，身体舒适。

处方：继予初诊方，10 剂。

【思路】

此病例属于比较典型的柴胡桂枝汤证，咳喘是主诉，加上汗出怕风，显然是有表证的，患者有口干口苦，所以也有柴胡证，偏胖有痰，所以还有半夏厚朴汤证，据此我使用柴胡桂枝汤合半夏厚朴汤，结合患者还有风的问题，通过病因辨证，加了荆芥、防风。当然，如果这时候不加荆芥和防风，单纯用柴胡桂枝汤也是可以的。

（5）肺炎后遗背寒案

王某，女，67 岁。

初诊时间：2022 年 1 月 6 日。

患者 1 个月前因肺炎住院治疗后咳嗽改善，但遗留后背凉，在屋里需要穿棉袄，穿多则多汗，穿少则冷，现在偶有轻微咳嗽，晚上咽痛咽干，常失眠，口中和。舌略暗红，苔后部厚腻略灰黄。咽红充血。既往高血压病史 30 多年；近期发现糖尿病；4 年前曾患肺炎；有胆囊炎病史。

处方：柴胡 10g，桂枝 10g，黄芩 10g，白芍 10g，半夏 10g，太子参 10g，炙甘草 6g，射干 8g。7 剂。

二诊时间：2022 年 1 月 12 日。

患者怕凉改善，不用穿棉袄，睡眠仍差。脉略数动。

处方：初诊方加龙骨 15g，牡蛎 15g。7 剂。

【思路】

患者主诉后背凉 1 个月，1 个月之前因为肺炎住院治疗后，咳喘的症状缓解，但此后出现后背凉这个症状，一直不缓解，而且后背凉的症状比较重，基本上在家都要穿棉袄，感觉凉得不舒服，但是穿多了就会出汗，还有一些轻微的咳嗽，晚上会有咽痛咽干，平时失眠，口中和，没有明显的口渴。舌略暗红，苔有些厚腻。总体来说，患者没有阴证的表现，没有手脚凉，也没有精力不好，咽部有充血，有胆囊炎病史，再加上患者怕冷，还有点儿出汗的症状，考虑是桂枝证。

患者有表证，但是没有阴证的表现，还有咽痛，有胆囊炎病史，根据几个证据可以判断患者有少阳病，所以我用的是柴胡桂枝汤。柴胡桂枝汤证往往伴有阳明证，需要加石膏，但因为患者没有口干，所以就没有加石膏，再加上考虑到患者有咽痛，加入了射干。服药一周后，患者的怕凉症状明显改善，在家里不用穿棉袄了，总的来说表证是解得比较好的。

患者为什么不是麻黄证呢？因为患者有汗，一穿多就出汗。为什么要多穿呢？因为患者怕冷。如果是阴证，包括麻黄证的话，即使患者穿多了，也不至于出汗的，但患者一穿多就出汗，说明是容易出汗的，所以还是考虑桂枝证。

至于患者的体质，因为没有明显虚的表现，所以太子参只用了 10 克。至于睡眠的问题，还得单独解决，因为患者初诊时有表证，暂时不适合用安神的药，也不适合用黄连这类的清热药。

二、循环系统疾病

1. 临床常见病

（1）高血压

当前，高血压的发病率越来越高，许多患者需要终身服用降压药，越来越多的患者到门诊寻求中医方法根治高血压。但是，这个常见病确实很难治疗，常用的龙胆泻肝汤、镇肝息风汤、天麻钩藤饮等方剂大多疗效有限，而且我在临床应用时感觉当前高血压的病机与以上方剂不甚符合。在跟诊云南省曲靖市胡天宝老师学习后，我渐有体悟。

原发性高血压病因复杂，但大多与饮食不节（高碳水化合物、高蛋白质、高脂肪饮食，饮酒）、代谢失常相关，所以控制饮食是防治高血压非常重要的措施。对于食欲旺盛的患者，首先要用苦寒药除胃热，这与糖尿病的治法类似，然后要进一步调节体内的代谢功能，针对气分、水分和血分的问题，进行疏肝、利水及散瘀治疗。

高血压患者的常见脉象是弦滑脉、软动脉和沉细动脉，虽然

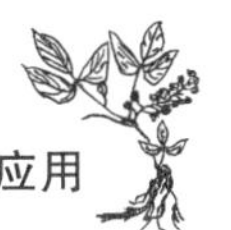

表现各异，但这些患者脉的搏指感通常比较强，这也是高血压患者内热的一种反映。可见，热是高血压的重要病机之一。如何解决热的问题？要根据病因病机，有针对性地使用相应的药物，或用黄连苦寒直折，或用柴胡、黄芩疏肝解热，或用百合、生地黄养阴降火，或用丹参、赤芍凉血散热，或用蝉蜕、僵蚕透发郁热，有时单独使用，有时联合使用。热多由精神应激所致，若有紧张焦虑的心态，则表现为心火、肝火。

高血压患者常有痰饮水气的表现，比如头晕、心悸、身重、眼睑肿、口不渴等。痰饮水气是另一个重要的高血压病机，这就需要我们在治疗时有针对性地用祛痰饮水气的方法，比如使用木防己汤、茯苓泽泻汤、防己黄芪汤、防己茯苓汤、当归芍药散等。产生痰饮水气的原因与饮食过多和运动过少有关，也与正气衰退有关，精神应激中的紧张恐惧及误用发汗药导致心阳受损（桂枝证），也是产生痰饮的重要原因。

高血压患者常常是热与痰饮水气两个病机点同时存在的，所以治疗时祛热与祛痰饮的方法常常联合使用。

（2）冠状动脉粥样硬化性心脏病

冠心病的直接病因是动脉硬化，动脉硬化会导致血管狭窄，使心脏供血不足，与“三高症”（高血压、高脂血症、糖尿病）有关，并且与肥胖、饮酒、吸烟等行为有一定关系。

我治疗一些高脂血症、高血压和糖尿病的患者时，发现这类代谢综合征患者一般都有痰湿和热的问题。“三高症”是冠心病的危险因素，痰热日积月累，达到一定程度后就会形成胸痹。如果导致胸痹的主要原因是痰热，常用的方子就是小陷胸汤。虽然小陷胸汤不能直接降血压，但是与引起高血压的一部分病机肯定是对应的。

从六经辨证的角度分析，一般来说冠心病不涉及外感，除非兼有外感。冠心病本身与外感没有直接关系，有时与少阳病有关，因为冠心病有时与情绪相关，这时就要用柴胡剂合小陷胸汤治疗。还有涉及阴证的问题，比如气虚伴有痰热，这时我们常用的是小陷胸合防己黄芪汤，或者小陷胸合升清降浊汤，二者的不同点在于有些冠心病患者食欲很好，这种情况下就用防己黄芪汤加上黄连、瓜蒌。如果患者食欲不好，而且体力差，就用升清降浊汤。两个方子的疗效都还不错。

这里还有一个问题，《金匮要略》里面讲治疗胸痹时用的往往都是用瓜蒌剂，如果胸痛明显可以加薤白，常用的方子是瓜蒌薤白白酒汤，瓜蒌、薤白加了酒后通达的力量确实更强一些。在汉代，白酒都是低度酒，与日本的清酒类似，我们现在可以用黄酒来代替，总之以应用低度酒为佳。用啤酒恐怕是不行的，因为啤酒热量高，而冠心病往往属于痰热证，理论上讲，长期用酒就不太合适，而且从西医学角度来讲也不合适，冠心病的发生本身就与饮酒有一定关系，而且酒用得多了会使心率增加，导致耗氧量增加，这样的话会增加心脏的负担，所以如果患者确实有胸闷憋气、胸痛这类症状，可以短时间用酒来治疗，但用几天后就需要换方子，换成小陷胸汤。

关于瘀血的问题，有一些患者在有痰热的同时伴有瘀血，但是瘀血一般来说不是主要的病理因素，主要的问题还是痰热。

通过临床观察，我发现有一部分冠心病患者接受西医的支架治疗以后体质会有明显的变化，往往会出现虚的问题，或者虚的问题会加重。我治疗过的几个患者做完支架后还是感觉胸闷、气短、乏力、心慌，甚至出现手脚凉的症状，这就是典型的阳虚表现，这个时候就可以用柴龙牡汤（即柴胡加龙骨牡蛎汤）合当归芍药散加干姜、附子，里面的姜、桂、附就是我们温阳的三个阶梯——温心阳、温脾阳、温肾阳。当患者的主要表现是胸闷、气短、胸痛时，常提示有心阳不足，而心阳的来源与脾、胃、肾之阳是有关联的，这个时候如果还出现了手脚凉，单纯用桂枝是达不到温阳的目的的，所以要加上干姜、附子温脾肾之阳。

柴胡剂合当归芍药散有理气化瘀的功效，同时还能治疗水气病，这是整体的用药思路，冠心病患者用药后症状一般都会有很明显的缓解。症状稍缓解之后如果不再继续减轻，可以考虑用补中益气汤，再加一点儿化痰药。温阳的方法针对的是冠心病的标

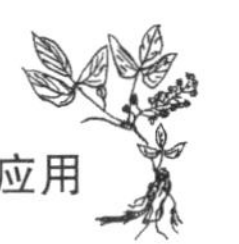

证，不是它的本证。

（3）心律失常

常见的心律失常有心动过速、心动过缓、期前收缩（房性期前收缩、室性期前收缩）、心房颤动、房室传导阻滞等。

第一，心动过速。

①黄连证：心动过速中有一些属于神经性心动过速，心脏正常的人也可以出现，还有一些人即使在安静状态下心率也有80～90次/分，这样的情况一般属于心火偏旺。心火旺盛，脉洪偏数，往往对应的是黄连证，常用方有黄连温胆汤、升清降浊汤，以及我自己常用的防己黄芪汤加黄连、瓜蒌。这几个方证对应的脉象我们叫作“脉动”，意思是搏指感很强烈（可以伴有无力），常伴有烦躁、舌红、生口腔溃疡等上火的表现，还容易因为肠道敏感而出现腹泻。

②桂枝证：如果患者面色偏淡（就像黄煌老师讲的“白面书生”表现），不润泽，脉无力偏细，搏指感不明显，还容易出现心惊胆怯，以及桂枝甘草汤证的“心下悸，欲得按”，也就是心脏好像快要跳出来了一样，这种心动过速属于桂枝证，常用方有桂枝甘草龙骨牡蛎汤和柴胡加龙骨牡蛎汤。

③黄连证、桂枝证并见：如果黄连证、桂枝证参差互见，但有些症状不对等，比如口唇红但面色淡白，舌质红但手掌皮肤偏白，总会有一些自相矛盾的症状存在，既有寒的一面，也有热的一面，这个时候可以考虑用黄连汤。

④炙甘草汤证：我自己用炙甘草汤治疗心律失常的情况比较少，但看病例报道时有的大夫用它治疗心肌炎导致的心律失常，我觉得是有道理的。《伤寒论》记载：“伤寒，脉结代，心动悸，炙甘草汤主之。”根据原文，炙甘草汤确实是治疗外感引起心律失常的方子。

第二，心动过缓。

心动过缓病情比较轻的时候可以没有明显的症状，发现的时候一般已经有憋气、晕厥的表现了。对于心动过缓，治疗上往往比心动过速的治疗更难。临床上心动过缓有的属于阳虚，有的偏热（如黄连温胆汤证），有的属于气虚，还有的以上这些情况都有。

第三，期前收缩。

期前收缩就是我们平时说的“早搏”，偶尔的房性期前收缩（俗称“房早”）不要紧，但如果出现室性期前收缩（俗称“室早”）就要引起注意。从脉象来说，房早的脉象叫“时一止复来”，室早的脉象描述叫“动而中止，不能自还”。整体来说，结脉对应的是偏慢一些的房早，促脉对应的是偏快一些的房早，代脉对应的是室早。一般来说，结脉是有阻滞因素的，代脉是有正气不足因素的，所以叫“结生代死”，“死”是指预后不好，治疗上比心动过速的治疗要复杂一些，很少有单纯的桂枝证，尤其是代脉对应的病证，基本上都会有虚的因素，这种虚往往有补中益气汤证这种中气不足、气虚的表现。我用升清降浊汤加桂枝、龙骨、牡蛎治疗过几个室早的患者，用药后症状都有改善。我在临床上还用过木防己汤加茯苓（就是苓桂剂）、黄连、瓜蒌，用药后效果显著，之后只是偶尔出现早搏的情况。

我们平时对代脉的解释是“止有定数，良久方来”，止有定数是指跳几下然后停一下，相当于二联律、三联律这类情况，但很多时候室早是没有规律的，这就很矛盾，如果止而不回，同时止无定数，既不属于结脉，也不属于代脉，分析起来就比较麻烦了。《濒湖脉学》中没有“止有定数”的要求，我认为这个定义更加准确，动而中止，止而不回。

第四，心房颤动。

持续的心房颤动（简称“房颤”）容易导致血栓脱落，我在临床上遇到的病例比较少，只间断地调理过几个房颤患者，当时收到的反馈是用药后发作频次减少了，但因为没有持续用药，没能进行长期观察。

（4）心功能不全

心功能不全，主要指各种原因造成心肌收缩功能下降，心脏排血量减少，血液停滞在体循环或肺循环而产生一系列症状的疾病。

心功能通常可分为4级，心功能不全轻症的主要表现是劳

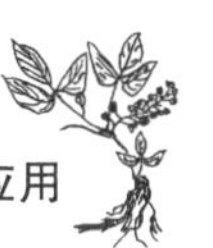

力性呼吸困难，进行体力活动后会出现胸闷气短、呼吸困难，休息后减轻。如果病情严重，不能平卧，即心功能Ⅳ级，则不能做任何体力活动，休息状态下就可出现呼吸困难、喘憋大汗、口唇发绀等，需要坐起来呼吸。心功能不全可以导致肺水肿，使患者在平躺时憋闷症状加重，换至坐位后有重力的作用，肺中的水会向下分布，这样肺容量会提高一些，呼吸困难的症状会减轻。

所以，心功能不全病情严重的患者通常是我去病房会诊时遇到的，门诊上还是症状轻微的患者比较多见。

在我治疗过的心功能不全患者中，主要的表现就是呼吸困难，稍稍活动就气短，有些伴有呼吸系统的问题，有些伴有浑身无力，也可见水肿及消化不良的表现。我在临床上遇到清气不升、浊气不降的心功能不全患者时常用升清降浊汤，清气不升是虚弱的表现，浊气不降指的是水气、痰湿、火降不下来。我还常用木防己汤治疗，因为木防己汤针对的主要是水气问题，“其人喘满，心下痞坚，面色黧黑”，描述的就是类似于心力衰竭（简称“心衰”）的表现。根据当前的研究结果，包括记载的很多病例资料，木防己汤治疗右心衰的效果更好一些。木防己汤方内有桂枝、防己、石膏和人参，从西医学角度来看，心衰的治疗需要强心、扩血管、利尿，人参是强心的，桂枝是扩血管的，防己是利尿的，这些作用木防己汤都有了，另外石膏有清热的作用，可降低心脏的负荷，所以木防己汤这个方子的作用是比较全面的，临床应用效果很好。

2. 验案选粹

（1）高血压案

李某，女，36岁。体胖，面色略红润，性格内向。

初诊时间：2020年11月4日。

患者患有高血压，头昏痛，胆囊术后，活动、弯腰则头晕恶心，寒热表现不明显，口周易发疱疹，夜尿4次，月经后期，痛经，量大。舌红，脉略细软。

处方：黄连15g，陈皮8g，半夏8g，茯苓15g，炙甘草8g，枳壳8g，竹茹8g，百合15g，生地黄18g，黄芩10g，柴胡15g，白芍15g，北沙参15g，白术18g。7剂。

二诊时间：2020年11月11日。

患者感觉尚可。舌红，脉软。

处方：初诊方加泽泻15g。7剂。

三诊时间：2020年11月19日。

患者收缩压最高150mmHg，舒张压正常，睡眠改善，夜尿1次。舌红，苔薄白。

处方：继服二诊方。7剂。

四诊时间：2020年11月26日。

患者收缩压130～140mmHg。舌红，苔白略厚。

处方：三诊方去北沙参，加丹参8g，赤芍8g。7剂。

五诊时间：2020年12月2日。

患者在家时测血压130/85mmHg，上班时测血压150/98mmHg。

处方：继服四诊方。7剂。

六诊时间：2020年12月9日。

患者血压同前，常打呼噜，口干。舌红，苔腻，寸脉略滑。

处方：五诊方加葛根25g。7剂。

七诊时间：2020年12月21日。

患者症状同前。

处方：六诊方加茯神15g。7剂。

八诊时间：2021年3月17日。

患者血压控制在120/80mmHg左右，体重下降。停药，嘱患者不适随诊。

【思路】

患者因高血压来诊，伴头昏、头痛症状，且随血压升高而加重。既往做过胆囊手术，提示可能有少阳热、阳明热或少阳阳明热。患者一弯腰就容易头晕恶心，这是有水饮的表现。寒热表现不明显指的是患者没有明显的怕冷表现，也没有明显的怕热表现，说明表证不是很明显。患者面色红，两颧有点儿像红苹果的颜色，形体偏胖一些，所以考虑有阳明热。患者口周易发

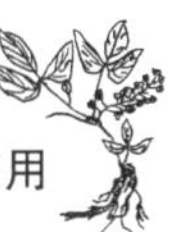

疱疹，说明有胃热，而且易发疱疹提示有湿热，加上还有头昏痛的表现，考虑有痰浊、湿热。舌红也是有热的表现，脉略细软则考虑有轻微的脾虚湿阻。从脉象上看郁象不明显，但是患者有胆囊手术史，且性格有点儿内向，因此考虑还有少阳郁热的问题，包括月经后期、痛经、经血量大，月经后期和痛经一般提示可能有瘀血，经血量大往往有热、有郁，从她的面色看虚象并没有多么严重，不会因为体虚导致月经量大，月经量大主要还是郁热迫血下行导致的。夜尿多，一方面考虑水饮小便不利，另一方面可能与热也有关系，少阳阳明有热，兼有痰湿、水饮、瘀血。

综上所述，治疗时选用黄连温胆汤、百合地黄汤、小柴胡汤合方加减，加上北沙参、白术健脾，后来又加了泽泻、丹参、赤芍，加强了逐水饮和化瘀的作用。三诊时患者的夜尿次数变成 1 次，舒张压也开始转为正常。六诊时患者自诉经常打呼噜，加上有口干的症状，所以加了葛根以升清阳。从 11 月中旬到 12 月下旬，患者吃了不到 2 个月的药，停药 3 个月后随访，患者无明显不适，血压正常，并且通过控制饮食，体重也降下来了。

（2）冠心病胸痛案

张某，男，58 岁，形体中等，面部略黄肿。

初诊时间：2022 年 5 月 19 日。

患者左胸闷，略痛，有时胸口灼热，有时心悸，咽不清，有痰，纳可，大便黏，眠差，晨起口干苦，不畏寒，汗出正常，起夜 1 次，腰膝痛，背痛。舌略粉红，略胖嫩，苔腻，脉滑数。既往无“三高症”病史。曾于某医院行心脏造影检查提示血管堵塞 80%，又于另一医院复查未见血管堵塞，只有主动脉钙化。

处方：防己 15g，桂枝 12g，北沙参 15g，茯神 50g，黄连 18g，瓜蒌皮 15g。7 剂。

二诊时间：2022 年 5 月 26 日。

患者胸闷、胸痛、胸口灼热、心悸、背痛、眠差、大便黏均改善，口略干，有时不起夜。舌苔腻，脉略滑数，右脉明显。

处方：继服初诊方。7 剂。

三诊时间：2022年6月9日。

患者心胸不适症状基本消除，口略干不苦，晨起略背痛，腰膝痛改善，大便正常。舌略红，苔腻，脉滑数。

处方：继服初诊方。7剂。

四诊时间：2022年7月8日。

患者太阳穴痛，时有胸背痛，无灼热感，住院检查后提示心脏血管轻度狭窄，眼睑肿，面色萎黄。舌略红，苔薄白偏多。

处方：防己15g，黄芪25g，桂枝12g，茯苓45g，炙甘草6g，黄连18g，瓜蒌15g，丹参10g。7剂。

五诊时间：2022年8月5日。

患者仍时有胸背痛，时有太阳穴痛。

处方：防己15g，桂枝12g，北沙参15g，茯神50g，黄连18g，瓜蒌皮15g。7剂。

【思考】

该患者主诉是胸闷，有的时候会有胸口痛，同时伴有心慌、胸口灼热，嗓子有痰不清爽，睡眠不好，大便黏稠，晨起口干苦，脉滑数，体现了痰热在上焦。患者胸闷心悸，舌略粉红，又略胖嫩，说明不仅有痰热的问题，还有水饮的问题，所以选用苓桂剂治疗。

苓桂剂有很多，患者后背痛，腰膝痛，这种类型的痛，正好适合用防己，因此选用了木防己汤加减。木防己汤这个方子的靶点就在胸和心下的位置，虽然防己走全身的经络，但是与其他药合在一起使用的话，就可以主要针对上焦的位置。防己像车轮一样走水道，是专门利水的。不同于茯苓、泽泻这类药专门走胸腔和腹腔，防己这个药走的是一些比较细、比较小的腔，比如我们说“三焦膀胱者，腠理毫毛其应”，那些非常细小、走水的缝隙都属于三焦，防己都能走到。当然，防己也能走到关节里，所以有祛风湿、利关节的作用，但如果水气跑到一些细小的经络里面去了，药力不容易达到这种比较偏远的地方，就更不容易疏通了。所以，水气跑到络脉里面引起的往往都是慢性病，是经过很多年逐渐形成的，治疗就会是个比较长的过程。

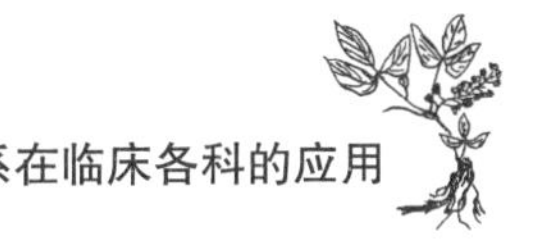

本病例中初诊方是在木防己汤的基础上去石膏加茯苓而成，本身是苓桂剂，同时用了北沙参（代人参），因为患者除有水气外，也有燥的一面，上面有水气，又有真正的津液不足，所以加防己以加强利水作用，又有痰热在上焦，所以加黄连、瓜蒌以清化痰热。

用药1周后，患者胸闷、胸痛、胸口灼热、心悸、背痛、眠差都改善了，大便黏也改善了，口略干，晨起口苦消失了，舌苔仍腻，脉还是偏滑数一些，所以还是用初诊方。患者第三次来诊的时候，心胸不适的症状就基本消除了。

初诊方一共吃了1个月左右，后来7月患者复诊诉偶尔还有胸背痛，太阳穴痛，又住院检查了一遍，提示心脏血管轻度狭窄，加上眼睑有点儿肿，面色萎黄，所以改用防己茯苓汤加减。防己茯苓汤是苓桂剂，方中的黄芪对于面色萎黄有改善作用。但是，防己茯苓汤主要还是针对偏胖的人使用的，而患者形体中等，所以吃了四诊方以后患者感觉症状缓解不明显，于是后来8月复诊时我又用回了初诊方。

（3）冠心病气短、心悸案

王某，男，58岁。体胖较壮，面色略暗黄。

初诊时间：2022年5月17日。

患者气短、心悸反复发作，活动后加重1年。口干苦，能食，便溏黏，略腹胀，有时烧心，不畏寒。舌略淡红，苔白后部多，脉弦滑略少力。既往高血压病史10余年，冠心病病史10余年，支架术后7年（具体不详），曾因双手麻住院，治疗后症状有改善，今年发现肌酐升高（具体不详）。

处方：黄芪25g，桂枝15g，防己15g，茯神45g，炙甘草6g，黄连25g，瓜蒌25g。14剂。

二诊时间：2022年6月7日。

患者手麻明显改善，气短、心悸改善。脉略动少力。

处方：初诊方改黄连20g。14剂。

三诊时间：2022年7月21日。

患者服药期间气短、心悸明显改善，但近期又有气短，大便略干，烧心不明显，口略干苦，有时腹胀，通过控制饮食体重下降10kg。舌略淡红，苔白，脉略动少力。

处方：二诊方改黄连18g。14剂。

【思考】

患者体胖较壮，但是面色略暗黄，手麻，考虑有黄芪证；患者心悸，有使用苓桂剂的指征，所以选用防己茯苓汤。患者又有口干口苦，能食烧心，说明有胃热、心火，加上还有胖壮、气短、脉弦滑的问题，既往有冠心病病史，所以合小陷胸汤加减。患者初诊服药后症状就改善了，二诊方服完就自行停药了，7月下旬又有一些不舒服，就又来看了一次，中药治疗整体上还是见效比较快、效果比较好的。

身体看上去比较强壮，但是随着年龄增大而面色略萎黄的人，很多都属于黄芪证，治疗时一般都是要加茯苓的，因为这类患者往往有头晕、心悸的症状，是内有痰饮的表现。黄芪证本身是水气病的表现，而像头晕、心悸等，我们一般都认为是痰饮病导致的。痰饮病的主要表现是头晕、心悸、胸闷、恶心，而水气病的主要表现是肿，《金匮要略》里水气病的表现就是肿，有水肿表现的才叫水气病。我们看很多“三高症”患者呈水气貌，有肿胖的感觉，说明他们患有水气病，同时也常有头晕、心悸等痰饮病的表现，这类人群往往都是能吃能睡，食欲比较好，有胃热的，治疗时要把胃热降下去。这类患者还可能有焦虑的症状，焦虑多由心火导致，所以本案方中黄连的应用不光针对胃热，还针对心火。

（4）心悸案

黄某，女，75岁。略胖，面色萎黄。

初诊时间：2022年5月8日。

患者心悸10日，眠差，气短，乏力身重，腿略肿，略口干，大便不畅，能食，有时右上腹不适，寒热汗出正常。舌红，苔薄少，脉略缓，少力，略大。既往高血压病史20年，糖尿病病史1年。有冠心病病史。

处方：黄芪25g，桂枝15g，茯神45g，防己15g，炙甘草6g，瓜蒌 15g，黄连 18g，丹参 10g，赤芍 10g，西洋参 3g。7 剂。

二诊时间：2022 年 5 月 15 日。

患者诸症均有改善。

处方：初诊方去西洋参，加百合 15g。7 剂。

三诊时间：2022 年 5 月 22 日。

患者无明显不适。

处方：二诊方改黄连 20g。7 剂。

【思考】

患者以心悸为主诉，脉象没有明显的早搏表现，自诉心悸症状比较严重，睡眠也不好。从患者的整体表现来看，乏力、身重、腿略肿、形体略胖、面色萎黄是有水气病的表现。虽然患者寒热汗出正常，但是脉略缓，加上有心悸的表现，还是考虑有桂枝证。

从六经辨证角度来说，本病例属于太阴病，也就是脾虚证，但是这个时候六经辨证只能给出一个大方向，单纯按照六经辨证来治疗还不够，要考虑有水气病，有气虚。患者脉略大，有高血压、糖尿病病史，食欲非常好，略口干，睡眠不好，说明有心火，有胃热。我使用的方子是防己茯苓汤加减，加黄连、瓜蒌清化痰热，患者有时右上腹不舒服，再加丹参、赤芍。

三、消化系统疾病

消化系统疾病常由胃气上逆导致，可出现反酸、烧心、呃逆、嗳气、恶心等，胃动力不足可导致腹胀、胃胀，如果胃气降得太过，可出现泄泻、肠鸣等症状，这些都是胃肠疾病常见的一些症状。脾胃病在中医系统里是很大一类疾病，大多按症状分类，比如胃脘痛、痞满、呃逆、嗳气、反酸等，逐一讲的话会有较多重复，所以我们就按照西医学分类，把它们合在一起讲。

胃肠疾病的辨证从大的方向来看，需要强调的是要把八纲辨证辨清楚。

第一，辨表里。

胃肠病大多属于里证，但是有时与表证有关，有一些单纯的表证也可以引起胃肠道的反应。《伤寒论》中太阴病部分就有使用桂枝汤来解表，治疗腹泻、腹胀伴有发热的记载。从祛风解表的角度治疗急性胃肠炎、胃肠型感冒时常使用葛根汤，后世常用的人参败毒散一类，适应证中也有表证。另外，如果患者腹部怕凉，特别是肚皮怕凉，着凉后胃不舒服，就可能存在表证，如果肚皮受风、着凉后会腹泻，但是吃凉的食物没有不适，这就是典型的里不寒而表皮寒，也是有表证的，治疗时需要注意。

第二，辨寒热。

寒热有的时候很容易混淆，比如有些人吃凉的胃痛，吃辣的也胃痛，这个时候就要分辨到底属于寒证还是热证。如果是热证的话，吃凉的东西后不应该胃痛，如果是寒证的话，吃辣的东西后不应该胃痛。像这种不管吃凉还是吃辣都胃痛的情况，从长期的临床观察来看，还是热证居多。从西医学角度来解释，就是胃里发炎了，发炎以后胃黏膜变得敏感，比如胃肠黏膜充血、糜烂，那么不管受到外界的哪种刺激，比如过分的凉、热、辣、咸、甜等，只要味道过重，胃都受不了。由此可知，胃部炎症很多时候是一种“火”的表现，是胃热证，所以不能因为患者吃凉后胃不舒服，就断定疾病与寒有关。

还有腹泻，特别是肠易激综合征患者，不论吃什么都容易拉肚子，也是这个道理，往往也是热证，且黄连证居多。胃肠有热就会变得格外敏感，这种敏感实际上就是对外界刺激的一种反应，反应的强和弱主要取决于内在的能量有多少，如果是寒证，一般来说产生的反应比较弱、比较低沉，有热证时反应才会比较敏感、比较强烈。

第三，辨虚实。

以胃胀为例，我们在临床上经常要问患者是进食后胃胀，还是空腹时也胀，为什么要这样问呢？因为如果吃完饭胃胀，空腹的时候不胀，也就是胃里没有东西时没有不适，吃完饭胃里有东西后就开始胀，说明是虚证，胃的功能是不足的，消化能力差。反过来说，如果是空腹的时候也胀，那就说明是实证。这就是虚实辨证的体现，在治疗脾胃病时，辨清虚实是非常关键的。

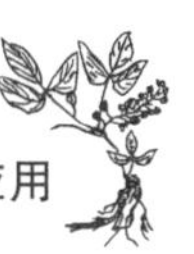

山东中医药大学李克绍教授就讲过这个问题，他说如果患者严重脾虚，那他一点儿理气药都接受不了。李老举例说自己曾经治疗过一个胃胀患者，以补气健脾为主，加了一点儿陈皮、木香之类的理气药，但这个患者吃完药就不舒服，后来李老把理气药全部去掉了，改用大量的白术，这个患者吃了药后症状就改善了。这个案例说明，如果患者虚证重，治疗时即使以健脾药为主，只加一点儿理气药，患者也会不舒服，因为理气药还是偏祛实邪、偏通的，对于虚证明显的胃胀患者，要用补气药、健脾药才可以消胀，而理气药会动气，身体虚的患者容易不耐受。

辨虚实时一定要结合望诊和脉诊，脾虚明显的患者，面色通常会发黄，不润泽，面部看起来有水气，精神状态也差，脉偏空虚，通过查“色”“脉”就可以对比出来。反过来说，如果患者虽然胀得很厉害，但是“色”“脉”都看不出虚的表现，那就是个实证。

我治疗过一个患者，患胃病五六年，一直胃胀，这个胃胀是不是虚证呢？患者的脉没有明显的虚象，所以我是用保和丸这类消积化食、理气的药来治疗的，患者用药后症状很快就缓解了。这么多年的胃胀怎么可能没有虚证呢？真的有这个可能，因为虚实不是由时间决定的。以前我也治疗过这样一个患者，患者患胃病两三年，胃胀，治疗时一点儿补药都没用，因为这个患者脉象饱满、充实，面色红润，有油光，所以人参、白术等补气健脾的药都没用，只用了消积导滞、降火的药，患者服药后立即见效，如果药用反了，肯定是没有效果的，而且可能会加重病情。

如果虚实夹杂或者不能明显辨识，那我们可以一起治疗，比如健脾、理气的药一起用，就像枳实消痞丸，基本上等量用就行。但是，采用这种治法存在一个问题，很多人刚开始用药时症状能够缓解，但是真正到了后期，如果药物比例不对的话，药就不再起作用了，而且可能很难再找准治疗方向。很多医生治疗腹胀时都遇到过类似的问题，开始时健脾药和理气药一起用，患者服药后发现腹胀还是不减轻，或者刚开始用时症状轻了一点儿，后来就没有效果了，于是就加用理气药，如莱菔子、大腹皮、枳实等，有的患者会越吃越胀，越吃越难受，这就说明是有“虚”的问题了，但因为腹胀严重，已经不敢再加补气药了。

我自己也有类似的经历，有一次我腹部胀得厉害，就用了一些理气药，用后觉得肠蠕动加快，肠鸣加重，但胃动力依然不足，理气药加量也不行，而且加量以后发现药特别苦，难以下咽，刚吃完就吐了，后来我改用党参、白术，感觉汤药的味道喝起来好一些了，服药后胃动力也加强了。因此，用药与辨证对应上以后，效果就是立竿见影的，并不需要药量有多大，比如枳壳、厚朴、大腹皮用30g以上，党参、白术也用30g以上，都是没有必要的，治疗胃不好的患者时用药量应该更小才对，药量过大反而伤胃。

治疗胃肠病，可运用六经辨证。

我们在治疗胃肠病的时候，确实主要还是运用脏腑辨证，因为属于内伤病的情况比较多，而且如果单纯用六经辨证，有些问题并不容易解释，比如肝脾不和等，但六经辨证是进行早期定位的重要方法。对症用药当然是可以的，比如有反酸就加海螵蛸等，但实际上这并没有解决辨证的关键问题。

治疗急性胃炎时运用六经辨证的概率比较高，前面提到的桂枝汤、葛根汤、小柴胡汤，以及柴胡桂枝干姜汤、柴胡加龙骨牡蛎汤、四逆散、大柴胡汤、理中汤、真武汤、乌梅丸等，都是临床上的常用方。表里、寒热、虚实很多时候都是混杂在一起的，有的患者有虚也有实，比如脾虚胃热（如半夏泻心汤证）、肝郁脾虚等，还有的患者有寒也有热，比如脾寒胃热伴有痰饮，嗳气的同时有胸闷、咽阻的症状，常用的方子有半夏厚朴汤、温胆汤等，保和丸证、二陈汤证也都有痰饮的表现，胃气不降则生痰饮。有些患者还伴有瘀血的问题，特别左侧胃部有压痛的时候要考虑有瘀血。但是，现在临床上普遍存在一个误区，就是有些医生认为但凡胃痛都需要加化瘀药，这个观点肯定是不对的，比如乌梅丸证也可以出现“气上撞心，心中疼热”的表现，这里的“心中疼热”是指胃中疼热，方中乌梅、黄连完全是收敛

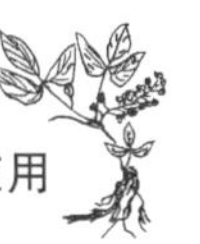

的，这个时候再加桃仁、红花的话肯定会加重“疼热”的症状，所以临床上一定要准确辨证，不能单纯根据症状习惯性用药或加药。

1. 临床常见病

（1）慢性胃炎

慢性胃炎的基本症状在前面都辨析过了，这里主要讲一下胃炎导致的胃痛。单纯从脾胃角度来看，如果辨八纲有热证就加黄连，有瘀血证就加丹参、赤芍，如果同时有热和瘀的话就凉血散血，有脾虚就加党参、白术，有痰饮就加用二陈汤、半夏厚朴汤一类的方子，有肝气郁的需要加上四逆散，如果还有一些咳嗽、流鼻涕的症状，可能还需加点儿荆芥、防风、白芷。当然，不是说有什么症状就要往上叠加对症的药，而是要找到一个病机的点，比如如果存在表证，但是不去处理的话，表证不解，胃和肝气都升发不起来，和胃的治疗就可能起不到作用，这时就必须解表。

（2）胃息肉

很多胃息肉患者的症状不明显，考虑是有痰的问题，一般会用瓜蒌、浙贝母一类的化痰药。有些患者做完手术后胃息肉复发，那么就更要警惕痰的存在。很多有胃病的人都有痰湿、瘀血的问题，化痰时可能会用到半夏厚朴汤一类的方子，但胃病的痰不宜温燥，可再加入浙贝母、瓜蒌一类化痰散结的药。之前我遇到过一个刚刚做完胃息肉手术的患者，术后仍然有胃胀之感，最初给患者用的是理气药，但效果不明显，后来合用了半夏厚朴汤，还加了瓜蒌、浙贝母，用药后症状就改善了，这就说明胃息肉确实可能会存在痰湿的问题，手术后痰湿的状态没有改变，这时用化痰散结的药后症状就能缓解。

从西医病理学角度来看，有些慢性胃炎、食道炎、巴雷特食管的患者，经过类似治疗后情况都有缓解，有些患者用药之后萎缩性胃炎转变为非萎缩性胃炎，但考虑到胃镜诊断出的慢性非萎缩性胃炎、慢性萎缩性胃炎会受到主观判断的影响，而且依靠胃镜观察的病例总体来说比较少，所以也不能完全确定疗效，只能说对改善症状是有作用的。还有肠上皮化生的问题，因为缺少长期观察，或没有及时复查胃镜，所以无法肯定中药对其是否有逆转作用。

（3）慢性肠炎

慢性肠炎等肠道疾病的常见症状是容易腹泻，我平时门诊上遇到的病例中，属于热证的较为多见，治疗时可用黄连，患者还可以兼有脾虚，这时我常用升清降浊汤来治疗，升清降浊汤里有黄连、党参、白术、茯苓，能够兼顾热证与脾虚。我调理的很多体虚、烦热、乏力患者都伴有长期腹泻，用上药后很快大便就成形了。单纯的脾虚证、肝脾不和证或脾胃虚寒证，这些在实际临床上都没有黄连证常见。

（4）便秘

治疗便秘时要辨清表里、寒热、虚实。

年轻人的便秘相对好治一些，我在门诊上治过很多例，一般女性患者更常见。从长期临床观察来看，相对来说女子多便秘，男子多泄泻。女性便秘往往伴有血虚证和肝郁证，常用柴归汤治疗，如果偏血热可以加生地黄，偏阳虚可以加干姜、附子，这类方子的加减应用是比较多的，而且容易见效。

年轻人便秘，纯实证很少见，往往都兼有虚证，其中脾虚证，或者说白术证比较多见，这种便秘的表现是即使十多天不排便也没有腹胀的感觉，不难受，而且腹诊提示腹部比较软，没有明显的压痛，但患者的整体精神状态比较差，脉比较软弱无力，这个时候白术的用量就要大一些，一般用20～30g，临床上一般选用生白术，但是如果患者不渴，舌质比较润，我认为选用炒白术更合适。还有一些便秘的女性有瘀血证，腹诊时能找到压痛点，腹部比较硬，这个时候常用桂枝茯苓丸类方进行治疗，可以与小柴胡汤一起用。还有柴胡桂枝干姜合当归芍药散、桂枝茯苓丸，针对的是在便秘的同时还有虚寒证的患者，这类患者常面色白，手脚凉，还有口渴口干、口苦等症状。以前我遇见过一个患者，在便秘的同时胃胀，消化不良，做过阑尾炎手术和妇科手术，手脚冰凉，精神状态差，睡眠不好，面色暗淡无光，脉弦细

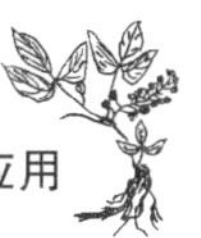

少力，当时考虑属于虚寒证，兼有郁证，所以用的是柴胡桂枝汤加干姜、附子之类，用药后起了一点儿作用，但再用就不起作用了，大便情况变化不大，胃胀还是不见减轻，后来我又进行了一次腹诊，虽然患者比较虚，比较瘦，肚子有凹陷，但是脐周有压痛，于是我在原来方子的基础上加上了桂枝茯苓丸，又加了一点儿酒大黄，用完药患者大便通畅了，胃胀减轻了，也能吃东西了，这就说明患者属于虚实寒热夹杂之证，遇到这种情况确实不容易准确辨证，临床上很容易根据患者的症状辨为虚证，如果没有腹诊，很难想象患者还有实证、瘀血证。原来的方子里也有一点儿化瘀药，比如丹参、赤芍等，但是化瘀的力量不够，因为当时并没有考虑到瘀血证的严重性，辨证不准确，导致药物比例不准确，作用就不明显。临床上还有的患者常年严重便秘，比如一周，甚至十多天不排便，这种患者确实不容易治，用药前一定要分清虚实。

（5）痔

痔原本属于外科疾病范畴，但因为它往往与消化系统疾病相关，所以我也把它放在这里讲。痔疮常见的症状就是痔核脱出，还有些会出现肿痛、便血。患者往往是在调理身体时一并进行治疗，单纯寻求中医治疗的痔疮患者很少。

痔疮往往有血瘀、血热或湿热的问题。我曾经治过一个便血很严重的患者，几乎每次排便时都会出血，但患者不愿意做手术，面诊时患者口唇干燥，舌质红，表情忧郁，我判断其有郁热的问题，同时伴有血瘀、血热，所以用了小柴胡汤合当归芍药散、胶艾四物汤（胶艾四物汤常用于治疗月经量过多），只用了一两次药，患者排便时就不出血了，此后的好几年间都没再出血。

有一个治疗痔疮的方子叫乙字汤，其药物组成有当归、黄芩、升麻、柴胡、大黄、甘草。很多时候瘀血会跑到人体的下面去，严重的会产生下陷的问题，提示中气虚，这时乙字汤中的升麻、柴胡就起到了升提的作用，用补中益气汤也能获得升提中气的效果。临床上有些患者会有肛门周围潮湿、痒的表现，这属于湿热的问题，常常会用到黄连、苦参一类的药。

（6）阑尾炎

我用中药治疗过几十例阑尾炎患者。阑尾炎急性期确实更常用大黄牡丹汤治疗，我经常用的是柴胡剂合大黄牡丹汤这个组合，如果患者体质弱就用小柴胡汤，如果患者体质强就用大柴胡汤，阑尾炎中后期一般选择柴胡剂合当归芍药散治疗。慢性阑尾炎患者一般会伴有脾肾阳虚的问题，可能会用到干姜、附子，我经常用柴归汤加干姜、附子，再加入一些化瘀药治疗。

2. 师生问答

学生：有的患者会描述自己排气多，对于这个症状该怎样理解呢？

我：患者排气多或肠鸣音重的问题与嗳气的道理相似，有的患者用药前就排气多，可以认为是肠道蠕动快，反映出体内有热，但这个热是乌梅丸证、乌梅汤证，还是升清降浊汤证，就要具体辨证了。对于肝气偏旺的患者，可能会用到柔肝的药物。引火汤就属于养阴柔肝的方剂，我曾经用它治疗过肠鸣的患者，当时用的是引火汤合黄连温胆汤，患者服后当即见效。这样的患者寒证不明显，不像乌梅丸证那样寒热错杂，而是常表现为脉偏大伴烘热汗出。

治疗排气多、嗳气、肠鸣的患者时不可单纯用理气药，因为气已经很“动”了，再用过多理气药会加重“动”的问题，除非患者是因为阻塞不通而被动地“动”，否则要慎用理气药。

如果患者用药后出现排气多，一般是用药后气机动转增强导致的。使用柴胡剂，甚至是黄连温胆汤、升清降浊汤等方子后，有时患者会反映用药后排气增多，但大多只会持续一小段时间，停药后就会缓解。

3. 验案选粹

（1）胃胀案

李某，女，33 岁。体胖，面色略黄，眼周略暗。

初诊时间：2021 年 3 月 1 日。

患者不饥，纳差，晚上进食后胃胀，鼻旁生疮略红肿，左

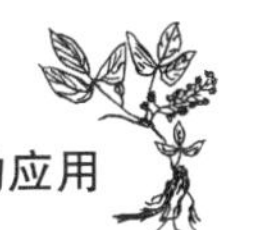

颈部肿痛，大便如果不用药则多日一行，体力尚可，无咽阻，无胸闷，入睡难，口略干渴，经前头痛。舌尖红，苔薄白，左脉略动弦，右脉少力。腹部虚软，上腹痞硬。既往垂体瘤病史。痛经，经量多，常月经淋漓10余日，西医诊断为“子宫腺肌病”“巧克力囊肿”，用曼月乐环后改善。

处方：白术25g，茯苓15g，炙甘草6g，陈皮6g，枳壳8g，郁金8g，黄芩8g，白芍12g，丹参8g，赤芍8g，黄连8g，党参15g，西洋参3g。7剂。

二诊时间：2021年3月8日。

患者知饥能食，无明显胃胀，鼻旁疮及颈部肿均改善，大便每日一行，量少。舌略淡，脉略动，略少力。

处方：初诊方改白术18g，黄连12g，加半夏8g，竹茹8g，莱菔子15g。7剂。

三诊时间：2021年3月16日。

患者无胃部不适，睡眠好，入睡难改善，仍不实，面部近期略痒略红，痤疮样疹，舌尖略麻。舌略红，左脉弦略动，右脉略沉。

处方：白术15g，茯苓15g，炙甘草6g，陈皮6g，枳壳8g，郁金10g，黄芩10g，白芍12g，丹参8g，赤芍8g，黄连12g，西洋参3g，薏苡仁18g，半夏8g，竹茹8g，莱菔子15g，瓜蒌12g。7剂。

四诊时间：2021年3月22日。

患者胃胀1次，睡眠改善，入睡较快，面部鼻周略红，舌尖略麻。舌略红，左脉弦略动，右脉略沉。

处方：白术18g，茯苓15g，炙甘草6g，陈皮6g，枳壳8g，郁金10g，黄芩10g，白芍12g，丹参8g，赤芍8g，黄连12g，党参15g，西洋参3g，薏苡仁18g，半夏8g，竹茹8g，莱菔子15g，瓜蒌12g，荆芥3g，薄荷3g，薏苡仁15g，砂仁2g。7剂。

【思路】

患者的主要症状包括两个方面，一方面是胃肠症状，不爱吃东西、吃完饭胃胀、排便不好，另一方面是头面部有上火的症状，面部生疮、脖子肿痛。该患者纳差、胃胀是常年有的症状，面部生疮也是反复发作的。该患者比较胖，是不是说明有痰湿阻滞呢？应该也是有的，但同时她的脉比较虚，特别是右脉无力，腹诊提示腹部虚软，但上腹部痞硬，提示有太阴病，只不过体胖和面部生疮容易产生误导，让人误以为是个实热、痰热证。脾虚与痰热同时存在时要找两者之间的关系，判断是两个独立的证候还是两个互相影响、有因果关系的证候。患者左脉偏弦偏动，而且患有子宫腺肌病，月经前头痛，这些都是提示患者气滞血瘀、肝气郁结，气郁以后就会生热，也会生痰，所以同时有痰热，还伴有脾虚，大的方向就是肝脾不和。纳差、大便不通畅实际上就提示这是个太阴病，所以我在患者初诊时就用了大量的白术。我平常用的都是 10 克、15 克，本次用量 25 克，属于“量大”的情况了。白术、党参、茯苓、甘草组成四君子汤以健脾，然后用四逆散加化瘀药、清热药疏解肝之郁热，再加化痰药祛痰热。

患者初诊吃一次药之后就有饥饿感了，食欲可，晚上胃胀的症状也没有了，面部红色痤疮和颈部的肿痛都改善了，排便从原来的多日一次变成每天一次。初诊方里基本上没有通便的药，最多有个枳壳，才 8 克，这就更说明这个患者的便秘就是太阴病，即脾虚引起的。到了治疗后期，我把用药比例调整了一下，该患者毕竟偏胖，胃肠功能一恢复，便把健脾药党参、白术等减量，这类药不能长期用，特别是党参，吃多了容易发胖。减量期间患者又出现一次胃胀，面部也起了一次疹子，这也说明脾虚是短时间内不能解决的，去掉了健脾药后单纯用一些清热药的效果就不好，热清不掉，疮疹就会反复，后来我又加了党参、白术后效果就挺好的。回访时患者对疗效很满意。

（2）胃痛案

王某，女，52 岁。略胖，唇红饱满。

初诊时间：2020 年 10 月 25 日。

患者胃痛 2～3 年，每天凌晨四五点发作，热敷后改善，生气、上火后也会发作，着急则口中有异味，常口干，右上肢易

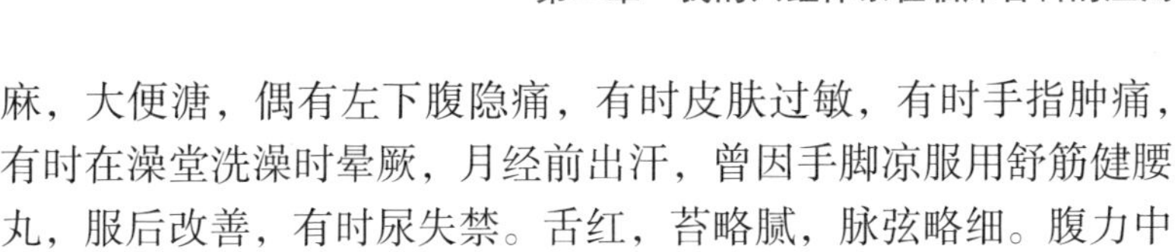

麻，大便溏，偶有左下腹隐痛，有时皮肤过敏，有时手指肿痛，有时在澡堂洗澡时晕厥，月经前出汗，曾因手脚凉服用舒筋健腰丸，服后改善，有时尿失禁。舌红，苔略腻，脉弦略细。腹力中等略偏下，无明显压痛。既往食管胃黏膜异位病史。

处方：柴胡10g，黄芩10g，枳壳10g，丹参10g，赤芍10g，白芍15g，荆芥3g，蝉蜕3g，生地黄18g，薏苡仁15g，白术12g，茯苓12g，山楂8g，黄连6g，天花粉10g，百合10g，甘草5g，玉竹10g。7剂。

二诊时间：2020年11月1日。

患者近几日胃不痛，无痰。

处方：柴胡10g，黄芩10g，枳壳10g，丹参10g，赤芍10g，白芍15g，荆芥3g，蝉蜕3g，生地黄18g，薏苡仁15g，北沙参12g，白术12g，茯苓12g，山楂8g，黄连8g，天花粉10g，百合10g，甘草5g，羌活2g，独活2g，防风2g，半夏6g。7剂。

三诊时间：2020年11月8日。

患者胃痛未作，大便成形，但排便不畅。舌红，苔白略厚而干。

处方：柴胡10g，黄芩10g，枳壳10g，丹参10g，赤芍10g，白芍15g，荆芥3g，蝉蜕3g，生地黄18g，薏苡仁15g，北沙参12g，白术12g，茯苓12g，山楂8g，天花粉10g，百合10g，甘草5g，桑枝10g，忍冬藤10g，藿香5g。7剂。

四诊时间：2020年11月15日。

患者偶有午后轻度胃痛。

处方：柴胡10g，黄芩10g，枳壳10g，丹参10g，赤芍10g，白芍15g，荆芥3g，蝉蜕3g，生地黄18g，薏苡仁15g，苍术10g，山楂8g，天花粉10g，百合10g，甘草5g，桑枝10g，忍冬藤10g，藿香5g，厚朴8g。7剂。

五诊时间：2020年11月22日。

患者偶有轻度胃部不适，口中异味消除。舌红，苔中后部厚。

处方：四诊方加白术10g。7剂。

六诊时间：2020年11月29日。

患者肚皮怕凉，大便正常，尿失禁明显改善。腹力中等，无压痛。舌红，苔薄白腻，脉弦。

处方：郁金10g，黄芩10g，枳壳10g，丹参10g，赤芍10g，白芍15g，荆芥3g，蝉蜕3g，生地黄18g，薏苡仁15g，苍术8g，山楂8g，天花粉10g，百合10g，甘草5g，忍冬藤10g，藿香5g，厚朴8g，白术10g，干姜6g，羌活3g，独活3g，防风3g，黄连5g，茯苓10g。7剂。

【思路】

该患者的主诉为胃痛，凌晨四五点发作，基本是在“厥阴、少阳预解时”的阶段，脉偏弦，有左下腹隐痛，生气、上火后疼痛发作，从六经辨证或者脏腑辨证角度思考，都与肝胆郁热有关，同时气郁日久者有瘀血，有热，故唇红饱满，易过敏。患者还有太阳和阳明的问题。在太阳有手指肿痛，在阳明有口干、口臭、易腹泻，郁热日久波及胃肠，既有胃肠湿热，又有脾虚，湿热会阻滞气机，影响少阳郁热的解除。在早晨肝胆气机旺盛的时候，肝胆疏泄力强，就会导致胃痛，即木克土，腹泻、小便急迫也都是郁热从下外泄的表现。因此，解太阳、阳明的目的都是疏解少阳，郁热解除之后，诸症都会得到缓解。

治疗上，我选用柴胡剂疏解肝郁，用丹参、赤芍、生地黄凉血，用玉竹、天花粉清降阳明，用白术、茯苓、薏苡仁、藿香一类祛除湿热，用羌活、独活、防风、桑枝一类解太阳风湿表证，并随症加减。用药后，患者胃痛时间改变，胃痛程度明显减轻，大便正常，小便失禁明显改善，口中异味亦消除。

（3）右下腹痛案

宋某，女，37岁。形体偏胖，下眼睑肿，面色略黄，易出油。

初诊时间：2022年3月31日。

患者右下腹痛持续痛3个月，曾因胃痛、反酸服用雷贝拉唑，服后症状改善，身重，纳可，有时咳嗽，眠可，寒热表现不明显，有时皮肤痒，戴橡胶手套易过敏，大便每日3~4次，成

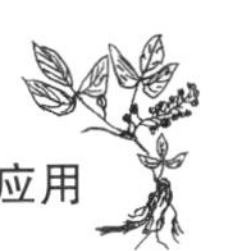

形。月经有时后错。舌红，苔白多，脉略弦少力。右下腹饱满压痛。阑尾术后 10 年。彩超提示子宫肌瘤多发，子宫增大，子宫腺肌病？宫颈部回声异常，炎性改变？左侧附件区囊肿，盆腔积液。肠镜未见异常。腹部 CT 提示阑尾术后，回盲部多发增大的淋巴结。

处方： 北柴胡 10g，黄芩 10g，姜半夏 10g，党参 10g，炙甘草 10g，川芎 10g，当归 10g，白芍 15g，炒白术 10g，茯苓 15g，泽泻 15g，山桃仁 10g，牡丹皮 10g，冬瓜子 15g，薏苡仁 15g，荆芥 5g，防风 5g，酒大黄 5g，黄连 6g。7 剂。

二诊时间： 2022 年 4 月 6 日。

患者服药后腹痛略改善，但觉乏力，略鼻塞，早醒。舌略红，苔薄腻。

处方： 初诊方去酒大黄，改党参 15g，山桃仁 8g，牡丹皮 8g，冬瓜子 12g。7 剂。

三诊时间： 2022 年 4 月 13 日。

患者右下腹疼痛较轻，大便日 2～3 次，质软，近日流鼻涕，遇风、遇冷加重，有时胃痛、烧心，不渴。舌略红，苔薄白，脉软少力，略弦。

处方： 黄芪 25g，党参 15g，炒白术 15g，茯苓 15g，炙甘草 6g，北柴胡 5g，升麻 5g，陈皮 8g，姜半夏 8g，厚朴 8g，紫苏子 8g，瓜蒌 12g，黄连 10g，生地黄 15g，荆芥 5g，防风 5g，丹参 10g，赤芍 10g，槲寄生 8g。7 剂。

2022 年 5 月 17 日回访，患者腹痛、烧心、胃痛、流涕均消失。

【思考】

患者右下腹疼痛 3 个月，当然这种疼痛不是很重，是隐隐的痛，但一直不缓解，大便一天 3～4 次，显然排便次数有点儿多，寒热表现不明显，表证、阴证都是不太明显。患者有的时候咳嗽，而且脉有弦象，考虑有少阳病的问题；口干的感觉不明显，阳明病不是太明显，但是她前段时间有时烧心，吃完雷贝拉唑才改善，说明有一些胃热；腹痛，而且腹诊显示右下腹是饱满有压痛的，说明有瘀血；形体偏胖、下眼睑肿，面色偏黄，脉少力，身重，考虑有痰饮病，脾虚水湿。经过综合考虑，我选用柴归汤合大黄牡丹汤加减治疗。因为患者大便不干结且次数多，所以去掉大黄牡丹汤中的芒硝，而加用薏苡仁祛腹中之湿。患者易过敏，加荆芥、防风祛风。患者胃热，加少量黄连清胃热。

患者服药以后腹痛有一定的改善，但是乏力的感觉较前更明显了一些，而且出现了新的症状，即略鼻塞、早醒，舌苔偏腻，舌偏红，考虑初诊方虽然是补泻兼施的，但是对患者来说清泻之力太过，所以脾不升清，乏力加重，肺气稍闭塞，失于宣发，导致稍有鼻塞。虽然初诊方用的是酒大黄，泻下之力不强，但二诊时还是把它去掉了，将党参稍加量，山桃仁、牡丹皮、冬瓜子稍减量。

三诊时，患者右下腹痛的缓解比较明显，只留有很轻微的疼痛，说明瘀血减轻了。大便一天 2～3 次，质软，不渴，说明还是有水湿。流鼻涕的症状是新出现的，而且患者有点儿怕冷，说明中气不足，肺气宣发不畅，肺气郁闭，说明处方的补力不够，所以我换用补中益气汤加减。患者的瘀血证已经减轻，化瘀之力不用太强，加上患者用药以后身体比原来更虚一些，所以化瘀药只用了丹参、赤芍。患者偏胖，有时咳嗽，考虑上部还是有痰饮的，所以加了半夏厚朴汤。考虑到患者胃痛、烧心，加黄连、瓜蒌，取小陷胸汤之义。患者曾有早醒的问题，舌质偏红，考虑有点儿阴虚内热，加生地黄、槲寄生养阴补肾降火。患者遇风、遇冷流鼻涕，气虚而招风寒，加用荆芥、防风解表祛风。

患者的瘀血轻了，但还没有完全消除，加上身体较虚，这个时候如果还是按前面两诊的方法治疗，正气不足，瘀血还是消不掉，所以这个时候就要考虑加强补气的作用。想要补气，就要让气向上升提。为什么要向上升提？因为用了柴胡剂以后，人体的正气已经下陷了，乏力加重、鼻塞、流鼻涕就是气虚下陷的表现，符合李东垣讲的中气不升导致体表阳气不足的情况，所以用了补中益气汤。瘀血也是这样，气虚中气不升以后，人体的血液就向下输布，下部就更容易出现瘀血，而且这种瘀血不容易消除，所以这个时候就需要补中益气，让正气向上升发，使下部的

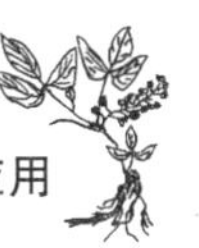

血液向上输布，这样才能使下部的瘀血得到缓解。

从气机角度来说，柴胡剂是通过理气来化瘀的，而补中益气汤加丹参、赤芍是通过补气升阳来化瘀的。补气和化瘀是有因果关系的，不是平行关系，不能简单地理解为有气虚就补气，有瘀血就化瘀。患者用药后，回访时乏力等症状都消失了，鼻塞、流鼻涕也消失了，说明用药后中气得以恢复。

（4）腹泻及月经不调案

张某，女，46岁。面白，形体中等。

初诊时间：2019年10月30日。

患者近期易腹泻，心下不适，口干，颈背酸痛，少汗，晨起不适明显，月经周期缩短。舌红苔薄白，脉弦数。

处方：柴胡8g，枳壳8g，白芍15g，丹参8g，赤芍8g，黄芩10g，羌活2g，独活2g，荆芥3g，防风3g，生地黄18g，北沙参10g，玉竹10g，竹茹8g，半夏8g，陈皮8g，茯苓10g，黄连10g，石斛10g，甘草5g，西洋参3g。7剂。

二诊时间：2020年11月6日。

患者2019年服用初诊方后大便正常，现月经周期规律，但量少、淋漓2个月，月经期10余日，心情不好，肩臂不适，右侧明显，眠差，白天困倦，口略干，咽不清。补诉既往有过敏性鼻炎病史。舌红，苔薄白，脉弦数少力。

处方：柴胡8g，枳壳8g，白芍15g，丹参8g，赤芍8g，黄芩10g，羌活2g，独活2g，荆芥3g，防风3g，生地黄18g，北沙参10g，玉竹10g，半夏8g，陈皮8g，茯苓10g，黄连10g，石斛10g，甘草5g，西洋参3g。7剂。

三诊时间：2020年11月17日。

患者月经至，无淋漓不尽，量略增，脚凉，大便一日2次。舌红，苔薄，右脉沉弦细，左略弦动细。

处方：柴胡8g，枳壳8g，白芍15g，丹参10g，赤芍10g，黄芩10g，羌活2g，独活2g，荆芥3g，防风3g，生地黄18g，北沙参10g，玉竹10g，半夏8g，陈皮8g，茯苓10g，黄连10g，石斛10g，甘草5g，西洋参3g，白术10g。7剂。

四诊时间：2020 年 11 月 27 日。

患者月经情况恢复正常，自觉身体较前轻松许多，脚凉改善。舌略红，苔薄白略灰，左脉略弦动，右弦。

处方：柴胡 8g，枳壳 8g，白芍 15g，丹参 10g，赤芍 10g，黄芩 10g，羌活 2g，独活 2g，荆芥 3g，防风 3g，生地黄 18g，北沙参 10g，半夏 8g，陈皮 8g，茯苓 10g，黄连 10g，石斛 10g，甘草 5g，西洋参 3g，白术 15g。7 剂。

五诊时间：2020 年 12 月 7 日。

患者自觉身体轻松，入睡改善，白天精力改善。舌略红，苔薄，右脉弦细，左脉略动。

处方：四诊方加百合 12g。7 剂。

【思路】

腹泻为何因？

该患者首诊以腹泻为主诉，但仅凭主诉不能判断是哪一经的问题，还需要通过其他症状来鉴别。患者心下不舒服，心下的位置多考虑与少阳有关；口干提示可能有热；颈背酸痛，少汗，基本上可以判断有太阳病，加上晨起明显，活动后减轻，说明颈背酸痛是一个实证，或为痰湿，或为瘀血；舌红、脉弦数说明有热。整体来说，本病例是阳证，没有明显阴证，所以辨证时从三阳来考虑。对于复合脉象，考虑到弦象很明显，基本可以判断有少阳病。舌红、脉弦数，说明里热明显，所以考虑该患者腹泻并非直接由太阳病表不解引起，而是由少阳、阳明主导。综合而言，该患者属于三阳合病，以少阳郁热为主，治当疏解少阳，解阳明之热，但如果表闭不解决，病也不易好，所以还需要解表。初诊以四逆散加减解少阳气郁，加丹参、赤芍凉血化瘀，加黄芩解郁热，加北沙参、生地黄、玉竹、石斛等养阴，合黄连温胆汤除痰饮，加羌活、独活、荆芥、防风治疗太阳病，阴虚有热易耗肺气，加少量西洋参以防耗气。

月经不调为何因？

患者二诊时已有近两个月月经淋漓不尽，月经期十余日，量不多，其余大部分症状与前一年的首诊症状类似，所以尽管主诉

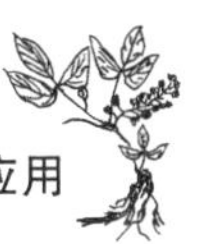

不同，但还是考虑三阳合病，兼有痰湿、瘀血。热郁之后，可以在阳明，也可以通过少阳进入厥阴，导致气热，少阳、太阳郁闭可以导致血热，血热可以导致月经淋漓不尽。综上，二诊方与初诊方大致相同。患者服药后1周适逢月经至，淋漓不尽已愈，考虑到患者还有一些湿的问题，三诊时在二诊方的基础上加了一些白术。

用药偏凉，为何脚凉得解？

《伤寒论》讲小柴胡汤证“上焦得通，津液得下，胃气因和，身濈然汗出而解”，尽管用药偏凉，但用药后气机通畅，水液代谢正常，所以脚凉自然可解。

（5）反复便秘案

潘某，女，40岁。形体中等。

初诊时间：2020年9月29日。

患者反复便秘5年，加重1个月，近10日未排便，腹胀，食后胃胀，平时头昏乏力，晨起口干苦，口周易起疱疹，夜尿3次。月经周期规律，3～4/28～30天，痛经，量少。舌红，苔薄白，脉弦细少力。腹力中等偏下，上腹部皮肤凉。

处方：柴胡10g，黄芩10g，天花粉15g，干姜10g，炙甘草6g，川芎6g，当归10g，白芍15g，白术25g，茯苓15g，泽泻15g，桂枝10g，牡蛎15g。7剂。

二诊时间：2020年10月13日。

患者便秘明显改善，每日一排，夜尿一次，自诉以前吃的中药里都有泻下药，大便排得不舒服，而吃上次的中药感觉排便很舒畅。

处方：继予初诊方，10剂。

【思路】

该患者口干口苦、脉弦，说明有少阳的问题，口干、口周疱疹说明有阳明的问题，腹力中等偏下、上腹部皮肤凉，说明有太阴的问题，夜尿三次也可以用太阴病来解释。月经量少，而且脉细，说明血虚。身重乏力、头昏，包括夜尿频，说明内有水饮。综合考虑，该患者为阳明、少阳、太阴合病，伴有血虚、水盛，故予柴胡桂枝干姜汤合当归芍药散治疗，冯世纶团队称之为“神合方”。

该患者以便秘为主诉，而且腹部偏软，太阴病比较明显，考虑为太阴病便秘，因此加大白术的用量以通便。用药后，患者大便日一次且顺畅。患者二诊时自诉以前吃的中药里都有泻下药，吃后大便排得不舒服，吃初诊方后感觉排便很舒服，而且夜尿也减少至一次，所以二诊的时候没有变方，继服初诊方。

（6）恶心、干呕、便秘案

李某，男，80岁。形体略瘦，面色苍白。

初诊时间：2021年12月26日。

患者恶心、干呕数月，纳差，体重下降，大便干，排便不畅，需要服用大量生大黄通便，手脚略凉，有食欲，口干苦。舌略淡，脉弦略少力。下腹硬，无压痛。既往高血压病史10年。

处方：柴胡8g，黄芩8g，桂枝10g，天花粉15g，干姜10g，炙甘草6g，川芎6g，当归10g，白芍15g，白术15g，茯苓15g，泽泻15g，桂枝10g，桃仁8g，牡丹皮8g，酒大黄6g。7剂。

二诊时间：2022年1月2日。

患者恶心、干呕改善明显，进食增加，仍嗳气，排气增多、顺畅，仍需要通过服用大黄排便。舌略淡，苔白，脉弦。

处方：初诊方改酒大黄8g。7剂。

三诊时间：2022年1月9日。

患者进食尚可，口中发黏无味，口干苦不明显，便黏不畅，每日1次。舌淡，苔厚，脉略弦动。

处方：二诊方加黑顺片12g。7剂。

四诊时间：2022年1月16日。

患者排便欠畅，可以自主排便。舌淡，脉弦少力。

处方：三诊方改白术30g，黑顺片15g。7剂。

五诊时间：2022年2月13日。

患者停药后稍便秘，口干，腿肿。舌淡，苔厚白，左脉弦，右脉少力。

处方：继服四诊方。7剂。

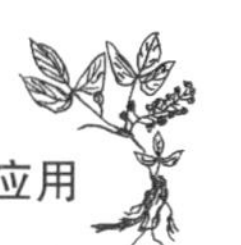

【思路】

这个患者年龄比较大，形体偏瘦，面色苍白，口唇偏淡，偏贫血貌。患者的主要表现是恶心呕吐，基本没有食欲，体重逐渐下降，大便非常干燥，排便不畅，每天都需要用 15g 以上的生大黄才能起作用，甚至有时需要用到一天 30g。患者手脚偏凉，口干口苦，舌质略淡，脉略弦少力，有 10 年的高血压病史。

患者面色苍白，手脚凉，体力差，食欲、大便不好，舌质淡，说明是有阴证的，太阴病、少阴病都有。患者口干口苦，说明又有少阳病、阳明病，所以考虑总体上是太阴、少阴、少阳、阳明合病，选用柴桂姜汤（即柴胡桂枝干姜汤）。柴桂姜汤治疗的大多是三阳合病，加上太阴病，患者有少阳病、阳明病，没有明显的太阳病，方中的桂枝虽然是针对太阳病的，但是与桂枝茯苓丸同用后，就是针对瘀血的。腹诊显示患者下腹部是比较硬满的，虽然没有明显的压痛，但还是考虑有瘀血。

如果有瘀血，为什么腹部硬满但没有压痛呢？一方面瘀血是逐渐形成的，另一方面属于阴证者一般不敏感。如果从便秘的角度来考虑，瘀血可以导致便秘，阴证也可以导致便秘。呕吐实际上由大便不通畅引起的，因为患者并没有明显的胃部不舒服，所以就没有用大柴胡汤、小柴胡汤来止呕。从方证的角度来说，患者口干苦，有阴证的表现，选择柴桂姜汤加味是比较合适的。

二诊的时候，患者恶心、干呕的症状就明显改善了，食欲较前好转，但是仍然有打嗝的表现，排气增多且顺畅，但是还需要吃生大黄来通便，否则还是感觉排不出大便。患者舌偏淡苔白，脉弦，也考虑是气滞血瘀，也就是少阳病，所以继续用初诊的方子，只是把酒大黄的用量稍稍增加到了 8g，酒大黄的通便力量是很弱的，这里起到的主要作用还是化瘀、祛瘀。

三诊的时候，患者的进食情况是比较正常的，口中有点儿黏，但是口干苦已经不明显了，大便每天能都排了，虽然还是不太顺畅，但是不用吃生大黄了，舌淡苔厚，整体考虑属于脾肾阳虚湿阻证，所以加了黑顺片 12g。

四诊的时候，患者排便还是有点儿不太顺畅，但是可以自主排便了，情况越来越好，考虑还是以阴证为主，所以还是继续用二诊方，把黑顺片、白术加量。

患者服完四诊方 7 剂后，停了大概 3 周的药，便秘症状略有反复，但是总体感觉还好，没有再恶心、干呕，所以我让患者按照四诊方继续服用。

四、泌尿系统疾病

泌尿系统疾病部分我们主要讲慢性肾脏病、尿路感染、前列腺炎和尿路结石等。

在内科学里面肾小球肾炎分为很多种类型，有急性肾小球肾炎、慢性肾小球肾炎、隐匿型肾小球肾炎等。虽然病理类型对于中医实际辨治的影响不是特别大，但是把西医学的内容了解明白有助于判断这个疾病的预后转归，否则盲目治疗的话，治着治着自己都没有把握了。还有中药与西药合用的问题，很多时候肾病患者是在接受西药治疗的同时来看中医的，想要西药与中药治疗一起进行，那么该如何考量西药与中药的关系呢？这就需要对西医有一定的了解才行，因此打好西医基础非常重要。

1. 临床常见病

（1）慢性肾脏病

治疗慢性肾脏病可用六经辨证，比如有水肿的，就是一种水气病，水气病最常见的是以太阳病为主的越婢汤证，或者是属少阴病的麻黄附子细辛汤证，治疗时都要解表。在胡希恕老的书里有很多用越婢加术汤类方治疗急性肾炎的病例，但是我们现在在临床上恐怕很难碰到这类病例，一是因为现在抗生素的应用广泛，急性肾炎比较少见了，二是患者突然出现水肿被诊断为肾病后，西医就直接治疗了，很少有用中药的机会。

原发性肾小球肾炎一般来说属于阴证。一开始我也用过越婢加术汤，效果确实不好，但是加上四逆汤，也就是类似于麻黄附子细辛汤加味的方子，很多时候是有效果的，但是很多患者存在病情反复的问题。

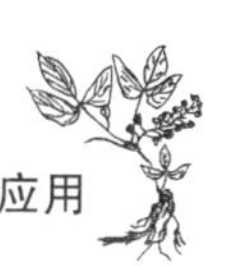

在临床上隐匿型肾小球肾炎很常见。隐匿型肾小球肾炎大多是在体检时发现的，尿常规提示蛋白尿或者血尿，患者自身没有明显症状，特别是没有出现水肿，所以这时候按水气病治疗恐怕就不合适了。虽说患者没有明显症状，但详细问诊后，有时候还是可以通过六经辨证发现问题的，比如有些患者平时容易生气上火，咽部容易发炎，舌质偏红，这就属于少阳病，这些患者容易出现尿血。这类尿血往往是有瘀血、郁热的。有一些女性容易痛经或者容易腰痛，腹部有轻度压痛，这种情况用柴胡剂治疗的概率比较高。如果偏阴证就用柴胡桂枝干姜汤合当归芍药散，可以再加一些凉散的化瘀药，比如丹参、牡丹皮、赤芍一类，而不用红花这种性热偏动的药。临床上根据患者瘀血证的轻重，也有用合桂枝茯苓丸的机会。如果偏阳证就用小柴胡汤或者大柴胡汤，合当归芍药散或桂枝茯苓丸。临床上还可见柴胡桂枝干姜汤证或小柴胡证兼太阴病的情况。

总结来说，慢性肾脏病治疗有效的大多是柴胡证并偏于阴证的，有些看似伴有阳证，感觉患者没有明显寒象，但用四逆散加丹参、赤芍、白茅根等传统凉血散血的药治疗后确实没有什么效果，当然也可能有患者治疗时间短，观察时间不足的原因，但如果判断是阴证，用上温阳药后，无论是合并太阳病或是少阳病，确实很多患者的症状会明显减轻，比如蛋白尿、血尿减轻了等，这样的例子有很多。

曾经有位患者肾病反复发作，长期用激素后出现了股骨头坏死，并做了关节置换手术，结果术后肾病又犯了，不敢再用激素，换成了免疫抑制剂，但效果还是不好，就来找我看诊寻求中医治疗。当时我初学经方和扶阳派理论，发现患者下肢偏凉，舌苔偏厚，面色偏暗，阴证比较明显，就用了柴胡桂枝干姜汤，用了一段时间后改为当归芍药散合真武汤，后来尿蛋白转阴了，十多年来情况一直很稳定。前段时间患者蛋白尿复发，我一开始用的是麻黄剂加附子、干姜一类，但感觉效果不好，之后西医用了激素治疗，这次用激素是有效的，患者用完激素后继续吃中药调理。

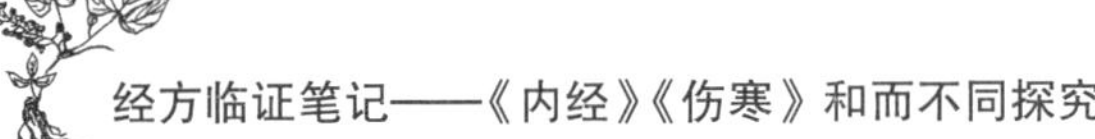

有一个患者体检时发现蛋白尿、血尿，有很明显的柴胡证，伴有痛经，手脚凉，我就给她用了小柴胡汤合当归芍药散加干姜、附子一类，用药后患者的症状体征都有改善，查蛋白尿、血尿都减轻了，后来患者到北京进一步检查，发现蛋白尿、血尿可能是肾血管畸形引起的。

还有一个微小病变型肾小球肾炎的患者，对激素很敏感，每次用激素后症状就缓解，半年以后又复发，所以三年来基本上都是吃半年激素停半年，治疗期间吃过一次中药，但就吃了几天，没有坚持。患者来看诊的时候已经出现了水肿，腿肿得很明显，下肢凉，我就用了麻黄附子甘草汤合四逆汤加白术、茯苓，这个方法源自首都医科大学附属北京中医医院的刘宝利老师，他对膜性肾病的研究很深入，临床上经常用这个方法，确实效果不错，这也印证了临床上慢性肾脏病阴证比较多见的观点。我给患者用了这个方法治疗以后，水肿消得很快，治疗了一个月左右，水肿就基本消退了，体重也明显下降（这个患者体重增加主要是水肿引起的），后来改为柴胡剂治疗近半年后停药。患者停药半年后复发，继续中药治疗，患者担心病情反复，所以坚持治疗了近一年。到治疗后期我就不用温阳的方法了，而是用了一些补肾健脾药，针对患者虚的问题用补中益气汤加补肾药，同时加入化瘀药，治疗后一年余未复发。

当然，临床上也有失败的案例。

这个患者是位老年男性，被确诊为肾病综合征，身材中等偏瘦，但腿肿得非常厉害，走路很费劲，来诊时是一步步挪进诊室的。当时我觉得他这种情况很难治，给他用的是柴胡剂加补气药，治了一个月左右，用药后患者的水肿未消，所以就没有继续治疗了。过了一段时间我进行随访，患者说回去停用中药后吃了一些利尿药，水肿消了，但是病没有好。

还有一个更早的病例，是一个难治性肾病综合征的小患者，对激素治疗不敏感，病情反反复复，住院治疗时下肢严重水肿，用激素治疗后水肿能消退一些，但是相关指标不能转阴。当时我在病房上班，就给这个孩子开了方子，一边住院一边用中药治

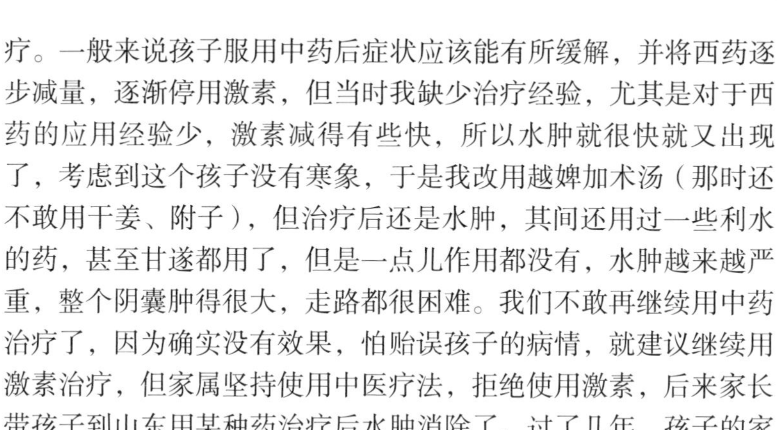

疗。一般来说孩子服用中药后症状应该能有所缓解，并将西药逐步减量，逐渐停用激素，但当时我缺少治疗经验，尤其是对于西药的应用经验少，激素减得有些快，所以水肿就很快就又出现了，考虑到这个孩子没有寒象，于是我改用越婢加术汤（那时还不敢用干姜、附子），但治疗后还是水肿，其间还用过一些利水的药，甚至甘遂都用了，但是一点儿作用都没有，水肿越来越严重，整个阴囊肿得很大，走路都很困难。我们不敢再继续用中药治疗了，因为确实没有效果，怕贻误孩子的病情，就建议继续用激素治疗，但家属坚持使用中医疗法，拒绝使用激素，后来家长带孩子到山东用某种药治疗后水肿消除了。过了几年，孩子的家长来找我，说孩子觉得胸闷，想开些中药治疗，孩子本人没来，我结合他长期休学在家，成绩不好，郁闷不开心的情况，考虑肝郁有热，用了一些疏肝的药，但孩子后来没有再来复诊。过了一段时间，我在随访时得知孩子肾功能衰竭了，在接受透析治疗，我回忆孩子胸闷气短很可能就是肾功能衰竭的表现，虽然当时水肿已经消了，但是病情还在发展。

慢性肾脏病的发展终结是慢性肾衰竭（简称“慢性肾衰”）。我治疗过一些慢性肾衰患者，很多患者是有慢性肾脏病的早期痕迹在体内的，即使已发展到慢性肾衰，但原来的问题实际上还是存在的，只不过又增加了一些新的问题。例如，很多患者怕冷，西医认为可能是血容量不足，体内循环功能减退导致的；很多患者皮肤痒，主要是由慢性肾衰引起体内毒素积累进而刺激神经末梢，或体内低钙、高磷导致的。统观慢性肾脏病，很多患者会出现怕冷，身上痒，或是手脚凉的症状，从六经辨证来看，提示存在表证、少阳病；面色晦暗，有肾病面容，提示有气滞血瘀的问题；周身乏力，食欲不好，消化慢，属太阴病虚证；手脚凉，乏力，劳累后腰痛，属少阴病虚证。由此可见，慢性肾衰患者可能六经都病了，这个时候用药的大方向就是扶正，在扶正的基础上，有什么问题，就用什么药。理论上讲，想要治好慢性肾衰，除考虑当下的问题外，还要研究慢性肾脏病初始阶段的问题，因为慢性肾脏病初期的致病因素在慢性肾衰阶段往往依然存在。

我治疗过一个慢性肾衰患者，初起时是膜性肾病，伴有高血压，临床表现是容易乏力、头晕，脉是高血压患者常有的那种弦数脉，但是按起来力度较弱，所以以补中益气汤为基础方；患者颈椎不适，周身关节不舒服，加羌活、独活、防风祛风除湿；舌质暗红，加丹参、赤芍凉血；舌苔偏腻，加薏苡仁、土茯苓等化湿；考虑到患者还有肾虚的问题，加杜仲、槲寄生补肾。患者每服一次中药，肌酐就下降一次，屡用屡降（其间停过一次药，结果肌酐就又回升了），已逐步下降了至少 50μmol/L，而且还有继续下降的趋势，治疗效果还不错。

还有一个糖尿病肾病患者，原本这个患者是因为周身不适，睡眠不好，腿凉来调理身体的，没想着治肾病，但是在用药的过程中，他感觉自己的体质都变好了，后来坚持服用汤药两个月，其间复查肌酐还稍稍上升了，但一段时间后再复查，肌酐就下降了，整体治疗效果是不错的。

慢性肾衰就是这样，六经病都涉及，但病位肯定更深了，还可能增加了其他更复杂的情况，比如有些慢性肾衰患者血压偏高，容易心烦、失眠，可能是伴有痰热证的原因。很多患者存在的问题很多，所以医生用药也会比较杂，但这些药都是有针对性的，不是盲目加的。

对于慢性肾衰，我用药时是有一个综合框架的，大的方向要明确，以扶正、疏解、透散为主，兼有化瘀、降痰火等。化瘀、降痰火的治疗会不会影响其他药扶正疏散的功效呢？答案是不会影响，因为这些都是很常见的治法，只不过很多证候叠加在一起了，既要扶正，又要祛邪。扶正祛邪的治疗里还有很多细节，比如扶正治疗是补肺气，还是健脾，或是温阳补肾？补肾的话，是补肾阴，还是补肾阳？祛邪治疗是化瘀，还是祛痰化湿，或是清热？清热的话，具体要清哪里的热？只有将每个细节问题都把握准确了，整个方子才有疗效，要是有一个细节没把握好，整个方子可能就乱了。所以，治疗慢性肾衰时要从简单的方证入手，将每个方证都搞清楚。

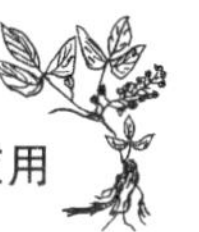

（2）尿路感染、前列腺炎及尿路结石

尿路感染与很多其他泌尿系统疾病（如前列腺炎、尿路结石等）的症状很像，从中医角度来说都可以归于“淋证”范畴，所以我们把尿路感染、前列腺炎和尿路结石放在一起讲。

常见的尿路感染表现就是尿频、尿急、尿痛、尿浑浊或者血尿。从六经辨证角度来说，尿路感染少阳病比较常见，其中属少阳郁热者较多，常用四逆散合猪苓汤或者四逆散合四妙散治疗。

为什么用四妙散呢？小便浑浊，或者白带发黄，都是湿热证的表现；腰腿痛，憋尿的时候小腹痛，或按压小腹时膀胱区痛，都是典型的瘀血证表现。这个时候用四妙散，再加一些化瘀药，尿路感染的症状就会改善。血尿的“血”实际上大多也是瘀血造成的，这个时候不要怕化瘀，只不过要用凉血散血药，不要用红花这种温性的化瘀药。这个治疗思路我认为是临床最常见的。

很多前列腺炎的治疗也符合前面提到的思考方向，即四逆散加味治疗。以前有些医家治疗前列腺炎的患者时喜欢用补肾药，患者用药后会上火，甚至出现症状加重，这是因为将西医学的“病”与中医学的“证”搞混了。很多人认为前列腺与肾有关，所以总是补肾，实际上并不是这样的，前列腺炎很多时候是少阳病，只不过可以兼有虚证，比如四逆散证伴有虚象，但整体上属于阳证，就可以用小柴胡汤，如果合并阴证可以合真武汤治疗。我在平时看诊时发现，有些前列腺炎患者性格内向，默默不语，心思重，这些都是柴胡证的表现。

印象中我治过的很多前列腺炎患者都是柴胡证，而且治疗效果都很好，但也有一些病情比较复杂，比如伴有肾虚证，就像慢性肾衰一样，尽管有虚证，但它是从慢性肾脏病慢慢发展来的，是有邪气存在的，邪气入里以后生痰、生湿、生热，患者的脉就会偏大、偏数、偏实，所以单纯从补这一个角度治疗肯定是不行，特别是慢性病，往往是多种致病因素交织在一起的。

尿路结石的患者我也治过一些，发作的时候腹痛或者腰痛，有时还有排尿异常的表现，治疗时基本上都是采用柴胡汤类方加化瘀、利尿药的方法。

尿路结石属于中医学“石淋”范畴，常见腹痛伴尿血。尿血也是瘀血证的表现，而不是血热证的表现，如果用止血法治疗方向就错了，是瘀血导致的就要用化瘀药。我在门诊上遇到的病例，使用的大多是大柴胡汤合桂枝茯苓丸、当归芍药散。

2021 年，一位女性尿路结石患者找我看诊。这位患者已经接受了碎石治疗，但碎石以后结石还是排不出来，排尿不通畅，进而引起了感染，出现反复发热。患者的尿常规显示尿中有脓细胞，体温超过 38℃，一阵阵发冷，口干口苦，腹胀，大便不通畅，脉偏弦，按诊腹部有压痛。当时我开的处方是大柴胡汤合桂枝茯苓丸，还加上了一些利尿药。患者用药后，第二天体温就降低了，第三天就退热了，后来结石排出来了，小便也通畅了。

还有一位尿路结石患者，患病多年，每年都发作。来看诊时患者腹痛，我见他火气偏旺，就给他用了大柴胡汤合桂枝茯苓丸，患者服药后腹痛就消除了。后来，他的结石不知不觉就排出去了，自己都没有感觉，至今多年未犯，可见尿路结石确实与瘀血有关。

下一位患者是我本人。我在 2022 年被确诊为尿路结石，当时结石的大小是 1.0 厘米乘以零点几厘米，具体数据记不清楚了，泌尿外科医生说排出结石的可能性比较大，但也有可能排不出去，所以我想先试试中药自治。个人觉得自身体质偏虚，有柴胡证，因此一开始就给自己开了柴胡桂枝干姜汤合当归芍药散、桂枝茯苓丸。因为我的腹痛是阶段性发作的，服了中药后的那段时间没再出现腹痛，所以我没再认真对待。有一天我在出诊的时候腹痛发作，痛得很厉害，伴呕吐，这样太影响工作了，所以我就去碎石了。一开始我以为碎石治疗后结石就会排出来，结果并不是。碎石治疗后，我的腹痛一天比一天重，晚上需要到医院急诊打止痛针。这时，我意识到还是要用中药治疗，于是给自己开了大柴胡汤合猪苓汤，加丹参、赤芍、茜草。茜草是红色的，颜色非常醒目。服中药之前我的表现是腹痛、腹胀、食欲差、恶心、大便不通畅，服完一次中药腹胀、腹痛就逐渐减轻了，排便也通畅了一些，用药第二天几乎没有腹痛，其他症状也一天比一天轻。后来去复查，医生说虽然我现在的症状不明显，但是结石并未排出，还在输尿管下段、膀胱入口处，并告诉我结石排出的时候还得痛，后面要痛苦一段时间。我继续服中药，有一天小便时感觉到有结石排出，但并不痛，几乎就是在不知不觉间把结石排出去了。

中药用对了就会有让人喜出望外的效果，用错了自然就无效，甚至贻误病情。当时我并没有想到以我的体质会出现大柴胡证，用了大黄后大便很通畅，一点儿都不稀，但是结石排出以后，我再吃这个方子就腹泻了，所以后期我就减掉了大黄。由此可知，不同的时期用相同的药物，反应是不一样的。

2. 师生问答

学生：有的老年患者反复尿路感染，我辨证时会考虑患者有湿热，但是还会考虑是不是有肾气虚的问题。这个时候应该怎样补肾呢？

我：你是怎样判断出患者肾气虚的？

学生：患者反复尿路感染，我感觉如果没有肾虚只有湿热的话不会反复感染，所以我判断反复尿路感染的老年患者还是有肾虚问题的。

我：单纯因为患者年龄大、反复尿路感染就判断有肾气虚，这个证据是不充分的。患者肾虚的话，我们在脉诊时会感觉脉偏大。我遇到过的反复尿路感染的老年患者往往是肾阴虚兼有湿热的，可以用六味地黄丸合四妙散，再加一些清热利湿药来治疗。当然，临床上反复尿路感染的老年患者有肾气虚的可能，但是脉象一定得对应上，不能仅通过年龄大和反复发作就判断患者肾气虚。

如果患者下肢、下腹部、腰部发凉，尿频，舌质偏淡，可能是真武汤证。有的老年患者来诊时的症状就是尿频，检查尿常规没有发现白细胞，也没有明显的尿痛、腹痛，没有炎症，西医通常诊断为尿道综合征，这时就可能会用到真武汤温阳利水，或者像刚才提到的养阴利水治法也都有可能用到，这就要根据患者的情况来分析了。

一些柴胡证患者，比如四逆散证患者也会有反复尿路感染的问题，根据传统的脏腑辨证关系，膀胱虚证通常对应肾虚的问题，但这个推断肯定是证据不足的，我们可以认为膀胱也是三焦的一部分，这样的话它与肝胆就有关系了，我们在临床辨治时要注意脏腑辨证是怎样推演的，而且膀胱的问题与表证也有关，我还用过小青龙汤来治疗尿频，可见尿路感染反复发作不一定就是肾虚导致的。

学生：老师，我看黄煌老师治疗尿路感染有尿路刺激征的患者时用滑石，有尿血症状就用阿胶一类的药。猪苓汤里就有滑石和阿胶，我们平时应该怎样运用猪苓汤呢？

我：猪苓汤证不一定就要有血尿的表现，而且现在有很多医家认为猪苓汤不用阿胶也是可以的，因为阿胶这味药起到的是养血利水，或者说养阴利水的作用，有些人会用墨旱莲代替阿胶这种养阴的功效，也有些人用丹参代替。当然，如果患者有血证，并且你经过判断后认为不是瘀血证，就可以用阿胶这味药。

学生：老师，平常我还遇到一些糖尿病患者也会反复出现尿路感染，这种情况该怎样辨证治疗呢？

我：大方向肯定还是用六经来辨，但是糖尿病有它自身的特点，这个病本身就是津液流动障碍导致的，我们常用一些清热药来降低患者的食欲，或者用一些利水剂，比如防己黄芪汤、木防己汤一类来利水。防己黄芪汤和木防己汤中都有防己，防己有清热利湿的作用，实际上它本身就有治疗尿路感染的作用。临床上治疗糖尿病时使用防己的机会非常多，比如防己黄芪汤本身就有清热利湿的功效，从而也达到了治疗尿路感染的目的。如果患者伴有瘀血证，就加上一些丹参、赤芍。如果属于心火下移小肠证，除下面有尿路感染外，上面还有热，就可以用导赤散。

3. 验案选粹

（1）尿频案

宋某，男，25岁，面白，眼周略暗，微胖，腹部偏大。

初诊时间：2021年6月21日。

患者夜尿频多，尿常规及泌尿系彩超检查未见明显异常，口

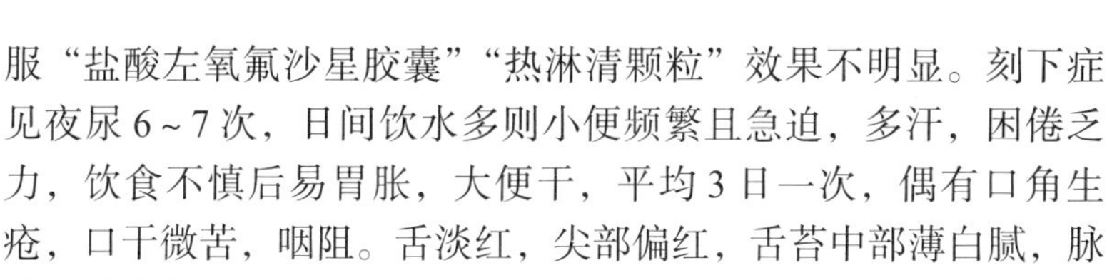

服“盐酸左氧氟沙星胶囊”“热淋清颗粒”效果不明显。刻下症见夜尿6~7次，日间饮水多则小便频繁且急迫，多汗，困倦乏力，饮食不慎后易胃胀，大便干，平均3日一次，偶有口角生疮，口干微苦，咽阻。舌淡红，尖部偏红，舌苔中部薄白腻，脉弦，重按少力。

处方：生黄芪20g，党参15g，炒白术12g，茯苓15g，生地黄15g，麦冬12g，瓜蒌15g，黄连6g，白茅根10g，郁金10g，黄芩8g，姜半夏8g，竹茹10g，生白芍10g，枳壳8g，酒大黄6g。7剂。

二诊时间：2021年7月1日。

患者体力较前增强，口苦减轻，夜尿3~4次，自觉腰部发凉，小便略无力。舌淡红，苔薄白，脉弦少力。

处方：初诊方加菟丝子10g，盐杜仲10g。10剂。

三诊时间：2021年7月9日。

患者诉夜尿平均1~2次，疲倦乏力不明显，大便正常。

处方：继服二诊方。10剂。

2周后随访，患者服药后夜寐安，起夜0~1次，体力正常，无口干口苦，二便正常。

【思路】

尿频是泌尿系统疾病常见的症状之一，主要指排尿次数增多，每次的排尿量减少，而24小时的总尿量正常，部分患者仅有尿频、尿急的症状，1小时左右排尿一次，短者数分钟排一次，甚至尿不尽，往往不伴有尿痛、发热等感染症状，多次尿常规检验正常，中段尿培养无细菌生长，抗生素治疗无效，此类患者属于西医学“非感染性尿频”范畴，临床疗效普遍不是很满意。

中医治疗采用辨证论治的方法，四诊后根据尿频发生的病因病机予以治疗。

该患者饮水多则小便频数，多汗乏力，饮食不慎后易胃胀，脉重按少力，为脾胃气虚所致。李东垣的《脾胃论》记载：若饮食不节，损其胃气……病人饮入于胃，遽觉至脐下，便欲小便，由精气不输于脾，不归于肺，则心火上攻，使口燥咽干，是阴气大盛，其理甚易知也。患者出现饮水多即欲小便症状的根本原因是脾胃功能不足，胃气亏虚，游溢的精气不能上输至脾，脾不能散精于肺，从而肺脾气虚，体内水液直接下注于膀胱，导致小便频数，气虚不固则多汗，多汗、尿频易伤津液，大肠主津，小肠主液，大肠、小肠均受中焦脾胃的统领，脾胃气虚，则肠中燥而生火，燥火使大便干燥不畅。

处方中，生黄芪、党参、炒白术补益肺脾之气，促进水谷精微物质由胃传输至脾和肺；患者口苦、咽阻、胃胀、口角生疮，是痰浊、湿热阻滞，兼有心火上炎的表现，加黄连、姜半夏、茯苓、竹茹、枳壳、瓜蒌、白茅根、酒大黄，以清利三焦痰浊、湿热之邪，兼清心火，使气、血、津、液运行通畅；生地黄、麦冬可养阴生津，润燥止渴，麦冬与生黄芪、党参合用可补肺气、益肺阴，增强通调水道的功能；口微苦、脉弦说明兼有肝郁热，加郁金、黄芩、生白芍疏肝降火。

复诊时患者自觉腰部发凉，小便少力，故加入菟丝子、盐杜仲补益肾气，全方从补益脾胃的角度出发，兼以清利湿热，畅通三焦，使水液代谢在正常通路中进行，如此则汗液、二便正常。

（2）肾小球肾炎案

汪某，女，38岁。脸略胖，肤白颊略红。

初诊时间：2019年3月25日。

患者反复水肿2年，于外院诊断为肾小球肾炎，病理提示符合轻中度系膜增生性肾小球肾炎，激素治疗半年后痊愈，1年前复发，尿蛋白阳性，再次接受激素治疗半年，同时服用中药，治疗后尿蛋白再次转阴。近来患者四肢水肿，复查24小时尿蛋白定量>2000mg，血白蛋白28g/L，等待住院治疗，先寻求中医诊治。刻下症见双下肢中度水肿，困倦乏力，身重，寐可，少汗，略畏寒，口干不渴，口不苦，无胸闷，纳可，无腹胀，劳累后易腰痛，大小便正常。舌淡红，舌尖略红，苔薄白，脉略细少力。

处方：麻黄10g，炙甘草6g，干姜15g，附子15g，胡芦巴10g，苍术15g，杜仲10g。7剂。

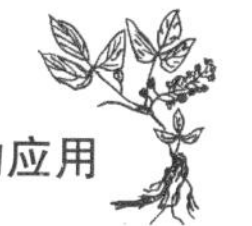

二诊时间：2019 年 5 月 6 日。

患者服药后 24 小时尿蛋白定量下降至 905mg，后住院治疗，出院时 24 小时尿蛋白定量 1198mg，复求中医治疗。

处方：初诊方以淫羊藿代胡芦巴。10 剂。

三诊时间：2019 年 5 月 15 日。

患者自觉身体较前轻松，口干咽干。舌略红。腹力中等偏下，无压痛。

处方：二诊方加生石膏 15g。7 剂。

四诊时间：2019 年 5 月 22 日。

患者服药期间感冒，咽痛口干，身体畏寒，自行服用苦甘冲剂后上述症状已改善。舌红。

处方：麻黄 10g，炙甘草 6g，干姜 15g，附子 15g，生石膏 45g，桂枝 10g，连翘 12g。7 剂。

五诊时间：2019 年 5 月 31 日。

患者复查 24 小时尿蛋白定量 1500mg，感冒痊愈，腿肿较前略加重，口略干。脉少力。

处方：麻黄 10g，炙甘草 6g，干姜 10g，附子 15g，巴戟天 10g，白术 15g，杜仲 10g，生石膏 15g。7 剂。

六诊时间：2019 年 6 月 10 日。

患者腿肿改善。

处方：五诊方去石膏，加芦根 15g，加茯苓 10g。7 剂。

七诊时间：2019 年 6 月 17 日。

患者自觉疗效尚可，口干。

处方：六诊方去芦根，加桑寄生 10g，当归 8g，枸杞子 10g。7 剂。

八诊时间：2019 年 7 月 5 日。

患者复查 24 小时尿蛋白定量同前，血白蛋白 30g/L，水肿基本消除，体重逐渐下降至 48kg，口中和。舌尖略红，脉少力。

处方：七诊方改麻黄 6g，白术 25g，加续断 10g。7 剂。

九诊时间：2019 年 7 月 19 日。

患者症状同前，补诉经前常有头痛。脉细弦少力。

处方：柴胡10g，黄芩10g，天花粉15g，干姜15g，桂枝10g，牡蛎15g，炙甘草6g，川芎6g，当归10g，白芍15g，白术15g，茯苓15g，泽泻15g，桃仁10g，牡丹皮10g，黑顺片15g。7剂。

十诊时间：2019年8月2日。

患者腿略肿，乏力，夜尿2~3次，口干，咽干，晨起口苦，恶风不明显，胃脘无明显不适，近日痔疮发作，有时便血。舌尖红，苔白，细裂纹。

处方：柴胡10g，黄芩10g，天花粉15g，干姜15g，炙甘草6g，川芎6g，当归10g，白芍15g，炒白术18g，茯苓15g，泽泻15g，桂枝10g，牡蛎15g，桃仁8g，牡丹皮8g，黑顺片15g。14剂。

十一诊时间：2019年8月16日。

患者晨起口干口苦，平时不喜饮，夜尿2~3次，体重稳定，手无力，颈背痛缓解，二便可，腰痛愈，午后头昏沉，经前头痛缓解，经行下腹偶痛，有血块。面色淡黄，颧红，有斑，舌红紫，苔薄白，脉弦细。腹力中等，下腹部饱满，无压痛。

处方：柴胡10g，黄芩10g，天花粉15g，干姜15g，炙甘草6g，川芎6g，丹参10g，白芍15g，白术25g，茯苓15g，泽泻15g，桂枝10g，牡蛎15g，桃仁9g，牡丹皮9g，黑顺片15g。7剂。

十二诊时间：2019年8月30日。

患者仍有口苦，咽干，口不干，怕冷较前减轻，大便日1次，成形，月经周期规律，量少，经前头痛。24小时尿蛋白定量800mg（7月5日查24小时尿蛋白定量1600mg），血白蛋白37g/L。

处方：十一诊方改干姜12g。14剂。

十三诊时间：2019年9月11日。

患者双下肢、后背略痒，无皮疹，口干。脉弦细。

处方：北柴胡8g，黄芩8g，姜半夏8g，北沙参15g，炙甘草6g，川芎6g，当归8g，白芍15g，炒白术15g，茯苓15g，泽

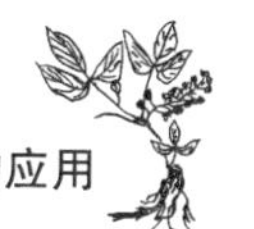

泻 15g，干姜 10g，赤芍 10g，薏苡仁 20g，黑顺片 10g。7 剂。

十四诊时间：2019 年 9 月 27 日。

患者服药期间感冒，自行服用感冒清热颗粒后改善，而后出现口唇疱疹至今，其间服用头孢地尼，外用更昔洛韦。易乏力，偶有左侧腰痛，热敷后好转，尿意频，无尿痛灼热，夜尿 2 次。小腿皮肤较光亮，尿液检验提示尿中有细菌。舌红，脉沉细软。

处方：柴胡 10g，黄芩 10g，紫菀 10g，党参 12g，炙甘草 6g，川芎 6g，丹参 10g，白芍 15g，炒白术 15g，茯苓 15g，泽泻 15g，赤芍 10g，荆芥 5g，防风 5g，薏苡仁 15g，麦冬 10g，生地黄 10g，黄连 5g。14 剂。

十五诊时间：2019 年 10 月 11 日。

患者感冒已愈，后背及脚踝略痒，无皮疹，头胀，体重 50.5kg，较前增加 3kg，午后困倦，乏力，口中和，眠好，夜尿 1 ~ 2 次，怕冷不明显，但天气稍凉则手足欠温，稍热则汗出，双手握拳时有肿胀感，大便不成形，月经量少，血块大，痛经。舌红，苔薄白。

处方：十四诊方改党参 10g，生地黄 15g，加麻黄 6g。7 剂。

十六诊时间：2019 年 10 月 25 日。

患者近半个月寐欠安，经期头痛稍作，下肢略浮肿，双足踝、左侧臀部生痒疹。舌淡紫，苔薄白。复查 24 小时尿蛋白定量 300mg，血白蛋白 38g/L。

处方：十五诊方去黄连，改薏苡仁 25g，加黑顺片 12g，苍术 10g。7 剂。

十七诊时间：2019 年 11 月 11 日。

患者腿不痒，口不干。

处方：十六诊方去麦冬。14 剂。

十八诊时间：2019 年 11 月 25 日。

患者肘部生皮疹，瘙痒，下肢不痒，夜尿 1 次，日间困倦，头胀，经前略有头痛，大便不成形，下肢不肿，恶冷食。舌红，苔薄。唇红。

处方：十七诊方去麻黄、黑顺片，加麦冬 10g，黄连 5g。

14剂。

十九诊时间：2019年12月9日。

患者无明显不适，身不痒，眠可，纳可，上眼皮略厚。舌红，苔薄白，脉略弦。

处方：柴胡10g，黄芩10g，紫菀10g，党参12g，炙甘草6g，川芎6g，丹参10g，白芍15g，炒白术15g，茯苓15g，泽泻15g，赤芍10g，荆芥5g，防风5g，薏苡仁20g，黑顺片12g，干姜10g。7剂。

二十诊时间：2019年12月18日。

患者复查24小时尿蛋白定量60mg。

处方：继服十九诊方。5剂。

二十一诊时间：2019年12月23日。

患者口苦减轻，脚踝处生白色丘疹，瘙痒，经前头微胀，夜寐安，二便正常。

处方：十九诊方去黑顺片。14剂。

二十二诊时间：2020年1月6日。

患者下肢外侧及臀外侧皮肤痒，脚踝处皮疹消失，口干不明显，夜寐可。舌红，苔少，脉弦略细。

处方：柴胡10g，黄芩10g，紫菀10g，党参12g，炙甘草6g，川芎6g，丹参10g，白芍15g，炒白术15g，茯苓15g，泽泻15g，赤芍10g，荆芥5g，防风5g，薏苡仁25g，麦冬10g，生地黄18g，黄连5g，苍术10g，干姜10g，黑顺片10g。14剂。

二十三诊时间：2020年1月20日。

患者皮肤瘙痒减轻，无恶风怕冷，鼻中肿痛4日，晨起口微干。舌红，苔少。

处方：继服二十二诊方。14剂。

【思路】

患者接受了近一年的漫长治疗，开始时的症状是腿肿，困倦乏力，精力、体力都不好，是阴水的表现。该患者夜尿频，四肢怕冷，符合肾虚的表现，所以初诊时选用麻黄附子甘草汤加减来治疗。依据首都医科大学附属北京中医医院刘宝利主任治疗肾病

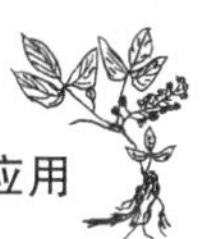

的思路，使用麻黄附子甘草汤时可加些补肾的药，还可加桂枝、白术、茯苓等。

患者在等待住院床位的过程中因着急治疗而来诊，吃了1周的汤药，自觉下肢水肿减轻，24小时尿蛋白定量下降，随后住院治疗，其间使用西药及中成药治疗，24小时尿蛋白定量没有下降，反而升高了一点儿，出院后继续服用汤药治疗。以初诊治法治疗了3个月左右，患者腿肿基本消失，但是24小时尿蛋白定量没有进一步改变，维持在1500mg上下。考虑到患者随着肿消体重一直在下降，同时患者本身偏瘦，所以我调整了治法。

本病例开始时是针对阴水治疗的，从病机来说，可以认为是风寒下陷到肾，患者本身也有肾阳虚弱的问题（夜尿频），风寒解掉一部分之后，患者的症状好转了一些，但是下陷到肾的邪气影响了局部的循环，造成局部的瘀血，而且她确实有瘀血的表现（如月经期头痛等），也可以认为患者本来下焦就有瘀血，风寒下陷到肾，加重了血瘀的表现，因此应该注意解除瘀血。患者腹软，压痛不明显，从腹诊来看，瘀血证似乎不明显，但患者月经期头痛，我认为是瘀血导致的。患者时有咽干、口干，考虑是柴胡证。基于这样的考虑，我改投柴胡剂，开始时用的是柴桂姜合当归芍药散、桂枝茯苓丸，还加了附子，这个方子稍加减用了大概2个月，患者体重稳定，不再下降，下肢偶尔轻度浮肿，症状上无明显反复，月经期头痛也得到了一定的缓解，患者到了经期头还是不舒服，但不痛了。到了8月末，患者复查24小时尿蛋白定量下降到800mg，同时血白蛋白上升到37g/L（3月检查的时候是28g/L）。

此时，该患者头痛已经减轻，后背、双下肢皮肤时而有痒的问题。是否还继续用当前的方子？我考虑患者的瘀血减轻了，当然从邪气的角度来看，本质上还是用药以后风寒的问题得到了解决，寒证不明显了，但又出现了皮肤痒这样的风证，所以我继续用了小柴胡汤，以小柴胡汤合当归芍药散为基础方进行加减，根据症状改变加祛风的荆芥、防风，化瘀的丹参、赤芍，温阳的干姜、附子，等等。我按照这个思路治疗了 2 个月，其间还根据风寒的表现加了麻黄，根据郁热的表现加了生地黄、黄连等药，但整体上变化不大。到了 10 月底复查时，患者的 24 小时尿蛋白定量下降到 300mg，血白蛋白升到 38g/L，血白蛋白指标基本恢复正常。

从 10 月到 12 月，我仍然考虑患者有阳虚、瘀血等问题，所以治疗思路基本不变，12 月中旬患者复查 24 小时尿蛋白定量为 60mg，指标已恢复正常。该患者有的时候还是会皮肤瘙痒，后续将根据复查结果决定是否继续用药。

对于这个病例，单纯辨方证的话不是特别好辨，患者的症状不是特别典型，比如刚开始出现的下肢肿，如果单纯辨方证，用麻黄附子甘草汤或者麻黄附子细辛汤，而不加补肾的药，可能水肿不会消除。在治疗一段时间后，患者的水肿虽然消除了，但 24 小时尿蛋白定量并没有继续下降，而是停在一个位置不动了，这个时候就要找病因、病机、病位，把思路建立好，这样才能有效地治疗此病，而这就涉及中医辨病和辨证的问题，对于该患者，就需要辨病。

对于此病，我们可以参照西医诊断进行治疗，因为西医的辨病有时需要依据病理来进行，明确诊断之后我们对于此病就会有一个大概的认识，如病程多长、下一步的进展是什么等。以慢性肾功能不全为例，进一步加重可出现肾功能衰竭，引发尿毒症，出现尿少等症状。肾功能为何受损？如果单纯从虚的角度来思考，造成肾虚的原因是什么？肾小球肾炎这个疾病的病因是什么？肾小球肾炎的发病与外感关系密切，感冒的时候这个病就容易被诱发或加重，更能明确风寒入里是引起肾小球肾炎的重要原因。风寒邪气刚入肾时对肾的影响并不大，虽然造成了轻度的瘀血，影响了肾脏的排泄功能，但是肌酐、尿素氮还是正常的，说明是可以代偿的，而到了后期病情逐渐加重，就会表现出明确的症状了。针对早期肾小球肾炎的治疗应该按照外邪入肾，形成瘀血，导致肾气不能气化的思路考虑，在这个过程中，邪气逐渐损伤肾气、肾阳、肾阴，其中以损伤肾阳为主，因此治疗时需要扶

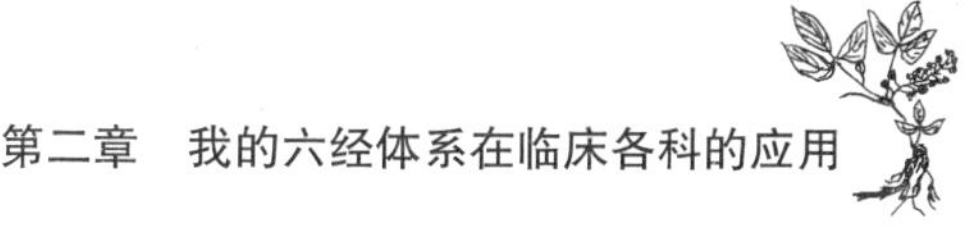

肾助肾，如果肾阳虚明显，就必须扶助肾阳，同时祛除外邪，并及时解除继发病因，如痰湿、瘀血等，否则邪气留恋不除，症状无法得到缓解。

中医的辨证是精髓，而中医辨病的“病”，比如咳嗽、腹痛等，大多属于症状诊断，而不是疾病诊断，对于疾病全程的观察、把握不如西医辨病，所以可以根据西医诊断认识该病的病程、发展和预后等，帮助我们判断疾病全程的病因、病机、病位变化，整体把握，这样就把西医辨病和中医辨证整合到一起了。

（3）肾结石

梁某，女，50岁。身材高大，面色暗黄。

初诊时间：2018年9月29日。

患者左侧腰腹痛、发热3日，彩超显示双侧肾结石，左侧输尿管结石，口服“盐酸莫西沙星片”3日后体温由39℃上下降至38℃上下，但腰腹痛不减，尿血，大便干，腹胀，恶心呕吐，乏力，口干口苦，胸闷气短，下肢畏寒。患者既往肾结石病史多年，反复发作，曾碎石治疗3次。腹部膨隆，压力较大，左中腹明显压痛拒按。舌红，苔厚腻，脉弦略少力。尿常规提示有脓球。

处方：柴胡15g，黄芩10g，半夏10g，枳壳10g，白芍15g，酒大黄10g，桂枝10g，桃仁10g，牡丹皮10g，茯苓15g，泽泻15g，苍术15g，川芎6g，当归10g，党参12g，黑顺片12g。7剂。

服药第2日，患者腹痛明显缓解，体温开始逐渐下降，至第4日体温完全正常。10日后复查尿常规未见异常，彩超提示左侧输尿管结石已排出。

【思路】

患者腹痛，腹部膨隆，腹压较大，左中腹明显压痛拒按，口干口苦，恶心便秘，舌红，苔厚腻，脉弦略少力，为少阳阳明合病兼有瘀血湿浊，又有一定虚损的表现，故选用大柴胡汤合桂枝茯苓丸、当归芍药散加党参治疗，患者脚凉，故加黑顺片。

五、血液系统疾病

这一部分主要讲一讲常见的血液系统疾病，包括贫血、白细胞减少症和紫癜。

1. 临床常见病

（1）贫血

贫血根据分类方法的不同可以分为很多种类型，临床上最常见的类型是缺铁性贫血。引发贫血的原因，一是胃肠功能失常导致营养吸收不好，二是胃肠道出血或月经过多导致大量失血，三是造血系统功能障碍。我在临床上遇到的大多数贫血患者是由失血过多造成的，特别是月经过多的女性。

西医学的贫血并不等同于中医学的血虚，比如患者的化验单提示贫血，但中医临床辨证未必就是血虚证；有的患者经过中医辨证符合血虚证，然而化验结果并没有提示贫血，显然西医学的贫血与中医学的血虚证不是完全一致的。有些确诊为贫血的患者按照中医血虚证治疗，服用阿胶、大枣、龙眼肉等补血药一段时间后发现没有效果，然而服用补铁剂后血红蛋白显著上升，这也说明西医学的贫血不完全是中医学的血虚证。

把贫血和血虚证的表现进行一下对比：西医学贫血的表现是皮肤黏膜苍白，面色变淡，没有血色，不红润，血常规提示血红蛋白低于正常值；中医学血虚证的表现有面色不红润，面色偏淡、偏暗或偏黄等。从中医学角度理解，血是一种阴性物质，具有滋养作用，血虚必然伴有相应的干燥症状，比如皮肤干枯、眼睛干、口干和舌干等，阴血丰盛的人比较壮实，而阴血亏虚的人大多偏瘦弱；西医学通过血红蛋白指标判断是否贫血，并不关注患者是否有干燥的症状。西医学认为贫血会影响诸多系统，比如贫血会造成循环系统功能异常而出现心率增快，会造成呼吸系统功能异常而气短；中医学认为血虚证的主要病因是血的滋养不足，气短一般是由气机阻滞或气虚引发的，所以血虚证一般没有气短的症状。

可见，中医学的血虚证与西医学的贫血是有区别的，中医辨

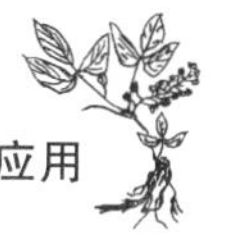

证与西医辨病一定要分清楚。

我在临床上遇到的大部分贫血患者属于气虚证，偶有血虚证的表现，一般患者会自诉明显乏力，面色偏暗或萎黄，有类似于脾虚的黄芪证，手掌枯萎或发黄，大多数患者并没有血虚证的表现，这也说明西医学贫血不等于中医学血虚证。

贫血患者以气虚为主，所以治疗上使用一些补气药，大多数患者符合黄芪证，服药后明显改善症状。

当然，贫血不是只有黄芪证，我在临床上常用升清降浊汤治疗气虚伴有痰湿和瘀血的患者。我遇到的第一个长期贫血患者的主诉是胸闷气短，患者形体偏胖，面色萎黄，手掌发黄，吃补铁剂后相关化验指标上升，停药后就下降。我按照前面提到的思路治疗后，患者手掌黄等症状好转，化验复查血红蛋白也上升了（中药治疗期间患者未服西药）。我对这个病例的印象比较深刻。

所以，西医贫血与中医血虚证一定要分清楚，否则容易辨错，导致治疗没有效果。中医血虚证患者不一定贫血，比如单纯看患者面部干枯，没有血色，符合中医的血虚证，但往往患者的血红蛋白是正常的，这时是可以选用补血药的，我经常使用当归芍药散来治疗。

临床上遇到贫血患者时应该注意寻找病因，比如如果是月经过多造成的贫血，就要首先考虑调理月经。通过总结，我发现由月经过多造成的贫血多伴有气虚和血热。

（2）白细胞减少症和粒细胞缺乏症

大部分患者的白细胞和中性粒细胞数量是同时减少的，但也会出现白细胞数量减少但粒细胞数量正常的现象。白细胞与免疫系统有直接关系，我诊治过的体质虚弱的患者白细胞水平一直偏低，一旦感染病毒或使用消炎药，白细胞水平会更低，这类患者大多表现为阳虚，使用温阳的方法后白细胞水平很快就会上升。肿瘤患者放化疗后会出现白细胞水平降低，这种情况大多属于虚证，采用补气、补肾的方法治疗后指标往往很快就会回升。

2022年我治疗过一例正在接受化疗的患者，这个患者经过多次化疗后身体情况越来越差，血常规提示白细胞明显减少，服用中药后指标很快回升。体质偏差的白细胞减少症患者大多偏于阳虚，伴有气虚或肝郁，肿瘤化疗后的患者以虚证为主，如气虚、血虚和肾虚等，疲倦乏力，脉象比较空虚。

（3）紫癜

常见的紫癜分为血小板减少性紫癜和血管性紫癜。血管性紫癜是血管通透性变化导致出血产生的，其中过敏性紫癜是人体对致敏物质产生变态反应，使毛细血管脆性和通透性增加而引起皮肤、肠道、肾脏炎症和出血导致的，我遇到的大多是过敏性紫癜患者。

我在临床上发现血小板减少性紫癜和过敏性紫癜确实有一定的区别，遇到的过敏性紫癜患者基本上都存在外感因素，而血小板减少性紫癜患者主要存在内伤因素。从中医辨证角度分析两者的病因确实不同，这与西医学分类结果相似。

第一，血小板减少性紫癜。

一开始我治疗这类患者时感觉没有效果。我曾经遇到过这样一位紫癜患者，患者来诊时有明显的眼睑肿、下垂，整体上属于气虚兼有外感，我选用补气、祛风清热的方法，患者服药后眼皮明显能够抬上去了，但同时引起了紫癜复发。患者自述在老家服用过中药，我看处方中有补气的黄芪和人参，补肾的杜仲和淫羊藿，补血的阿胶等，患者服用此方有效，血小板明显上升。但是，我认为患者就诊时眼睑肿，不宜继续用此方，所以我在原方的基础上加强了补气、补血的功效，患者服药后依然没有效果。后来我通过微信联系到他，他说后来又服用了在老家开的方子，服药后血小板明显升上来了。

后来我又治疗了一个更严重的血小板减少性紫癜患者，血小板是个位数，甚至出现过低于1个单位的情况，自诉使用过激素但没有效果，我观察他的口腔和皮肤表面都有出血，整体上是偏热的状态，选用的是小柴胡汤合当归芍药散，服药1个月后效果不明显，患者就停药了。过了一段时间后他又来就诊，说西医没

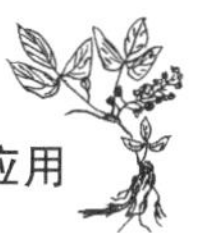

有办法了，想继续通过中医调理。因为他没有明显的虚象，所以我没有用黄芪和阿胶这类药，考虑到患者有脸发红和皮肤痒的症状，我继续使用柴胡剂治疗。经过一段时间的治疗，患者乏力、胸闷和出血症状有所缓解，血小板一直没有明显升高，但也没有再下降的趋势，维持在 8 个单位不动，十年来血小板基本上比较稳定。

还有一例血小板减少的老年女性患者，经过西医治疗不良反应较大并且没有明显效果，她的出血症状比较轻，自诉特别乏力、畏寒，服用柴归汤加干姜、附子后，血小板明显升高，后续服用升清降浊汤，诸症均改善。

第二，过敏性紫癜。

我治疗的过敏性紫癜患者有几十例，大多数患者的发病有外感因素的作用，其中感冒后诱发过敏性紫癜的病例比较多。

最早的一例是一个孩子，自诉最初发现时腿上的紫癜密密麻麻的，在医院打了三天激素后症状明显改善，停药后紫癜复发，比原来还严重，全身可见紫癜，在医院也开过一些中药，以凉血止血药物为主，比如地榆、槐花等，还有补气的黄芪。后来找我看诊时，我发现孩子身体健壮，有明显的外感症状，发热，发热时怕冷不明显，身痛，全身都有瘀点，脸上青一块紫一块的，口干。我当时选用的是桂枝二越婢一汤，嘱咐家长给孩子服药后喝粥发汗，退热后再来找我调方子。孩子服一剂中药后热退，同时紫癜明显减少，热退提示太阳病已解除。孩子平素容易上火，身体局部有湿疹，身体偏壮，体质偏热，腿肿，腹诊有压痛，考虑到紫癜会对肠道产生影响，于是我选用大柴胡汤合桂枝茯苓丸治疗，后续还用过几次小柴胡汤合桂枝茯苓丸，孩子身上的紫癜越来越少，其间因为孩子有腿肿的症状，又合用了当归芍药散，整体症状有明显改善，后来逐渐痊愈，十多年了也没有复发。这个案例给我留下的印象非常深刻。

常规来看，出现出血症状时应立即止血，但按照经方辨证来看，孩子腹部压痛提示有瘀血证，身体壮提示有柴胡证，所以这是典型的柴胡证合并瘀血证。从脏腑辨证角度来看，出血、身体强壮提示孩子整体偏热，不宜使用桂枝、柴胡、麻黄等药，但抛开这些理论，按照六经辨证结果使用这些药的效果非常好。患者之前就诊的医院是按照血热动血，热入血分的辨证思路开方的，所以方中大部分使用的是凉血散血药，疗效不理想。

后来我又治过很多例过敏性紫癜患者，其中一个患者是多年紫癜伴有肝功能不全的小女孩，服用抗过敏药没有效果，又因反复吃中药导致肝功能不全。家长半信半疑地找到我，我看诊时女孩是典型的肝病面容，之前服过的方子里大多是凉血散血药，我通过女孩面色偏暗判断不适宜用养阴凉血药，加上女孩手脚冰凉、精神抑郁，判断女孩是柴胡证伴有阳虚，所以选用小柴胡汤合当归芍药散加干姜、附子，女孩服药两周后紫癜明显减少，同时精神状态和体力明显改善，服药一个月后查肝功能指标全部正常，继续服药到第三个月时紫癜基本消退。

从西医学角度来看这两个患者血管通透性增高，不宜活动，建议卧床，而从中医学角度通过辨证发现患者存在瘀血证，应该多活动，不宜久卧，躺着不动会导致瘀血证更严重（反过来看血热动血时应尽量减少活动）。

我治过两个年龄比较小的孩子，其中有一例是个 3 岁的小朋友，家长说孩子感冒后出现紫癜，咽部总发炎，化验尿中有潜血。孩子的咽部症状属于柴胡证，柴胡证下陷到厥阴形成瘀血，进而产生紫癜，肾脏损伤也是由瘀血导致的。风邪从少阳入里，容易影响人体的气机，气机不畅化热可产生下面的瘀血。对于这类患者大多可选用荆防柴归汤加减，瘀血证明显的则加化瘀药，整体治疗思路为理气化瘀祛风，要把风邪从里向外散去。这位小朋友服药后咽部症状明显改善，同时紫癜基本消退。另一例也是个 3 岁的小患者，比前面介绍的小朋友症状严重，有明显腿肿，我用同样的方法将其治愈了。

有一例患过敏性紫癜多年的患者是中年女性，紫癜症状比较严重，多年来腿上的瘀点密密麻麻，下肢有明显的肿胀感，特别难受，整体上偏阴证，我选用柴归汤加干姜、附子，患者服后病愈。另一例是位男性患者，形体偏瘦，面色淡白，根据黄煌老

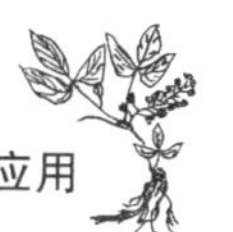

师的体质辨证理论，这位患者属于桂枝体质，腹诊时发现他腹直肌紧张，所以我选用桂枝加芍药汤治疗，在服药过程中患者感冒发热，服用桂枝汤后热退，同时紫癜也消退了，这个病例让我更加明确大多数过敏性紫癜是由风邪入里引发的，但这个患者没有瘀血证。还有一例伴有感冒症状的过敏性紫癜患者，在感冒的同时出现了紫癜，服用桂枝汤后症状明显改善，紫癜也基本消退了。

过敏性紫癜的总病机是外感后风邪入里造成体内血液状态发生变化，也可理解为风邪扰动引发出血或造成瘀血，结合患者自诉的症状来进行六经辨证，可能是太阳病、少阳病，还可能是阴证。后来再治疗慢性过敏性紫癜患者时，我一般都是从风邪入里的角度考虑，若阳虚、气虚或瘀血等其他因素导致风邪不外散，可使疾病迁延不愈。

2. 验案选粹

（1）贫血案

张某，女，40岁。形体较胖，面部及手掌色黄。

初诊时间：2019年5月8日。

患者反复感冒3月余。恶寒，少汗，感冒则咳嗽，头痛，咽略痛，遇风易感冒，常感身重，困倦乏力，手颤无力，劳则心慌，心烦，月经量多，经前手胀、上眼睑肿，胃纳可，夜寐差，二便可。舌红，苔薄黄，脉软少力。既往有贫血（2019年5月6日查血红蛋白90g/L）、腰肌劳损病史。

处方：补中益气汤合半夏厚朴汤加减。黄芪25g，党参12g，白术15g，茯苓5g，炙甘草8g，柴胡3g，升麻5g，羌活2g，独活2g，防风3g，蔓荆子2g，桔梗6g，黄芩5g，黄连3g，姜半夏5g，厚朴5g，紫苏子5g，白芍5g，葛根5g。7剂。

患者服药当日即下肢轻快，乏力减轻，夜寐改善，心烦减轻，此后二诊至十六诊一直给予补中益气汤加减治疗。

十七诊时间：2019年8月28日。

患者诸症均有减轻，目前右手胀，无力，做精细动作时右手抖，左侧胸部时有刺痛，腰痛，无颈背不适，多汗。

处方：黄芪 35g，白术 15g，炙甘草 6g，狗脊 10g，丹参 10g，赤芍 10g，薏苡仁 15g，茯苓 12g，石斛 15g，川牛膝 15g，西洋参 3g。7 剂。

十八诊时间：2019 年 9 月 4 日。

患者右手仍无力，大便溏，每日 1～2 次，口干，口渴，腿酸，脚跟痛。

处方：十七诊方去茯苓。7 剂。

十九诊时间：2019 年 9 月 11 日。

患者乏力，不咳嗽，无痰，咽阻，无胃胀，大便日 1 次，不成形，右手抖，月经至，行经 6 天，量少。

处方：黄芪 35g，白术 15g，甘草 6g，丹参 10g，赤芍 10g，薏苡仁 15g，石斛 15g，牛膝 15g，狗脊 10g，西洋参 3g，桑白皮 10g，枇杷叶 10g。7 剂。

二十诊时间：2019 年 11 月 13 日。

患者服药 7 剂后自行抄方，略加减，服用至今，大便成形，月经期 8 天，量略多，仍有上肢无力，早起明显。

处方：黄芪 35g，甘草 6g，丹参 10g，赤芍 10g，北沙参 10g，石斛 15g，桑白皮 10g，葶苈子 10g，生地黄 15g，当归 8g，黄连 8g，苍术 10g，防己 10g。7 剂。

二十一诊时间：2019 年 12 月 4 日。

患者月经至，量仍偏多，手和膝盖遇凉即欲小便，大便调，气短，乏力，右手无力略改善。舌尖红，脉左弦细，右少力。复查血红蛋白 96g/L。

处方：黄芪 25g，党参 12g，白术 15g，茯苓 5g，甘草 8g，柴胡 3g，升麻 5g，黄芩 5g，黄连 3g，半夏 5g，厚朴 5g，紫苏子 5g，白芍 5g，葛根 5g，黄柏 3g，麦冬 10g，生地黄 15g，石斛 10g，当归 8g，丹参 5g，赤芍 5g。7 剂。

二十二诊时间：2020 年 7 月 3 日。

患者服药 7 剂后自行以补中益气汤加减服至 2020 年 1 月 22 日停药，目前寐欠宁，入睡难，轻微胸闷，有时刺痛，手臂无力改善，晨起头汗，仍困倦乏力，易汗，气短，心悸，咽阻，口干

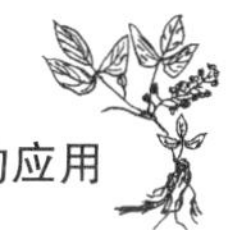

口苦，食凉后腹泻，月经略提前，量虽然较前减少，但仍略多，8 天尽。手掌黄明显改善。舌红，苔薄少，脉软略大。近期复查血红蛋白 108g/L。

处方：黄芪 25g，苍术 10g，升麻 5g，党参 10g，泽泻 5g，六神曲 5g，陈皮 3g，白术 15g，麦冬 8g，当归 5g，炙甘草 6g，青皮 3g，黄柏 5g，葛根 5g，五味子 3g，西洋参 3g，生地黄 10g。7 剂。

【思路】

患者反复感冒 3 月余，常感身重，困倦乏力，手颤无力，劳则心慌，形体较胖，面部及手掌色黄，舌红，苔薄黄，脉软少力，均提示此患者虽然贫血，但主要表现并不是血虚，而是气虚。患者心烦，月经量多，经前手胀、上眼睑肿，胃纳可，夜寐差，说明兼有痰热及血热，所以用补中益气汤加味治疗，如此不仅症状得以改善，贫血也得到了纠正。

（2）紫癜案 1

衣某，男，15 岁。形体瘦长。

初诊时间：2019 年 11 月 19 日。

该患者平素皮肤易过敏，5 日前无明显诱因出现双下肢紫癜，不痒，就诊于外院，使用抗过敏药物（具体不详）无效。刻下双下肢紫癜，皮色暗，咽痛，略咳嗽，口干，前一晚发热，现寒热不显，晨起流涕，膝关节、髋关节略痛，无腹痛，体力可，大便正常。舌红，苔中后部薄白腻，脉弦细。面色红，有少量痤疮，咽部充血，扁桃体不大。既往湿疹、慢性鼻炎病史。

处方：柴胡 20g，黄芩 10g，姜半夏 10g，党参 12g，炙甘草 8g，生石膏 35g，桔梗 10g，连翘 15g。2 剂。

嘱患者注意不要吃热性“发物”，如虾、羊肉、韭菜、蟹等。

二诊时间：2019 年 11 月 22 日。

患者双下肢紫癜减轻，近两日无发热，但咳嗽加重，咽痛减，咽部有痰堵感，时有咽痒咳嗽，咳之不出，口干，流清涕，膝、髋关节痛，无汗，无全身燥热，无畏寒，无疲倦乏力，大便正常。舌尖红，苔薄白。

处方：初诊方改炙甘草 6g，柴胡 15g，加浙贝母 10g，荆芥

5g，金银花 10g，蝉蜕 3g，僵蚕 5g。5 剂。

三诊时间：2019 年 11 月 27 日。

家长代诉孩子皮疹基本消除，咳嗽减轻，无发热，无咽痛，膝痛减轻，平素纳少，体力尚可，有湿疹病史，目前未复发。

处方：二诊方去金银花，改党参 10g，生石膏 40g，连翘 10g，蝉蜕 2g，加薏苡仁 15g。7 剂。正常饮食，不再忌口。

【思路】

这个患者是一个男孩，15 岁，5 天前无明显诱因新发紫癜，初起时下肢紫癜，使用过抗过敏药物，具体不详，但是用完之后无明显好转，所以前来就诊。患者说发病前一晚有点儿发热，不怕冷。虽然当时患者来诊时不觉得口干，但舌质偏红，脉弦细，形体偏瘦长，属于柴胡体质，因此考虑是少阳阳明合病，我选用的基础方是小柴胡汤加石膏，患者嗓子痛，加桔梗、连翘利咽。因为当时患者处于急性期，我怕病情有变化，所以只开了两剂。

两天后二诊时，患者的皮疹已减少，初诊时皮疹色暗，现在偏红，体温也恢复正常，但是咳嗽比较频繁，嗓子痛减轻但未消失，咽部有痰阻感，脉象、舌象与初诊时差不多，稍流清涕，说明还有一点儿风热和痰热，因此在初诊方的基础上加用金银花、蝉蜕、僵蚕、荆芥、浙贝母祛风透热化痰，考虑到患者体温恢复，症状改善，减少了柴胡、甘草用量，开了 5 剂。

三诊时该患者没来，由家长代诉，皮疹基本消退，从手机上的照片基本看不到皮疹，无咽痛，咳嗽减轻了，开始发病时出现的膝、髋关节疼痛不适已不明显。患者用药 1 周（第一次开 2 剂，第二次开了 5 剂），皮疹基本全消，本次我开了 7 剂药，嘱患者继续服药，正常饮食，不再忌口，观察一下有没有不适症状。

紫癜初发一般是由外感引起的，这个时候按照常规的六经辨证思路来分析就行，有的属于表证，有的属于少阳病，如果有明显的表证，可以选用桂枝汤或桂枝二越婢一汤。本病案中的患者是少阳阳明合病，表证不明显，所以在小柴胡汤加石膏的基础上加减。

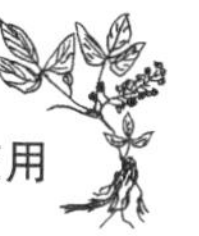

（3）紫癜案 2

刘某，女，60 岁。形体中等，肤白。

初诊时间：2018 年 6 月 14 日。

患者患过敏性紫癜 1 年，双下肢皮疹暗红，不痛不痒，双下肢略肿，沉重无力，走上坡路、上楼颇费力，不愿走动，眼干痒痛，眼周略暗红，略肿，畏寒怕风，头晕，乏力，口干口苦，胸闷，咽部有痰，无食欲。舌红嫩，少苔。左侧乳腺癌术后 7 年，术后主要在右上肢输液化疗，导致右上肢肿痛，一直未缓解，不能持重物。

处方：柴胡 10g，黄芩 10g，紫菀 10g，党参 10g，炙甘草 6g，川芎 6g，白芍 15g，苍术 12g，茯苓 15g，泽泻 20g，荆芥 5g，防风 5g，丹参 10g，赤芍 10g，生石膏 35g，厚朴 8g，紫苏子 8g，黄连 3g，薏苡仁 15g，麻黄 5g。7 剂。

二诊时间：2018 年 6 月 21 日。

诸症同前，患者畏风多汗，有桂枝证。

处方：柴胡 10g，黄芩 10g，天花粉 10g，干姜 10g，炙甘草 6g，桂枝 10g，牡蛎 15g，川芎 6g，当归 10g，白芍 15g，白术 15g，茯苓 15g，泽泻 20g，丹参 10g，赤芍 10g，生石膏 35g。7 剂。

三诊时间：2018 年 8 月 31 日。

患者皮疹改善，腹诊提示左下腹压痛，仍下肢沉重，怕风畏冷，右上肢肿痛，说明需要加强温阳化瘀之药力，合桂苓丸加附子。

处方：二诊方去丹参、赤芍、生石膏，加桃仁 10g，牡丹皮 10g，黑顺片 12g。14 剂。

此后患者诸症逐步改善，因此只把干姜、附子的用量分别调到 15g 及 20g。

治疗两月余，患者皮疹基本消除，下肢沉重感、右上肢肿痛明显改善，怕风、无食欲、体力差均改善。治疗 3 个月后停药。

【思路】

该患者皮疹暗红，且已经陷于阴证，故选用柴桂姜合归芍散、桂苓丸，再加附子，以温阳疏导。患者的紫癜是由深重的瘀血导致的。

六、内分泌系统疾病

1. 临床常见病

（1）垂体瘤

垂体瘤本身是一种肿瘤，但是它有内分泌系统疾病的一些症状。

垂体瘤患者大多表现为月经不调，不能如期而至，还有一些患者有泌乳的现象。西医治疗方面，因为垂体瘤的位置不宜手术，所以一般出现这种情况时都是通过口服溴隐亭来控制，有些患者吃药后月经正常，但需要长期服用此药。

大概十年前我遇到过一个患者，她就是由垂体瘤引起了月经不调，用了溴隐亭以后月经就正常了，但因为药物有不良反应，就自行停药了，停药后病情反复，于是前来寻求中医治疗。从脉象来看，患者的左脉是芤脉，右脉比较实，左脉芤考虑肝肾不足，右脉实考虑有痰湿、痰热，所以我按照这个思路，给她用了补肾、化痰降火的汤药，用药后患者的月经恢复正常，不过她没有再继续治疗垂体瘤。

垂体瘤通常是由肾虚痰热上扰导致的。肾虚以后痰热、水饮不降，肾主水，肾收藏功能失常后火气容易浮动，水饮也跟着上行，所以痰热容易停在身体上部，痰热阻滞就容易形成肿瘤。所以，从中医角度来说，垂体瘤与肾虚痰热有关系，属于上实下虚，我在临床上遇到的肾虚痰热垂体瘤病例也比较多，建议大家多加注意。

（2）甲状腺功能亢进症

甲状腺功能亢进症（简称“甲亢”）分为原发性和继发性两类，原发性甲亢主要包括毒性弥漫性甲状腺肿（Graves 病），继发性甲亢指的是甲状腺没有发生病变，但身体其他部位出现问题并引起甲状腺激素分泌增多而导致的甲亢，这种甲亢症状可能会相对比较轻。

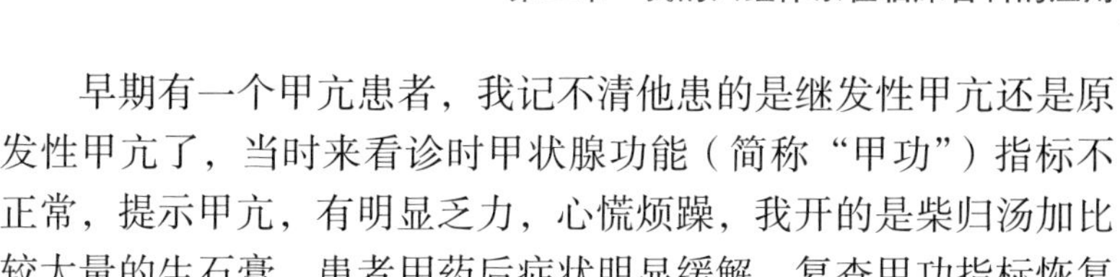

早期有一个甲亢患者，我记不清他患的是继发性甲亢还是原发性甲亢了，当时来看诊时甲状腺功能（简称“甲功”）指标不正常，提示甲亢，有明显乏力，心慌烦躁，我开的是柴归汤加比较大量的生石膏，患者用药后症状明显缓解，复查甲功指标恢复正常。

后来，这位患者介绍了一个原发性甲亢患者来诊，在本院查出甲亢后直接使用中药调理。患者是位年轻女性，偏胖一点儿，整个人一看就很急躁，面部发红，口唇周围有痤疮，而且当时有感冒、咳嗽，我考虑她有外感的问题，所以就用柴胡剂加清热化痰药治疗，用药后患者感觉变化不大。虽然当时这个患者有阴虚火旺的表现，我也想到用一些养阴降火药，但是因为她有咳嗽等外感的问题，所以就还是一直以疏解为主。后来，治了两个多月后患者还是觉得没有效果，复查甲功也没有变化，就没有再来复诊。现在回头想想，可能是当时的治疗方向不对，还是应该以清降为主，但那个时候我还不太敢用大量的黄连，都是只用几克，治疗时往往以柴胡剂为主。

后来遇到一个原发性甲亢的女性患者，形体偏胖，肤白，主要的表现是心悸，其他症状，比如烦、热等都不太明显，通常来说甲亢患者以阴虚火旺为多，但当时我看她没有热象，不渴，没有燥热，所以考虑是心肾不交，用的是补肾、补气的方法，用药后患者没有复诊，我估计是因为没有效果。现在回头想想这样的治法根本不合适，患者当时的情况更像是苓桂术甘汤证，虽然有乏力，但这种乏力既不符合黄芪证，也没有补肾药的使用依据。这个患者的心率非常快，接近 150 次 / 分，脉搏几乎摸不清楚，感觉她的脉像一条流水线，从那时起我就意识到原发性甲亢确实难治。

2022 年，有一个患者找我治原发性甲亢，我给他用的是柴归汤加黄连，治疗一次后甲亢指标明显下降，虽然后来再用汤药指标的变动也不明显，但整体上看患者的症状一直在改善。

后来我连续治疗了三个原发性甲亢的患者。第一个患者是男性，患病多年，但从未用过药，来诊时形体消瘦，心率很快，将近120次/分，能食，乏力，失眠，心悸，手抖，脉象明显是偏芤数的，我给他用的是大补元煎，但是将里面温性的熟地黄换成了凉性的生地黄，又加入了黄连，用这个方法治疗两次以后，患者乏力的症状得到缓解，但是手抖和心悸变化不大。后来，患者去内分泌科完善检查，确实甲亢指标很高，在西医的建议下开始服用酒石酸美托洛尔片和甲巯咪唑片，吃了西药后心率下降。患者大概吃了一个月的西药，然后就自行停药了，用中药又调理了一个月，此后一直未再服西药，心率控制良好。

第二个患者是女性，形体偏胖，看起来也比较壮实，体检发现甲功指标异常，到医院进一步检查后确诊为甲亢，没有吃西药，直接选择吃中药调理。患者没有明显的不适症状，甲亢患者常见的心慌、乏力、能食等症状她都没有，所以我按照痰热证开了黄连、瓜蒌、百合、生地黄等药，让她间断服用（吃两周停一周），两个月后复查甲功指标有所下降。

第三个患者也是女性，形体偏胖，但看起来面色萎黄，自己感觉乏力，手抖、心慌很明显，心率100次/分以上，我用了黄芪剂加清热化痰药进行治疗，患者服药后症状逐步减轻，复查甲功指标有明显改善，于是就接着吃汤药，现在静息状态下心率80～90次/分，手抖、乏力也明显改善，最近一次复查甲功指标已经接近正常。

整体来看，原发性甲亢确实不好治，我后来治过几例桥本甲状腺炎继发甲亢的患者，相对而言比原发性甲亢的治疗效果要好一些，都取得了很满意的疗效。

（3）甲状腺功能减退症

各种病因都可以导致甲状腺功能减退症（简称“甲减”），最常见的是桥本甲状腺炎引起的甲减。相对于甲亢而言，甲减的西医治疗比较简单，主要是口服左甲状腺素钠片，并定期复查甲功，患者大多能坚持治疗，所以因甲减而寻求中药治疗的患者确实不多。

我治疗过一个甲减患者，他已口服左甲状腺素钠片10年，

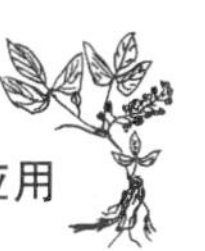

病情控制尚可，但一直感觉特别乏力，甚至无力，整日无精打采。这个患者形体胖，微肿，体重一直降不下去，有时血压偏高。初诊时，考虑到患者体胖、肿、乏力困倦，我用的是麻黄剂中的麻黄附子细辛汤，确实有一定效果，患者服药后整个人的状态有所改善。我嘱咐患者，既然已经服用左甲状腺素钠片多年，就不要贸然停用，但是也不要随意增加药量，如果在服中药期间复查甲减指标有改善，可逐步减少药量。后来我根据患者的病情变化改用黄芪剂中的防己黄芪汤，还用过防己茯苓汤加黄连、瓜蒌这个方子，用药后症状改善更明显，加上患者在用药期间控制饮食，体重降了 5kg 左右，患者感觉身体轻松了很多，体力、精力都有改善，左甲状腺素钠片的用量也越来越少，直至停药。停服左甲状腺素钠片两个多月后患者复查了甲状腺功能，指标完全正常。现在看来，患者在刚发现甲减的时候就接受中药治疗的话见效应该会更快，这个患者的病程长达 10 年，左甲状腺素钠片也用了 10 年，所以治疗起来会显得复杂一些。

（4）甲状腺炎

甲状腺炎是以炎症为主要表现的甲状腺病。我接触得比较多的甲状腺炎病例，一种是亚急性甲状腺炎，另一种是桥本甲状腺炎。

我们先来了解一下亚急性甲状腺炎。

我刚到医院工作时，婶婶在农村，有一次上火嗓子痛，在农村卫生所和乡镇医院都没治好，后来去三甲医院检查，被诊断为甲状腺炎，吃完药嗓子就不痛了，但一停药嗓子就继续痛。她连续吃了半年药，村里就有人提醒她发胖得很厉害，而且面色不好，后来她到卫生所询问，果然吃的是泼尼松。我想当时医生看完可能会告诉她多长时间减量和停用，但是她停药后嗓子又痛了，就继续吃药了，而且没再去复诊。她不了解激素的使用方法，就这样盲目地吃，结果吃出了激素向心性肥胖，想停药，但一停药嗓子就痛。我那时刚开始看病，经验还不足，认为甲状腺肿痛属于外科的问题，于是看《外科正宗》，参考里面一个常用的治疗痈肿的方子，用了一些化瘀、清热、祛风药（具体药物记不清了），结果她吃完以后痛得更厉害了。我把过她的脉，是有热象的，但为什么用清热、祛风的方法治疗效果不好呢？我想应该是清热的方向不对。甲状腺肿痛不是痈肿，更没有化脓的趋向，所以把热往外散是不行的，相反应该把热往下降。我那会儿还不会用经方，按照《备急千金要方》治瘿瘤的方法，让她准备了海藻和小麦粉，将海藻打碎，加醋和小麦粉一起和面后做成丸服用，她用了一段时间后就逐渐不痛了，停药后还有一点儿痛，但与之前相比减轻很多。小麦粉有清热作用，醋有收敛作用，说明软坚散结的方法是有效的，结合前面按照痈肿治疗的方法无效来分析，化痰的方向是对的，但是得收敛，不能往外散，所以后来在清降的同时补肾收敛（相当于金水六君煎的思路）的方法效果比较好，而且患者停药以后也不怎么痛了，到现在已经快20年了，没再复发过。

那么，她当时患的是亚急性甲状腺炎（简称“亚甲炎”），还是桥本甲状腺炎呢？我没有看过她当时的化验检查单，但考虑到她疼痛严重，口服激素有效，我认为她当时患的是亚甲炎。西医学认为亚甲炎是一个自限性疾病，有很多病程在一个月左右，可以自行缓解，但有些患者确实不能自愈。整体来看，亚甲炎患者的症状比较明显，而很多桥本病患者没有明显症状。后来我又治愈了一些亚急性甲状腺炎患者，用的基本上都是柴胡剂。当然，书上讲亚甲炎是自限性疾病，我也不能很确切地讲就是中药治愈的，但是用中药肯定是有效的，服药后症状能很快缓解，至少能加速患者痊愈。

我还治过一个产后亚甲炎的患者。这个患者产后出现发热、嗓子痛，到医院检查后诊断为亚甲炎，医生建议她用激素治疗，但是她那时正处在哺乳期，于是就拒绝了，打算用中药调理。患者的家离医院很远，加上当时还在坐月子，来诊时穿得很多，口唇、舌头都很红，口渴，平时比较爱生气，脉弦数，我就给她用了小柴胡加石膏汤，患者用上药后很快就退热了，体温正常，后来又服了大概两周的汤药，病就好了，此后几年亚甲炎一直未复发。

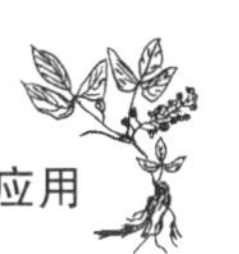

总结起来，我治疗过的亚甲炎患者中使用柴胡剂（大多为小柴胡汤加减）的大多效果很好，只有个别患者例外。本院曾经有个女同事被确诊为亚甲炎，有发热的症状，我那时经验还少，初学经方，见她手脚偏凉，就给她用了柴胡桂枝干姜汤，她服了一两天还是发热，后来就没再继续服用中药，直接用了激素治疗。

我们再来了解一下桥本甲状腺炎。

桥本甲状腺炎，也就是慢性淋巴细胞性甲状腺炎，是一个自身免疫性疾病，是因自身免疫复合物侵袭甲状腺，造成淋巴细胞浸润而产生的炎症反应。该病初期，人体面对这种反应会产生一过性甲亢，到后期会逐步变成甲减。从我接诊的门诊患者的情况来看，其实很多甲减都是桥本甲状腺炎导致的。

10年前有一位甲亢患者来诊，形体很瘦，检查甲功发现有一项抗体很高，伴有乏力、心悸等症状，我当时给他用的是柴归汤加味，考虑到患者手脚凉，所以加了干姜、附子，患者服药后效果很好，包括乏力、心悸等甲亢症状在内的各种临床表现都很快得到了改善，复查甲功指标也完全正常了。后来，患者说她的妹妹也是桥本甲状腺炎，有明显的甲亢症状，当时在服用西药，但肝功能不太好，也想来吃中药。姐妹俩的体质和症状很像，所以我用了相同的方法，也就是用柴归汤加干姜、附子，妹妹用药后也是很快症状就缓解了，复查甲亢指标基本恢复正常，停药几年后复发过一次，电话复诊，我考虑她的寒象不明显，用的还是柴胡剂，根据辨证还改用过黄芪剂，妹妹用药后甲亢指标也恢复正常了。

有一次，本市某医院的内分泌科大夫来找我看病，我向他请教，桥本甲状腺炎患者抗体异常能否自行恢复，他回答说这种可能性非常小，因为桥本甲状腺炎是自身免疫性疾病，一般来说抗体是降不下来的，有抗体就说明这个病一直存在。

总结来看，大部分桥本甲状腺炎患者是柴胡证，如果体质偏热，就可以单纯用柴归汤或者再加一些清热药治疗，更多患者的体质是偏寒的，可以用柴归汤加干姜、附子一类治疗。考虑到桥本甲状腺炎是自身免疫性疾病，有的患者会有过敏症状，可以用荆防柴归汤（小柴胡合当归芍药散加荆芥、防风）治疗。

2. 验案选粹

（1）亚急性甲状腺炎案

薛某，女，33岁。面色略苍白而暗。

初诊时间： 2019年12月11日。

患者2周前感冒，咳嗽，反复发热，体温多于下午升高，可达39℃以上，服退热药（具体不详）出汗后热可退，但不用药则不出汗，前颈部略肿大，外院诊断为亚急性甲状腺炎。因患者产后10个月，正处于哺乳期，若服西药需要暂停哺乳，故前来就诊，寻求中医治疗。刻下症见咳嗽，少量痰，心慌，口略干，纳可，寐欠宁，二便调，略畏寒，自诉下午发热时不畏寒，但身体酸痛。舌红，苔白略腻，脉略细少力。2019年12月10日查游离三碘甲状腺原氨酸（FT_3）13.53（2.77～6.31）pmol/L，游离甲状腺素（FT_4）45.98（10.44～24.38）pmol/L。促甲状腺激素（TSH）0.014（0.38～4.34）mIU/L，红细胞沉降率（即血沉，ESR）37（0～20）mm/h。甲状腺彩超提示左右叶甲状腺局限片状低回声区（考虑亚急性甲状腺炎可能性大）。

处方： 柴胡25g，黄芩10g，半夏10g，甘草10g，党参15g，川贝母2g，石膏40g，桂枝10g，白芍10g，生姜3片，大枣4枚。3剂。

二诊时间： 2019年12月13日。

患者服初诊方两剂后热退，已有两日未发热，咳嗽基本消失。

处方： 继服初诊方。3剂。

三诊时间： 2019年12月19日。

家属代诉患者一直未再发热，咳嗽已消失，无痰，口渴，喝水多，1周来体重下降5kg，睡眠好，周身乏力，有时因抱孩子而腿痛，无头晕，时有心悸，心率95～97次/分（自测），胸闷气短，无胃胀、嗳气，不怕风，无皮肤瘙痒，食欲差，易饥，能

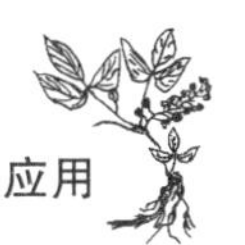

吃，泌乳量减少，二便正常。

处方：柴胡 12g，黄芩 10g，半夏 10g，甘草 10g，党参 18g，川贝母 2g，石膏 40g，桂枝 10g，白芍 10g，麦冬 15g，龙骨 20g，牡蛎 20g，干姜（医院代煎无生姜，用干姜代）8g，大枣 20 枚。7 剂。

【思路】

这个患者来诊时已经反复发热两个星期，外院诊断为亚急性甲状腺炎，并建议患者使用激素，但需要停止哺乳。该患者不愿意暂停哺乳，所以想试试中药治疗。亚急性甲状腺炎本身是一种自限性疾病，一般只要在发病时及时控制，过一段时间就能自行恢复。该患者下午发热，体温较高，不怕冷，但上午就诊时感觉有点儿冷，加上有心慌的表现，所以考虑有桂枝证，但不能肯定有表证。

总体来说，单纯的桂枝证是解释不了高热的，患者高热时身体酸痛不是很重，无明显怕冷，所以用太阳病解释不了。患者虽然有口干，但口干不明显，也没有腹胀、大便不通等阳明腑实证，所以尽管有高热，也无法用阳明病来解释。那么考不考虑有阴证呢？从整体状况来看，患者无手足凉，虽脉偏细少力，但舌质偏红，所以考虑还是病在三阳，不考虑阴证。综上，我考虑患者还是以少阳病为主。患者午后热重，口干，颈部肿大，故加石膏。除清热止渴外，胡希恕认为石膏还有解凝的作用，对于炎性包块的治疗效果不错。考虑患者有桂枝证，我在治疗时合用桂枝汤，所以首诊处方为柴胡桂枝汤加石膏。

该患者口服初诊方两剂后热退，此后体温一直很正常，预计不会再反复，因此三诊的时候我调整了处方，但是毕竟已经发热了 2 周，此时还不能完全按照病后调理的方式进行，加上患者本人三诊时未到诊室，因此继续使用柴胡剂不变，只是减了柴胡的用量。患者自服药起 1 周左右的时间内体重下降了 5kg，一方面考虑存在正常的体重下降，另一方面考虑大量的柴胡有疏通肠胃的作用，有助于降低体重。该患者自觉心率偏快，因此我在减柴胡用量的基础上加大了党参的用量，同时加麦冬以滋阴，加龙骨、牡蛎等重镇之品以潜阳。

对于这类病例，治疗的核心是退热，能把热退下来并且使其不反弹是最关键的。对于高热患者，柴胡的用量一般都要大一些，《伤寒论》里小柴胡汤、大柴胡汤中柴胡的用量都是8两，与黄芩用量的比例是8∶3，现在临床上如果黄芩用10g，一般来说柴胡都得用到25g，如果认定患者的郁热比较重，需要疏解少阳，那么柴胡的用量还可以再往上加，这与我们平时取10g、12g或15g用来进行疏肝解郁等内伤调理时的用量选择是不一样的。这个方子与柴龙牡汤有些像，但柴龙牡汤里有大黄，能除中焦积滞，中焦有积滞、胃肠有实热的话，面色往往偏红，而该患者面色不是太好，加上高热较重，需要顾中焦以解少阳，所以用小柴胡汤加减更合适。

（2）桥本甲状腺炎（甲状腺功能亢进）案

章某，女，39岁。形体略瘦，面黄不泽。

初诊时间：2020年6月6日。

患者乏力，心悸，下午低热，常怕风，天冷则手脚凉，有汗，纳差，口不渴，眠差，容易生气上火。舌略红，苔薄白。既往桥本甲状腺炎病史2年，曾用柴归汤加减治疗，治疗后甲状腺功能恢复正常，抗体基本正常。1个月前查FT_3 9.54pmol/L，FT_4 21.83pmol/L，TSH 0.003mIU/L。

处方：柴胡10g，黄芩10g，姜半夏10g，党参25g，炙甘草10g，干姜10g，川芎6g，当归10g，白芍20g，炒白术25g，茯苓15g，泽泻15g，生地黄15g，麦冬15g，黄连6g，生龙骨20g，生牡蛎20g，大枣6个。5剂。

二诊时间：2020年6月9日。

患者服药1次后胃隐痛，时有心前区不适，心慌身抖，其间因胸痛到医院检查，心率140次/分左右，心电图提示有室早，心肌缺血，考虑是甲亢导致的心悸，建议住院治疗，但该患者坚持要求中药治疗。

处方：柴胡10g，黄芩10g，姜半夏10g，党参25g，炙甘草10g，干姜15g，川芎6g，当归10g，白芍15g，炒白术25g，茯

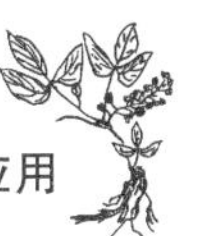

苓 15g，泽泻 15g，生地黄 15g，麦冬 15g，桂枝 18g，黄连 6g，生龙骨 20g，生牡蛎 20g，大枣 6 个。5 剂。

三诊时间：2020 年 6 月 17 日。

患者已无胃痛，自觉下午常有不适，自觉发热，略头晕，怕吹空调，纳差，不渴，便溏，有时心悸、出汗、胸闷，眠可。

处方：柴胡 10g，黄芩 10g，姜半夏 10g，党参 25g，炙甘草 10g，干姜 12g，川芎 6g，当归 10g，白芍 18g，炒白术 25g，茯苓 15g，泽泻 15g，生地黄 18g，麦冬 15g，黄连 6g，生龙骨 20g，生牡蛎 20g，桂枝 12g，黑附子 12g，大枣 6 个。7 剂。

四诊时间：2020 年 7 月 2 日。

患者自觉良好，心前区偶有不适，心慌烦躁，乏力较前明显缓解，体重约 45kg，纳差，畏寒。

处方：继予三诊方疏肝、补养气血，又考虑到久必及肾，再加补肾药鹿角霜 10g，杜仲 10g。7 剂。

五诊时间：2020 年 9 月 2 日。

患者困倦乏力，体重未增加，月经量少，有时心慌，口不渴，眠尚可，纳差，便溏。舌红，苔薄白，脉细略弦无力。

处方：黄芪 25g，党参 15g，白术 18g，茯苓 10g，炙甘草 8g，柴胡 6g，白芍 8g，当归 8g，生地黄 15g，酸枣仁 15g，远志 5g，龙眼肉 6g，木香 3g，百合 10g，栀子 8g，丹参 8g，以姜枣引。7 剂。

六诊时间：2020 年 9 月 27 日。

患者活动后有些疲乏，有时劳动后出现心慌，眠可，纳差，便溏，体重无变化，脱发较重，复查甲状腺功能，已恢复正常（图 2-1）。

申请项目：甲功三项　　条码号：

姓名：　　病历号：3C　　病人类型：门诊　　样本号：236

性别：女　　科　室：内分泌门诊　　采样时间：2020-09-27　　仪　器：

年龄：40岁　　床　号：　　诊断：　　标本类型：全血

序	代号	项目名称	结果	单位	参考范围
1	FT3	游离三碘甲状原氨酸	5.20	pmol/L	3.28—6.47
2	FT4	游离甲状腺素	10.82	pmol/L	7.64—16.05
3	TSH	促甲状腺激素	1.528	mIU/L	0.56—5.91

图 2-1　甲状腺功能检验结果

处方：黄芪25g，党参15g，白术18g，茯苓10g，炙甘草8g，柴胡6g，白芍8g，当归8g，生地黄15g，酸枣仁15g，远志5g，龙眼肉6g，木香3g，百合10g，山茱萸8g，女贞子10g。7剂。

【思路】

该患者两年前确诊桥本甲状腺炎（甲状腺功能亢进），也是生气上火后症状加重，有心慌、乏力等症状，来我这里调理，当时选用的就是柴归汤加桂枝、附子之类，也加过生地黄，吃了约半年的汤药后甲状腺功能恢复正常，症状明显缓解。

初诊时考虑还是有以前的这些问题，处方以柴归汤为基础，加了一些养阴药，还加了干姜、黄连等药，是一个比较平和的方子。

患者服药后症状缓解不明显，还出现了心前区不适，有一天因胸痛到医院检查，心率140次/分左右，心电图提示有室早，心肌缺血，考虑是甲亢导致的心悸，建议住院治疗，但该患者坚持服用中药治疗。二诊时继续疏肝降火，同时补气血阴阳，服药一段时间后，患者的睡眠情况转好，但是虚劳的问题还存在，如脱发、大便不成形等，所以后来又改用了归脾汤，六诊时复查甲状腺功能已恢复正常。

从本病例的整体治疗过程来看，疏肝理气、调和气血阴阳是贯穿始终的，但在不同阶段的治疗侧重点有所不同，有的时候以温阳为主，有的时候以养阴为主。过去临床上普遍认为甲亢都是阴虚阳亢的，但通过这个病例来看不完全是这样的，阳虚的甲亢患者并不少，阴虚、阳虚、气郁、湿等问题都可能同时存在。

（3）桥本甲状腺炎（甲状腺功能减退）案

宋某，女，43岁。

初诊时间：2020年12月23日。

患者10年前发现桥本甲状腺炎（甲状腺功能减退），服用左甲状腺素钠片10年，用量为1.5片（75μg），检测抗体达1万多单位。近年来体重增加，腿肿，身重乏力，眠浅，少汗，无明显畏寒，小腿发凉但添衣盖被后又觉得热，口中和，颈背酸痛，常清咽，爱叹气，纳可，腰痛，大便黏。月经规律，无明显痛经，经前贪凉，量正常，白带多，不痒，妇科检查提示有炎症（具体不详）。体胖，眼睑略肿，面色暗黄。舌红，苔白略多，脉弦。

处方：北柴胡 10g，黄芩 10g，姜半夏 10g，麸炒枳壳 10g，厚朴 8g，紫苏子 8g，川芎 6g，丹参 10g，白芍 15g，白术 15g，茯苓 15g，盐泽泻 15g，赤芍 10g，麻黄 6g，生石膏 15g，瓜蒌 10g，黄连 6g，黑顺片 12g，薏苡仁 15g，西洋参 3g。7 剂。

二诊时间：2021 年 6 月 24 日。

患者服初诊方后改善不大，未再服药，目前仍乏力，气短，腿略肿，眠浅，起床后感到劳累，有汗，大便正常，白带略多，口中和，有时腿发凉，肘、腰、膝关节不适，颈背不适。外院检查提示贫血。舌淡暗，脉略沉少力。

处方：麻黄 10g，炒白术 20g，茯苓 15g，炙甘草 6g，干姜 15g，黑顺片 15g，生石膏 15g，鹿角霜 10g，杜仲 10g，砂仁 3g。7 剂。

此后一直使用二诊方加减治疗。

十诊时间：2021 年 10 月 26 日。

患者仍有腰痛，气短改善，白带略多，纳可，大便正常。舌红，苔白，脉弦。2021 年 10 月 12 日查甲状腺过氧化物酶抗体（TPOAb）63.36 IU/mL，甲状腺球蛋白抗体（TgAb）10.75IU/mL。

处方：越婢加术汤加减。麻黄 10g，炒白术 20g，茯苓 15g，炙甘草 6g，干姜 15g，黑顺片 15g，生石膏 30g，半夏 8g，厚朴 8g，茯苓 15g，紫苏子 8g，丹参 8g，赤芍 8g，薏苡仁 15g，杜仲 10g，桑寄生 10g。14 剂。

此后一直使用十诊方加减治疗。

十四诊时间：2022 年 1 月 26 日。

患者体检发现血压升高，困倦，有时头晕，咽不清，有时胸闷，大便正常，饮食正常。

处方：苍术 15g，厚朴 8g，陈皮 10g，甘草 5g，姜半夏 8g，

茯苓 15g，桔梗 8g，麸炒枳壳 10g，当归 10g，白芍 12g，川芎 6g，干姜 10g，桂枝 8g，白芷 5g，麻黄 8g，醋香附 6g，白术 10g。14 剂。

十五诊时间：2022 年 2 月 17 日。

患者有时头胀痛，有时心悸，面色略黄。舌淡，脉弦滑。

处方：防己 15g，黄芪 30g，桂枝 15g，炙甘草 6g，茯苓 50g，黄连 18g，瓜蒌 15g。10 剂。

十六诊时间：2022 年 3 月 1 日。

患者服药期间配合运动及饮食调控，血压改善，但仍在正常高限值，头胀痛改善。

处方：十五诊方改黄芪 25g。14 剂。

患者服药后血压下降，困倦乏力好转。复查 TSH 略高，T_3、T_4 正常低限值。十七诊至二十五诊一直使用防己茯苓汤加减。

二十六诊时间：2022 年 12 月 28 日。

患者上楼后气短，感冒后咽痒咳嗽有痰，有鼻涕，纳可，大便正常，睡眠差。

处方：黄芪 25g，党参 15g，炒白术 15g，茯苓 15g，炙甘草 6g，北柴胡 5g，升麻 5g，陈皮 8g，姜半夏 8g，枳壳 8g，竹茹 8g，瓜蒌 15g，黄连 12g，白芷 5g，辛夷 5g，苍耳子 5g，桔梗 8g，干姜 6g，荆芥 3g，薄荷 3g。7 剂。

二十七诊时间：2023 年 1 月 12 日。

患者咳痰减轻，睡眠有时较差，无流涕，纳可，月经来潮前食欲旺盛，补诉 2022 年 11 月月经量少，且间隔 10 多天再次行经，大便正常，口略干。脉略沉软，左关略动。

处方：防己 15g，黄芪 25g，白术 15g，炙甘草 6g，茯苓 50g，瓜蒌 15g，黄连 15g，百合 20g，知母 10g，丹参 10g。14 剂。

此后一直使用二十七诊方加减治疗。

三十一诊时间：2023 年 5 月 31 日。

患者左手拇指、右侧脚跟略痛，血压仍在正常高限值上下。复查甲状腺功能示 FT_4 12.88pmol/L，FT_3 8.11pmol/L，TSH

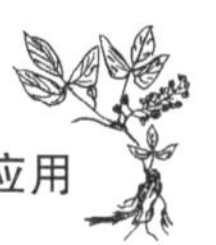

1.28mIU/mL，TPOAb 16.66IU/mL，TgAb 4.11IU/mL。

处方：防己 15g，黄芪 35g，炙甘草 6g，茯苓 50g，白术 15g，黄连 18g，瓜蒌 15g，百合 20g，丹参 10g，生地黄 15g，赤芍 10g。14 剂。

【思路】

患者首诊时诉体重增加，腿肿，身重乏力，眠浅，少汗，颈背酸痛，腰痛，大便黏，白带多，表明有太阳病，表有水气，内有湿浊；无明显畏寒，添衣盖被后又觉得热，考虑略有阳明病；常清咽，爱叹气，脉弦，又有少阳病；小腿发凉，既往甲状腺功能减退病史 10 多年，考虑下有阳虚寒湿。总体来说这个病例是三阳合病兼有水湿、下寒，故给予大柴朴汤合越婢汤、归芍散加减，患者用了一周药后病情没有明显变化就自行停药了。

半年后患者继续治疗，考虑虽然病机复杂，但是应先从重点问题开始解决，所以治疗时主攻水气，用越婢加术汤合四逆汤治疗，以温阳、散表里之水湿。用药一段时间后，患者气短症状有改善，抗体指标下降，但仍有乏力、头晕等表现，说明湿浊虽减轻但仍未祛除，因此改用其他治疗水气的方子，也就是防己茯苓汤及防己黄芪汤，用药后患者的症状及检查指标均改善，2022 年 10 月停用西药，2023 年 5 月停用中药，复查甲状腺功能指标均稳定，抗体维持在较低值。

七、代谢性疾病与营养性疾病

代谢性疾病和营养性疾病主要有糖尿病、高脂血症、肥胖症、高尿酸血症和骨质疏松症等。

糖尿病实际上也可以包括低血糖症，因为糖尿病患者有时会伴有低血糖。肥胖症、高脂血症等疾病都与代谢问题有关，从中医学角度来看可以放在一起讲，但是为了调理更加清晰，我们按照西医内科学的分类把上述几个病分开讲。

1. 临床常见病

（1）糖尿病

糖尿病分为 1 型糖尿病和 2 型糖尿病，我们平常接触得比较多的是 2 型糖尿病。

从病因来说 2 型糖尿病主要与饮食和运动有关，一方面吃得太多，另一方面活动太少。进食过多、活动少的话摄入的营养消耗不掉，超过了正常的代谢能力，营养过剩，存在体内，久而久之就变成糖尿病了。

多食从中医学角度理解一般是有胃热的表现，或者是脾胃过盛，能吃的同时吸收也好，摄入的食物都没浪费。中医讲胃主收纳，脾主运化，运化就是把食物中的精微物质运送到全身各个脏腑器官，到达后利用分解，消耗以后一部分变成热量，另一部分变成二氧化碳和水，所以要想把糖尿病调理好，一方面要把进入的环节控制住，另一方面要把排出的通道利用好。

在控制饮食方面，有些人食欲太旺盛，自己控制不住，不吃就觉得生活没有意义，还有些人不吃会感觉胃难受或者出现周身无力、心慌等多种症状，这时最重要的是把胃热降下来。虽然我们常说苦寒败胃，但如果胃热过盛我们就要把它降下去，不可以直接健脾和胃，否则就治反了。我常用的药是黄连，当然石膏也有轻微的作用，但还是黄连用得更多，这与整体的病理机制有关，比如很多时候代谢功能不好，体内产生的水分就排泄不掉，所以在清热的同时燥湿就更合适一些。

还有的患者伴有阴虚的问题，阴虚火旺，胃热就不容易清除，所以在临床上还要注意了解患者有没有胃发空、易饥等阴虚的表现，如果伴有阴虚的问题，就可以用养阴药，比如百合、生地黄一类。

上面讲到的是从源头进行把控，当然人的自我意识也很重要，自己能主动去控制的话会更好。

有的人在入口关守住了，吃得不多，但血糖还是高，这就说明在糖分的储藏和利用环节出现了问题。食物进入体内被分解后，有一部分被利用消耗，还有一部分就被储存起来了。如果体内有热就会消耗快，这样有些物质就难以储存。体内有火时就像夏天一样，这些物质储存不住，就会进入血液里，所以血糖升高与热有关。黄连除降胃火外，还能降心火，也就是降低人体对热的消耗，改善热的状态，让该封藏的封藏住，所以黄连有降血糖的作用，一方面可以降低食欲，另一方面能清热、收敛封藏，将“夏天”变为“冬天”。

还有水液的代谢问题。

食物进入人体后经过消化，多余的物质仅通过排二便是不能完全排出的，从小便排出的主要是多余的水，从大便排出的主要是肠道里的多余物质，而多余的人体三大营养素，也就是糖、脂肪和蛋白质通过二便是不能完全排出的，除非被消耗掉，然后人体将产生的废物排出去，但如果人体的消耗能力不强，营养素就不能被完全利用。西医讲的胰岛素抵抗就属于这种情况，体内的胰岛素想把血糖降下来，但人体对它不敏感，不接受它。这是为什么呢？我认为与阻塞不通有关。临床上看到的很多糖尿病患者都有水气的问题，形体瘦削的患者很少，患者大多营养过剩，水气阻滞于内，影响人体正常的循环和代谢。产生水气的原因有很多，一方面患者本身体内就有水，另一方面糖在代谢过程中会产生水和二氧化碳，如果体内有阻塞不通的情况，水就会停留，产生水饮后进一步阻碍水液的运化，使体内营养物质的转运减慢了，所以利水在糖尿病的治疗中起到很重要的作用。

对于瘀血的问题，有些糖尿病后期的患者会有瘀血证，但在早期瘀血证并不明显，不是主要矛盾。

综上，糖尿病主要有两个问题，一个是“火”，一个是“水”，二者并不矛盾，火热证和水饮证可以同时存在，只不过病位不一样，比如某个地方着火了，其他地方还是维持着原样，体内一个地方有热，并不代表全身都热，有的地方热，有的地方下雨，热和水的分布是不均匀的。治疗上，我们也主要关注这两方面的问题，分析是热重还是水重，哪一方面的问题突出，就优先解决哪一方面的问题，如果两方面的问题差不多，就降火、利水治疗一起进行。

有一个患者的空腹血糖 7 ~ 8mmol/L，并不是很高，餐后血糖偏高，糖化血红蛋白 6.2%，比正常值稍微高一点儿，吃中药两个月后，再复查糖化血红蛋白已恢复正常，空腹血糖基本控制在 6mmol/L 以内，餐后血糖也正常了。另一个患者平时需要皮下注射胰岛素 20U（胰岛素单位，下同），但空腹血糖依然控制不好，就来找我用中药调理，他服了 1 周中药后来复诊，诉服中药期间出现了低血糖，于是自行将胰岛素减了 2U，说明中药降糖还是很快的。还有一个患者，患糖尿病、高血压近 2 年，一直没治疗过，来诊时空腹血糖 14mmol/L 以上，血压 180/100mmHg，我辨证后用降火、利水的方法治疗，一周后患者来复诊时空腹血糖就降了 2mmol/L，之后吃了 5 周中药，血糖一直很稳定，空腹血糖控制在 6 ~ 7mmol/L，血压也下降了，控制在 160/（90 ~ 100）mmHg。

其实门诊上有很多患者来看诊是为了治疗其他疾病，我在问既往史时才得知有糖尿病病史，他们大多在用西药降糖，所以我们不太可能单纯用中药调节血糖，但要注意避免在用药过程中出现低血糖的问题。

特别强调一下，我们常说的糖尿病有热并不全是指湿热，热是热，湿是湿，治疗的时候甚至会分开考虑，所以这个问题一定要注意。

（2）肥胖症

肥胖症也是营养代谢异常导致的，与糖尿病不同的是它的热象没有那样明显。我发现肥胖人群如果热重就容易患糖尿病，如果他们体内的热没有那样重，患糖尿病的概率就比较小。肥胖症和糖尿病的治疗方法差不多，但是糖尿病往往水气病和火热证都比较明显，而肥胖症相对比较轻，也有些人没有水气这方面的问题，所以治疗时要注意辨证，判断患者有没有水气病，不能见到肥胖就利尿。

我认为治疗肥胖症时结合营养学疗法会更好。临床上对肥胖症患者的营养摄入要求更高，现在很多医院都有营养科，可以为患者调配营养餐，吃哪些食物、吃多少都是有限制的，除非患者患有其他严重疾病，否则合理膳食肯定是有用的。但是，营养学疗法要长期坚持，如果患者中途放弃，体重很可能会反弹。

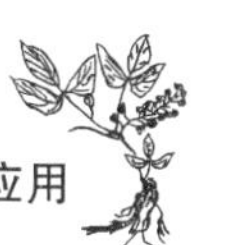

肥胖症患者稍一松懈，不主动控制饮食，体重往往很快就会反弹，这种情况一般还是说明有胃热。我没有对患者强调过单纯用中药减肥，但是有些患者在治疗其他疾病的过程中会发现体重下降了很多，身体变得轻快了。

（3）高脂血症

高脂血症也属于代谢异常问题，很多时候与饮食有关，所以要控制入口和出口，使出入平衡，但与糖尿病相比有一点不同就是我发现高脂血症大多与痰热有关，水气的问题不像糖尿病那样明显，所以利水的力度不需要过大，反而需要用清热化痰的方法，比如选用小陷胸汤，用黄连加瓜蒌的方案。有的患者会伴有气虚，但补气一般不用人参，而是用黄芪。用补益药时要慎重，辨证要明确。

以前我跟随黄煌老师学习时，黄老师讲有一段时间膏方盛行，讲求冬季进补，很多人吃完膏方后第二年体检时都发现血脂升高了。为什么呢？因为这些人进行了不合理的进补，饮食上是控制了，但药全是温补的，而治疗高脂血症的时候，一般都采用清热化痰、化湿的药，味偏苦，与膏粱厚味正相反。

目前门诊上有些患者是专门来调血脂的，服用中药后大多有效，但是来治疗高脂血症的患者没有来治疗糖尿病的患者多。有一些高脂血症患者是在因服用降脂药而出现肝损伤后来寻求中药调理的。

（4）痛风性关节炎与高尿酸血症

痛风与高尿酸血症相关。痛风因为有关节肿痛的问题，所以治疗时可能会涉及一些清热利湿的方子，如常用的四妙散等。有的痛风患者伴有表证，比如上肢关节痛或颈肩不舒服，受风、受凉后加重，这时就应该用解表药。朱丹溪有一个方子叫作上中下痛风汤，虽然古代的痛风和现在的痛风不完全一样，但是这个方子还真的很适合用来治疗一些痛风性关节炎患者，可疏风清热、祛湿化痰、化瘀止痛，作用比较全面。

如果是单纯的高尿酸血症，主要治法是祛湿，常用的祛湿药有土茯苓等。以前有一个患者不喜欢喝汤药，但是尿酸高，没有关节炎的症状，我就给他开了土茯苓这一味药，每天取 30g 煮水喝，他喝了一个多月后复查尿酸恢复正常。土茯苓就是祛湿清热药，作用更偏重于祛湿。这个患者没有关节炎的症状，只是单纯的尿酸升高，主要治法就是利湿清热，如果按照治痛风性关节炎的方法来治，恐怕就不合适了。

（5）骨质疏松症

患有骨质疏松症的患者容易发生骨折，从这个角度来讲确实骨质疏松症可能涉及肾虚的问题。

我治疗过一个多发性骨折的患者，确实有肾虚，但热很重，脉是偏大、偏弦的，我认为她在有肾虚的同时还有心肾不交和肝郁，但心火更重一些，心火又会加重肾虚的问题，因为心和肾之间是相关联的，心火盛就会耗竭肾阴，所以要交通心肾，上面清心火，中间疏理肝气，下面补肾，我用的是柴归汤，加上了丹参、赤芍、黄连、生地黄，又加上了杜仲、槲寄生。喝完汤药患者感觉挺舒服的，同时继续定期去医院注射增强骨密度的药，两者结合，患者感觉各个方面越来越好，很长一段时间内没再发生骨折，而且在服中药的过程中，患者的血脂和尿酸都有一定程度的下降。以前患者服用降脂药物后会出现转氨酶升高，所以一直不敢再服用，这次服用中药帮她降低了血脂，而且没有引起转氨酶升高，患者对治疗效果很满意。但是，综合来看，这个患者是在注射了增强骨密度的药物之后还是反复骨折才来看中医的，从中医学角度讲这个患者不是单纯的肾虚，所以看病时不能单纯因为涉及“骨”的问题就调肾，认为骨质疏松症就是肾虚的表现，患者可能会有肾虚问题，但是肾虚不一定是最主要的问题，辨证要全面。

2. 验案选粹

（1）糖尿病案 1

高某，女，54 岁。

初诊时间：2023 年 2 月 2 日。

患者患有“三高症”，服用二甲双胍 2 天，血糖 14mmol/L 左右，血压（160 ~ 180）/（100 ~ 110）mmHg，未系统服药，相

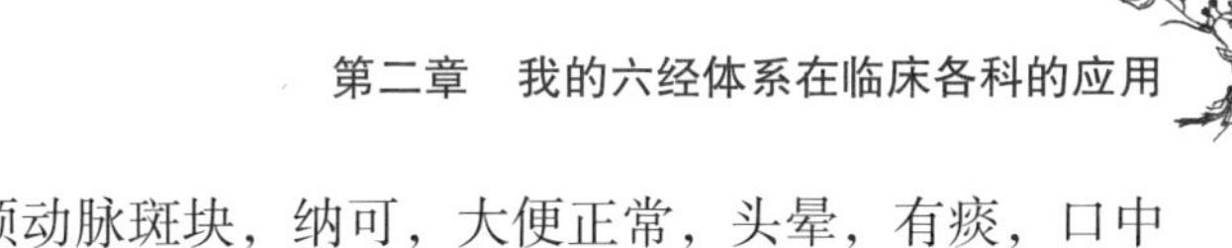

关检查提示有颈动脉斑块，纳可，大便正常，头晕，有痰，口中和，寒热汗出不明显，形体略胖，面色略萎黄，两圈褐色斑。舌尖略红，苔薄白，脉不齐略动，饱满。

处方：木防己汤加减。防己15g，桂枝15g，北沙参15g，茯苓45g，黄连15g，瓜蒌15g。7剂。

二诊时间：2023年2月10日。

患者空腹血糖10mmol/L左右。

处方：初诊方黄连改18g。7剂。

三诊时间：2023年2月16日。

患者空腹血糖8～10mmol/L，恶心纳差，胃胀，肢冷。舌尖略红，中后部淡红，苔白厚，脉弦略动。

处方：二诊方加丹参10g。7剂。

四诊时间：2023年2月22日。

患者空腹血糖6mmol/L。舌淡红，脉略动略少力。

处方：防己15g，百术15g，茯苓45g，黄连18g，瓜蒌15g，丹参10g，黄芪25g，炙甘草6g。14剂。

五诊时间：2023年3月15日。

患者血压160/（90～100）mmHg，血糖7mmol/L左右。

处方：继服四诊方。14剂。

六诊时间：2023年4月12日。

患者空腹血糖5～7mmol/L，血压（140～150）/（90～95）mmHg，有时略口干，纳可，手略凉，体力欠佳，睡眠尚可，无胃胀。舌略淡红，苔白，脉动略少力。

处方：防己15g，白术15g，茯苓60g，黄连18g，瓜蒌皮15g，黄芪25g，炙甘草6g，丹参10g，赤芍10g。14剂。

【思路】

“三高症”患者多能食体胖，胃气充盛，又多不喜劳动，营养过剩，堆积于体内，导致水湿停滞，水湿停滞反过来会阻碍营养运输及代谢，所以治疗上一方面要清降胃气，另一方面要疏导水液。清降胃气常用黄连、瓜蒌，二者苦寒，可清热化痰。本例患者脉不齐，所以先用也属于苓桂剂的木防己汤去石膏加茯苓，而后根据面色萎黄等表现改用防己黄芪汤加茯苓，疗效较好。

（2）糖尿病案 2

蔡某，男，48 岁。形体胖壮，面色略暗黄，有油脂。

初诊时间：2022 年 1 月 2 日。

患者 1 周前发现血糖升高，空腹血糖 20mmol/L，糖化血红蛋白 13.2%，尿酮体阳性。易热易汗，食欲好，略口渴，睡眠好，易困倦，大便正常，有时尿痛，常有耳鸣。既往有高血压病史，自诉血压已恢复正常。舌淡，脉略沉滑。

处方：百合 15g，知母 15g，天花粉 15g，牡蛎 15g，黄连 15g，瓜蒌 15g，茯苓 30g，葛根 30g，黄芩 10g。7 剂。

二诊时间：2022 年 1 月 9 日。

患者空腹血糖 12 ~ 17mmol/L。

处方：初诊方改黄连 20g，茯苓 50g。7 剂。

三诊时间：2022 年 1 月 16 日。

患者空腹血糖 9 ~ 10mmol/L，体重增加 3kg，大便欠畅。舌淡，脉略沉滑。

处方：黄芪 30g，防己 15g，白术 15g，炙甘草 6g，黄连 20g，瓜蒌 15g，茯苓 50g。7 剂。

四诊时间：2022 年 1 月 23 日。

患者空腹血糖 9 ~ 10mmol/L，体重增加 3kg，大便欠畅，晨起腰酸，活动后减轻。舌淡，脉略沉滑。

处方：三诊方改白术 18g。7 剂。

五诊时间：2022 年 2 月 13 日。

患者空腹 6 ~ 8mmol/L。舌略淡，脉略弦。

处方：继服四诊方。7 剂

六诊时间：2022 年 2 月 20 日。

患者诸症基本同前。

处方：四诊方改黄连 18g。7 剂

七诊时间：2022 年 2 月 27 日。

患者症状基本同前。

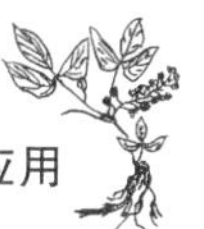

处方：六诊方加丹参 10g，赤芍 10g。14 剂。

八诊时间：2022 年 3 月 25 日。

患者补诉一直心率偏慢。

处方：七诊方加桂枝 15g。14 剂。

九诊时间：2022 年 5 月 1 日。

患者自觉尚可。舌略红，苔薄白。

处方：生黄芪 30g，防己 15g，白术 18g，炙甘草 6g，黄连 25g，瓜蒌 15g，茯神 50g，丹参 10g，赤芍 10g，桂枝 15g。14 剂。

十诊时间：2022 年 5 月 27 日。

患者复查空腹血糖 6mmol/L，糖化血红蛋白 6.1%，C 肽检查正常，故停药观察。

【思路】

本病例也属于胃气充盛，营养过剩，只不过热象更重，以至于血糖升高后体重下降，所以治疗上先用葛根芩连汤加瓜蒌、牡蛎、百合、知母清降胃气，用药后患者血糖下降、体重略增加，改用防己黄芪汤加减疏导水液。

八、结缔组织病与免疫系统疾病

结缔组织病，比如类风湿关节炎、系统性红斑狼疮、强直性脊柱炎、干燥综合征等，都与免疫失调有关，大多属于自身免疫性疾病，导致免疫紊乱的原因有一部分是免疫功能不足，还有一部分则是免疫功能激化。

需要注意的是，中医、西医病名有时候是对应不上的，比如类风湿关节炎并不完全等同于中医风湿病。

1. 临床常见病

（1）类风湿关节炎

有一位患者是来调理更年期导致的各种身体不适的，比如烘热、烦躁、心慌等，我用了引火汤合黄连温胆汤，患者用药后上述症状都得到了改善，而且她有类风湿关节炎病史，服了汤药后类风湿关节炎的症状也减轻了，尤其是每天早上的晨僵及肢体关节胀痛得到了缓解。由此看来，类风湿关节炎与中医风湿病不是完全一致的，不一定非要按照中医风湿病去治，有可能就是痰热在上，影响了局部的关节，所以用清热化痰的方法就有效果。

以前我也治疗过几例类风湿关节炎的患者，都是短期调理，用药后症状都有一定的缓解，有的患者用柴胡剂后晨僵的感觉会减轻。

（2）系统性红斑狼疮

有一位系统性红斑狼疮患者在接受西药治疗后还是有症状，局部的皮肤，比如手上，还会出现红斑和皮疹。经过辨证，这位患者的病机是阳虚、气滞血瘀化火，所以我选用的是柴归汤加干姜、附子，再加一些化瘀药，患者服药后皮疹基本上就消下去了。

当然，这位患者没有接受系统的中医治疗，而且毕竟同时用着西药，因此中药疗效是否显著还需要进行长期观察。不过，患者服用了很长时间的西药，效果不是很好，中药只服用了两三个月就确实见到了一定的疗效，说明中药治疗红斑狼疮是有一定作用的。

（3）强直性脊柱炎

最近有一位强直性脊柱炎患者来诊，他当时的表现有晨僵，腰背和两侧的髋关节不舒服，乏力，容易上火，牙痛，颈部淋巴结肿大，失眠，我给他开的方子是升清降浊汤，用了一段时间后患者的症状有所改善，后来还用过防己地黄汤、防己黄芪汤等，中间有一段时间患者又出现了骶髂关节不适，但手指关节、踝关节的不适都改善了，所以同时服用了一段时间的西药，目前还在继续接受治疗。这些方子里有祛风湿的药，但核心还是进行整体调理，特别是患者的脉比较洪大，火象比较明显，如果单独祛风湿肯定会动火，所以我加用了黄连来治疗。在临床上，我们一定要根据患者的实际情况辨证，不是诊断了强直性脊柱炎就非得祛风除湿，非得用九味羌活汤、羌活胜湿汤一类，就像这个患者脉洪，如果还用这种方法肯定容易出问题。这也提示我们这种结缔

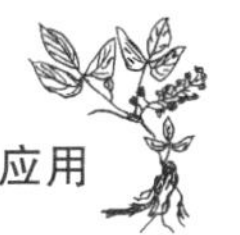

组织病不能都按照中医风湿病来治。

（4）干燥综合征

十多年前我刚学经方的时候，有一位住院患者患有干燥综合征，口干舌燥的表现非常严重，舌头表面脱皮，而且因为嘴干得合不上，所以晚上难以入睡。当时患者来看诊时还伴有手脚凉、口苦，脉偏弦，所以我给他用的是柴胡桂枝干姜汤合当归芍药散加生石膏，患者用了一周药后症状就明显改善，效果非常好。

还有一位干燥综合征患者，他是一位老年男性，症状没有前一位患者那样严重，但也是因为口干影响晚上入睡，口腔里的唾液非常少，其他表现不明显，当时考虑他是阳虚加水湿证，所以用了真武汤，刚开始用药后患者感觉症状改善明显，但是后来效果就不明显了。

我目前还在治疗一位干燥综合征患者，他有关节不适，容易上火，失眠，乏力，身重，面有水气貌，我给他用的是柴胡剂加干姜、附子一类，用药后患者口干的感觉减轻，虽然减轻的程度不大，但至少没有继续加重，而且根据辨证用了温阳药后并没有加重口干等干燥症状，由此可见干燥综合征这个病确实比较复杂，需要进行长期观察。

（5）骨关节炎

骨关节炎是一种退行性骨关节病，以关节软骨损害为主，不属于结缔组织病，与免疫系统关系不大但因为症状与前面讲的疾病症状相似，所以在这里一并介绍。

我认为，骨关节病的发病一般是由于年龄增大以后，容易出现骨质疏松和骨质增生，关节软骨容易受损，进而导致关节的疼痛、肿胀，甚至畸形。我治过几例患者，都是由西医确诊为“骨关节炎”，有的患者有肾虚的问题，有的患者肾虚不明显，更多的是湿热的证候，用祛湿热的方法治疗后关节症状（包括关节腔积液）能得到改善。

2. 师生问答

学生：主任，一般情况下用防己地黄汤的依据是什么？

我：防己地黄汤出自《金匮要略·中风历节病脉证并治》，

由防己、桂枝、防风、甘草组成，在原文中主要是用于治疗神志病，病如狂，但脉浮，也就是阴虚火旺，同时伴有一些风湿的症状。理论上治疗阴虚火旺和风湿之邪是两个相反的方向，阴虚的时候用祛风燥湿的药会加重阴虚火旺，但有一些疾病就是很矛盾，复杂的疾病有时就是会有几个矛盾点同时存在。如果伴有明显的燥热，有黄连证，就可以用防己地黄汤加黄连，同时还可以再加百合、茯苓一类，加减的关键是确定主抓患者的哪些问题。

以这位强直性脊柱炎患者（即在前文强直性脊柱炎部分介绍的病例）为例，一方面火证明显，另一方面关节的症状明显，所以两个方向的问题都有，火证的问题用生地黄、黄连来解决，风湿的问题用桂枝、防己来解决。

3. 验案选粹

（1）类风湿关节炎案

潘某，女，50岁。口周暗黄。

初诊时间：2023年2月2日。

患者有类风湿关节炎病史近10年，常手指关节胀痛，近期关节痛复发，自行煮生姜水喝并艾灸后，出现胸口热，伴背热心悸，手指有时胀痛，略气短，纳可，睡眠略差，大便正常。舌略暗红，苔薄白，脉浮动略弦芤。

处方：黄连10g，半夏8g，陈皮8g，茯苓10g，枳壳8g，竹茹8g，白术12g，生地黄15g，桑寄生10g，龙骨20g，牡蛎20g，麦冬15g，五味子8g，太子参12g，龟甲8g。7剂。

二诊时间：2023年2月9日。

患者诸症明显改善，胸口略热，睡眠改善，大便次数略多。

处方：初诊方加炮姜6g。

三诊时间：2023年2月16日。

患者睡眠时好时差，有时烘热汗出，痰多。脉动略少力。

处方：二诊方改黄连12g，去炮姜，加瓜蒌10g。

四诊时间：2023年2月23日。

患者诸症均改善，手指胀痛基本消除。

处方：三诊方去龟甲，加黄精 10g，炮姜 5g。

【思路】

类风湿关节炎从中医病因角度分析是由多次感受风寒湿邪气引起的，所以治疗多以祛风通络为主。此例患者用生姜煮水服用及艾灸后，手指胀痛并没有改善，反而出现内热，脉浮动略弦芤，阴虚火旺、心肾不交，用黄连温胆汤合引火汤（《辨证录》中的原方组成是熟地黄、巴戟天、茯苓、麦冬、五味子，本患者阴虚火旺，故用生地黄而不用熟地黄，用桑寄生而不用巴戟天）加减，其中考虑到患者口周暗黄，有脾虚，还加了太子参、白术。患者治疗三诊次后不但热证改善了，关节痛也消除了。可见，西医学的类风湿关节炎不一定就是中医学的风湿痹证，也可能是其他内伤病。

（2）未分化结缔组织病案

韩某，女，64 岁。

初诊时间：2024 年 6 月 8 日。

患者既往未分化结缔组织病病史多年，红斑结节疼痛肿胀，上身怕风，多梦，有甲状腺结节病史。舌略暗红嫩，苔白，脉略弦动。

处方：柴胡 8g，黄芩 8g，姜半夏 8g，太子参 12g，炙甘草 6g，川芎 6g，当归 8g，白芍 15g，生白术 15g，茯苓 15g，泽泻 12g，丹参 10g，赤芍 10g，茜草 10g，桂枝 10g，黄连 12g，炮姜 8g。14 剂。

二诊时间：2024 年 6 月 23 日。

患者肿胀疼痛减轻，结节仍反复新起。舌略红暗，苔白，脉弦。

处方：初诊方改黄连 14g，加枳壳 8g。

三诊时间：2024 年 7 月 7 日。

患者结节消退。舌略红，苔白略腻，脉弦动。

处方：二诊方去柴胡、黄芩、枳壳，改黄连 15g。

四诊时间：2024 年 7 月 21 日。

患者易腹泻。

处方：三诊方改生白术 16g，加柴胡 8g，黄芩 8g。

五诊时间：2024 年 8 月 4 日。

患者下肢红斑结节消除，有时腹泻。

处方：四诊方去生白术，加炒白术 16g。

【思路】

患者的专科诊断为未分化结缔组织病，表现为以下肢为主的红斑结节伴肿胀疼痛。患者脉弦动、舌暗红说明内有郁热、瘀血。此前我曾用柴胡类方治愈其慢性咳嗽，进一步确认患者有柴胡证，又根据苔白判断有湿，故选用柴归汤加减以疏肝降火，化瘀利湿。患者脉动、多梦，考虑有热，又怕风，考虑表有风寒，于是合用黄连汤调寒热。用药后患者的红斑结节消除。

九、神经系统疾病

下面我们开始讲神经系统疾病，这一部分主要涉及头痛、中风、帕金森病、失眠、不宁腿综合征。

1. 临床常见病

（1）头痛

引起头痛的原因非常多，这里我们按照六经辨证分析头痛。

第一，太阳病头痛。

太阳病可以出现头痛，这类头痛一般容易受温度变化的影响，受凉后加重，比如感冒时头痛，或太阳病后遗，感冒好了以后外邪没有完全祛除，有时会遗留头痛，因为有太阳病的成分在里面，所以一些治疗头痛的中成药里会加一些祛风解表止痛的药。治疗外感病的方子，比如常用的麻黄剂、桂枝剂，实际上都能治疗这种头痛。

临床上治疗慢性头痛时容易忽略外感的问题。之前我就治过这种病例，患者常年的头痛用桂枝汤就治好了。胡希恕老经常用葛根汤或者桂枝汤加茯苓、白术、附子治疗颈肩不适伴头痛，也提示我们遇到慢性头痛时不要忽略外感的问题。

第二，少阳病头痛。

平时我们见到的头痛很多时候属于表证伴有少阳病，尤其

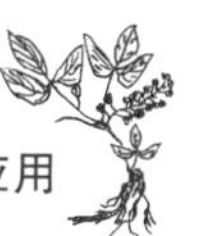

是慢性头痛，很多都属于柴胡证，一般与情绪不佳、压力过大有关。

第三，阳明病头痛。

阳明病头痛，比如大承气汤证中的头痛，是由内热熏蒸导致的。

治疗痰饮导致的头痛可以用半夏白术天麻汤，治疗头晕的同时也可以治疗头痛。

治疗瘀血导致的头痛可以用桂枝茯苓丸、桃核承气汤等，这类属于比较重的头痛，也可使用川芎茶调散祛风兼化瘀。

临床上还有太阳阳明合病或少阳阳明合病的情况，三阳合病者可以用清上蠲痛汤。

第四，厥阴病头痛。

阴证头痛包括伴有虚证的头痛。治疗厥阴病头痛常用吴茱萸汤，患者一般有手脚偏凉、肤色偏暗等阴寒证表现。

第五，太阴病头痛。

太阴病头痛以合病为多见，可用补中益气汤，再加一些祛风解表止痛的药，如羌活、独活、防风、川芎一类，这种治疗方法主要针对中气不足、表不解引起的头痛。

第六，少阴病头痛。

少阴病头痛，主要是麻黄附子细辛汤证，治疗时要解表、温里、散寒。

我治疗慢性头痛（有内伤的头痛）时，补中益气汤用得比较多。这类患者有的是来综合调理的，并不是来专门来治疗头痛的，他们头痛的症状往往不是非常严重，不到痛起来就需要吃止痛药的程度。

还有一些虚性头痛，以血虚、阴虚为多见。以血虚头痛为例，这类头痛多在劳累、思虑或失眠后出现。

（2）中风

对于中风，应用中药的意义主要在于预防。

根据西医学理论，脑血管疾病的预防或防复发很重要，西医主要通过控制血压、血糖、血脂来预防中风的发生，而使用中药也有助于降低中风发生的可能，血压、血糖、血脂异常一般都是从痰热、湿热的角度来调理的。“三高症”是脑血管疾病的高危因素，调理好“三高症”有助于预防中风。

中医学一般将风邪分为“外风”“内风”，古代医家一开始治疗中风时是按照“外风”来治的，后期开始研究“内风”，但临床上很多中风患者的临床表现不明显，也没有高血压等基础病，整体上看像是突然被痰浊堵塞住了，所以用传统的中风机制去解释这类患者的发病原因就会有些牵强，也体现了中风病的病机确实比较复杂。

急性期中风要按照西医的方法来救治，对于中风恢复期患者，我们就可以按照中医辨证进行治疗了。治疗时正气与邪气的问题都要考虑在内，一般来说气虚证比较多见，常使用黄芪等补气药，根据病情还可以加一些化瘀药。中风恢复期的治疗也会涉及祛风，比如很多患者长期偏瘫，或者肢体活动不利、麻木，或者肢体疼痛，这样的问题单纯用瘀血证是解释不了的，所以很多治疗中风恢复期的方子都会加一些祛风药，当然也可以认为身体虚弱的患者更容易受到风邪的侵扰，因为即使中风急性期不属于外风范畴，如果后期患者身体虚弱，也是可以感受风邪的。

对于出血性中风与缺血性中风在病机上的区别，我觉得很难讲，因为西医学的病理分类与中医学的病机类型不能完全等同。出血性疾病的病情更急，比如高血压引起的脑出血，大多属于火上冲的范畴，那么肯定就是泻心汤证吗？当然不一定，临床上要根据患者的实际情况进行分析，而且出血也有可能伴有瘀血，病因太多了。

（3）帕金森病

帕金森病患者我治疗过几例。一开始我也不太会治疗，总觉得是风证，用镇肝息风汤一类，但效果不好，后来经过临床实践和思考，可供选择方法多了一些。

帕金森病经常与很多其他疾病合并出现，比如要考虑到患者是否同时患有“三高症”，有没有阴虚中风、气虚痰热或心火亢盛等问题。

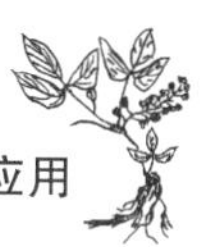

僵直型帕金森病患者肢体活动不利，特别僵硬，不灵活。我以前治疗过一个老年女性患者，她的表现就是肢体活动不灵活，用“小碎步”走路，反应很慢，没有震颤的问题，根据整体表现分析有郁、有虚，我用的是柴归汤加一些化瘀药，还加了干姜、附子之类，患者用药后症状就逐步改善了。

震颤性帕金森病以震颤为主要表现。有一个患者来诊时以失眠为主诉，既往糖尿病病史多年，震颤症状明显，考虑有气虚和水饮的问题，气虚可以生风，水饮可以引起震颤，比如《金匮要略》中讲的“四肢聂聂动”，所以我用的是防己茯苓汤，同时这个患者有热，热也可以引起震颤，与心悸的道理一样，所以再加苦寒的黄连来压制内热，患者用药后睡眠有改善，同时手抖也减轻了。还有一位老年女性患者，主诉是手抖，来诊时手抖得很厉害，把脉时手在脉诊包上抖个不停，有些咳嗽，我以补气、化痰、降火为法，用的是升清降浊汤加减，患者吃了几周中药后手抖就减轻了，但停了一段时间中药后手抖又反复了，所以又来复诊，吃了两周中药后手抖基本上就消除了。

（4）失眠

睡眠是阳气从上往下走、入里的过程，一旦这个通路受阻，人就睡不着觉了，而这个通路就是我们六经循环的路径。早上人体的阳气开始上升，出自肝胆，行于旁路；中午表现为心火，像太阳一样在人体上部当空而照，阳气全都跑出来了。下午的时候，从肺胃开始从中路往下降，也就是说阳气从旁路升起来后是从中间降下去的，然后从胃入脾，即阳明入太阴，最后进入最深处，阳气入肾，就意味着进入深度睡眠了。早晨的时候，阳气又从肝里跑出来，形成了循环。如果这个阳气循环的过程被打乱了，或某段通路被阻挡了，人就会睡不着，或者睡不好。

对于失眠，我们首先考虑上层，就是心火这层。如果心火冲得太厉害，就要用一些降心火的方子，如泻心汤、黄连阿胶汤、黄连温胆汤等，从上往下降心火。当然，在降心火的过程中，心局部的周围如果有水饮，就要一起往下降，不然会在局部阻挡通路。心这个位置，除心火上冲外，还可能有心阴不足、心血不足。心阴不足可用天王补心丸，心血不足可用归脾汤等补气血的方子。另外，心阳不足（比如桂枝证）引起心悸、气上冲后，也会导致失眠。

然后是肺的问题。肺为水之上源，实际上它也在火的上面，是帮助心火往下降的。心火妄动，往往肺气不足，或是肺气不降，导致心火不降，所以治疗失眠时调肺也很重要。如果失眠患者有肺气虚的问题，比如一活动就气短、出汗，那就要调肺，否则单纯降心火，上面却盖不住，火还是会往上冲，这时可以加一些麦冬、五味子、黄芪、人参等，把肺调理好。

再往下就是胃的问题。《内经》讲“胃不和则卧不安”，这个“胃不和”并不一定指胃难受得睡不着觉，人体的任何一个部位难受都会影响睡眠，如头痛、肚子痛、关节痛等，所以我觉得它不是单纯指胃难受，而是指胃这个部位堵塞了，比如积食、痰饮、瘀血等都可能导致阳气下行过程受阻。当然，脾虚也会导致中焦气机不降，使阳气从胃入脾的时候受阻，这时就要调脾胃了。

肾的问题也会导致失眠，肾阴虚、肾阳虚都有可能。肾阴虚可致阴虚火旺，心肾不交。肾阳虚会影响阳气的运行，阳气往下走的时候，如果下焦太凉，阳气进不去，也就是肾阳虚后阳气回不来，就得温阳，可能会用到附子理中汤或四逆汤一类。

失眠还可能与肝胆有关，肝胆郁热可以导致心火上炎，这个时候就得疏肝。常用的疏肝理气方剂包括四逆散、小柴胡汤、大柴胡汤、柴胡加龙骨牡蛎汤等，只有把肝胆疏解开，里面的热才能清掉。

如果有柴胡证，我常用柴胡加龙骨牡蛎汤或小柴胡汤，伴有脾虚的话，可以合用当归芍药散，因为当归芍药散里有茯苓、白术、泽泻，可以解决脾虚有湿气的问题，川芎、当归、芍药活血，可以解决肝郁容易导致瘀血的问题，合在一起就是柴胡加龙骨牡蛎汤或小柴胡汤合当归芍药散的治疗思路。柴胡加龙骨牡蛎汤与小柴胡汤的区别就是前者有桂枝、大黄，患者通常既有烦躁，又有害怕、焦虑，烦而惊，声音一大就吓一跳，少量的大黄

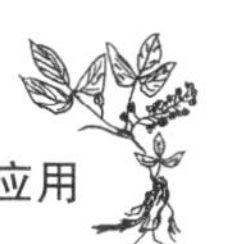

能起到像泻心汤一样降心火的作用。如果还有阳虚，就加干姜、附子，相当于疏解肝气，半夏、大黄把气往下降，把上面和中间的通道全都打开，附子、干姜温阳，将阳气往脾、肾的深部引，这样阳气从上到下的运行是通畅的。小柴胡汤合当归芍药散证如果伴有阴虚可以加生地黄、百合，加生地黄后就相当于将四物汤的作用合在里面了。如果伴有心火上炎还可以与黄连剂合在一起用。治疗失眠常用的黄连剂有黄连温胆汤、黄连阿胶汤等，我在临床上常用黄连剂合百合地黄汤。如果合并气血不足就合用归脾汤，如果有血虚的同时还有血热，我一般会把龙眼肉去掉，加点儿生地黄，因为归脾汤里本身就有当归，可以再加些白芍、石斛等，养阴血的同时还不温燥。

升清降浊汤也可以用来治疗气虚合并痰热导致的失眠。与归脾汤证的气血两虚不同，升清降浊汤证虽然气是虚的，但是血可以是偏实的，所以用了黄连、竹茹、生地黄、百合来清血里的热。

栀子剂也常被应用于失眠的治疗。栀子剂与黄连剂是有区别的，一般来说黄连偏于敛降，而栀子有发散的作用，《伤寒论》讲栀子豉汤时有“心中懊憹”“烦热”“胸中窒”等描述，患者有这种满闷烦躁的症状时一般就可以用栀子。柴胡加龙骨牡蛎汤与栀子剂合用得较多，相对而言与黄连剂合用的情况较少。

针对失眠患者肾虚的问题，治疗时要根据辨证有针对性地加一些补肾的药，比如有肾阴虚的患者一般脉偏大、偏芤，腰腿不舒服，久立或劳累后腰腿没劲儿，晚上休息后能好转。

中药治疗失眠效果较好，但长期服用安眠药或合并很多慢性疾病，比如高血压等的患者，治疗起来比较困难。

（5）不宁腿综合征

这个病与失眠的道理差不多，实际上是一种焦虑烦躁的表现，不宁腿综合征患者很多都是有内热的，以柴胡证为多见，可以伴有黄连证，因肝气疏解不开而产生的郁热沉积到身体下部，腿就容易不舒服，自觉无处安放，这个疾病用中药治疗大多都会有效。

除柴胡剂外，我在治疗由阴虚火旺导致的不宁腿综合征患者时还用到过引火汤。

2. 验案选粹

（1）失眠案

张某，女，29岁。形体中等，肤白，面色略暗。

初诊时间：2022年8月17日。

患者反复失眠2年，入睡难，多梦，常整夜不睡，眠浅易醒，醒则多汗，乏力头昏，晨起口干苦，怕风，大便正常，纳差，手脚凉，腰痛怕凉。月经周期为35天左右，痛经严重，常服双氯芬酸钾止痛，经量不多。舌略红，苔薄白，脉细少力略弦。

处方：北柴胡8g，黄芩8g，蜜紫菀8g，党参18g，大黄3g，川芎6g，当归10g，白芍15g，炒白术20g，茯苓15g，泽泻15g，桂枝15g，煅龙骨20g，牡蛎20g，炮姜15g，黑顺片15g，丹参10g。7剂。

二诊时间：2022年8月29日。

患者入睡改善，仍多梦易醒，乏力头昏，心悸，月经量和痛经情况改善。舌略暗嫩，苔薄白。

处方：初诊方加赤芍10g，改炒白术25g。14剂。

三诊时间：2022年9月20日。

患者现可睡6小时，多梦，月经提前2日来潮，痛经，口干渴，饮水后自觉停滞于胃中，食后胃胀，嗳气，停药后大便欠畅。

处方：继服二诊方。10剂。

四诊时间：2022年9月30日。

患者服药后可睡7小时，多梦改善，胃胀、嗳气改善，大便、食欲改善，易汗出。

处方：北柴胡8g，黄芩8g，蜜紫菀8g，党参18g，大黄3g，川芎6g，当归10g，白芍15g，炒白术18g，茯苓15g，泽泻15g，桂枝10g，煅龙骨20g，牡蛎20g，炮姜10g，黑顺片10g，丹参10g，赤芍10g，黄芪15g，生地黄15g，麦冬12g，五味子

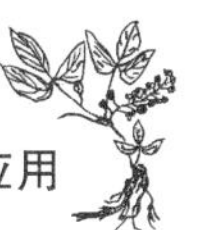

8g，浮小麦15g。10剂。

五诊时间：2022年10月11日。

患者服药期间有两天睡眠不好，口渴，大便正常，汗出减少。舌暗，脉细略弦少力。

处方：四诊方去黄芪，改炮姜15g，黑顺片15g。10剂。

六诊时间：2022年10月21日。

患者排气多，纳可，脚凉，有盗汗，夜间略口干。舌暗淡，脉细沉略弦少力。

处方：五诊方去麦冬、五味子，改桂枝15g。10剂。

七诊时间：2022年11月2日。

患者睡眠尚可。

处方：六诊方去生地黄，加茜草8g。10剂。

八诊时间：2022年11月14日。

患者手脚凉改善，颈部有散在皮疹，脱发，盗汗，纳可，大便尚可。

处方：北柴胡8g，黄芩8g，蜜紫菀8g，党参18g，炙甘草6g，川芎6g，当归10g，白芍15g，炒白术20g，茯苓15g，泽泻10g，桂枝10g，煅龙骨20g，牡蛎20g，炮姜12g，黑顺片10g，丹参10g，生地黄18g，浮小麦15g，盐杜仲10g，槲寄生10g。10剂。

九诊时间：2022年11月28日。

患者痛经仍较重，止痛药需加量，脱发，睡眠尚可，体力、精力尚可，盗汗，进食正常，大便正常。

处方：八诊方去黑顺片，加黄连6g。10剂。

【思路】

这个患者是位年轻女性，皮肤白，但是面色有点儿发暗，反复失眠2年，入睡难，经常整晚睡不着，多梦，睡着后容易醒，一醒就出汗，乏力头昏，体力差，没有精神，晨起口干口苦，怕风，排便正常，食欲差，手脚凉，腰痛怕凉，月经周期是35天左右，痛经非常严重，一直吃解热镇痛药，月经量不多，舌质略红，苔薄白，脉偏细，力度差，偏弦。患者睡眠不好，以阴证为主，脉细，乏力，没有精神，头昏，手脚凉，食欲不好，辨有少阴病和太阴病。另外，患者晨起口干口苦，脉偏弦，痛经，提示有少阳病，气滞血瘀，所以我选用的是柴胡加龙骨牡蛎汤合当归芍药散，加上炮姜、附子，还加了一点儿丹参，柴龙牡汤中本来有半夏，因其反附子（即黑顺片），所以改成了蜜紫菀。

从睡眠的角度来说，导致患者失眠的主要原因是阳虚，也有郁热，所以用药以后患者的睡眠就改善了，但是仍然多梦，易醒，还觉得乏力、头昏和心慌，月经过少和痛经较前改善。

三诊的时候患者可以睡 6 小时了，多梦，月经提前来潮，口干口渴。初诊时患者的症状是早上起来口干，但是不愿喝水，这次还是渴，但是喝水以后感觉胃里面好像有很多水，吃完饭会出现胃胀、打嗝。患者原来说的排便正常，实际上指的是不拉肚子，而不是排便通畅，用药以后患者排便较前明显顺畅。继续用这个方子到 9 月末，相当于吃了一个半月左右，患者的睡眠时间可以达到 7 个小时了，多梦、胃胀打嗝改善了，食欲变好了，排便也正常，但还是相对容易出汗。患者后来大部分时间睡眠都很好，服药期间痛经有两次好转，但是后来还是有痛经的问题，加上有脱发的症状，后来就加了一些补肾的药。

那么，患者失眠的原因是什么呢？患者痛经，需要服用双氯芬酸钾止痛，且用量比较大，患者服药后就出汗，这是因为双氯芬酸钾是解热镇痛药，相当于一种发汗药，这样的话每个月都得出一次大汗，所以我考虑患者是由于总是出汗导致阳虚了，这与《伤寒论》里用发汗法后导致心阳不足或者肾阳不足而出现桂枝证、四逆汤证的道理是一样的。综上，我采用了温阳的方法治疗失眠，从结果来看确实有效。失眠有阳证，也有阴证，这个病例明显就属于阴证，也就是阳虚。

（2）中风案

王某，男，53 岁。形体略胖，面色萎黄。

初诊时间：2023 年 5 月 8 日。

患者 1 个月前突发脑梗死，现右下肢麻木无力，肌力 5 级，

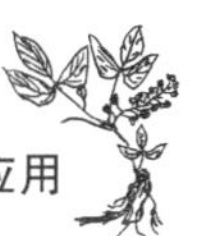

心悸，曾行动态心电图检查显示24小时发生室早3800次，超声提示下肢动脉、颈动脉斑块，现口苦，口干，大便正常。舌略暗嫩，有齿痕，脉动略弦。既往高血压病史10年，血压维持在140/（90～100）mmHg。

处方：防己15g，茯苓45g，黄芪25g，炙甘草6g，桂枝15g，黄连18g，瓜蒌15g，丹参10g，茜草10g，百合18g，生地黄15g，龙骨15g，牡蛎15g。10剂。

二诊时间：2023年5月19日。

患者诸症改善。

处方：继服初诊方。

三诊时间：2023年6月16日。

患者口苦较重，右下肢麻消除，肌力仍差，无心悸，口干咽哑，有痰。

处方：初诊方改瓜蒌16g。

四诊时间：2023年6月30日。

患者近两日上火，心悸失眠，血压最高142/100mmHg。

处方：三诊方改黄芪28g，桂枝12g，龙骨、牡蛎各20g。

五诊时间：2023年7月11日。

患者心悸失眠改善，入睡不难，但早醒。舌略暗嫩，有齿痕。血压120/90mmHg，间断服用降压药。

处方：四诊方改黄芪35g。

六诊时间：2023年7月26日。

患者有时睡眠不好，间断服用降压药，血压尚可，口渴。

处方：五诊方加蒲公英25g。

七诊时间：2023年8月7日。

患者右侧肢体自觉无不适，自测舒张压略高，就诊时测血压140/100mmHg。脉饱满略动。

处方：六诊方改黄连20g，去生地黄，加知母15g。

【思路】

患者脑梗死后，右下肢麻木无力1个月不缓解，面色萎黄、舌嫩齿痕表明气虚有湿，脉动有热，舌暗、脉弦说明有瘀血，口干、脉略芤提示兼有阴虚，所以我用了防己茯苓汤加黄连、瓜蒌补气祛湿清热，加丹参、赤芍、茜草化瘀，合用百合地黄汤养阴降火。治疗后患者先是右下肢麻木消除，而后右下肢无力逐渐消除。

（3）脑鸣案

刘某，女，76岁。

初诊时间：2022年9月1日。

患者脑鸣如火车驶过多年，因失眠服用阿普唑仑3年，因心动过缓、心悸憋闷于2个月前接受起搏器手术治疗，现口干苦，困倦乏力，畏寒肢冷，少汗，有时干咳，大便溏，有时胃阻，食后胃胀。舌略暗红，苔白，左脉略弦缓动。既往高血压病史20年，心脏支架术后多年。

处方：黄芪25g，党参15g，炒白术18g，茯苓15g，炙甘草6g，柴胡5g，升麻5g，陈皮8g，姜半夏8g，枳壳8g，竹茹8g，瓜蒌15g，黄连12g，桂枝15g，当归6g，丹参10g，炮姜10g，砂仁5g。14剂。

二诊时间：2022年9月26日。

患者大便略成形，胃部不适改善，脑鸣同前，烘热，做噩梦。舌红。

处方：初诊方去桂枝、炮姜，加巴戟天8g，龙骨15g，牡蛎15g，生地黄15g。

三诊时间：2022年10月17日。

患者脑鸣有改善，腿凉，有时心悸，口干苦，胃部时有不适，大便略溏。舌红。

处方：二诊方去巴戟天，加桂枝12g。

四诊时间：2022年11月3日。

患者大便偏干，脑鸣改善，仍失眠嗳气，口苦。舌略红，苔薄白。

处方：三诊方加巴戟天10g，山楂8g，六神曲8g。

五诊时间：2022年11月29日。

患者脑鸣减轻，仍因失眠而服药。脉略动少力。

处方：四诊方改黄连15g，生地黄18g。

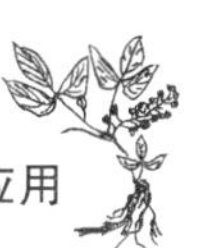

【思路】

临床上脑鸣也很常见，且大多长期存在，难以治疗。此患者脑鸣严重，长期服用安眠药，又有心动过缓病史，既有脑鸣、心烦、失眠、脉动等实热证，又有畏寒肢冷、脉缓、乏力困倦等虚寒证，寒热虚实错杂，所以我既用补中益气汤合桂枝人参汤补气温阳，又用黄连温胆汤合小陷胸加生地黄降火化痰养阴，使清气得升，浊气得降，如此脑鸣虽未完全治愈，但确实有明显的改善。

十、其他

1. 肿瘤

肿瘤在人体各个系统中均可发病，来势凶险，危及生命。肿瘤患者往往会去专科医院或到综合医院找专科的权威医生诊治，我在临床上遇到的单纯用中药治疗肿瘤的患者不多，不过百例，其他患者大多是在手术后或放化疗期间来中医科进行调理。

很多医生在看诊时，容易出现当时在学习什么方法，就往这个理论上靠的问题。我刚参加工作时就是这样，经验不足，很容易学了什么就用什么，很多知识都是从书本中生搬硬套到临床上的。

（1）病例介绍

病例1：我参加工作第3年时在中医病房工作，那时的中医病房也是肿瘤临终关怀病房，收治的大多是肿瘤晚期的患者。我第一个诊治的患者患的具体是哪种肿瘤我已经记不清了，当时这个患者已经发生了骨转移，肱骨痛得夜不能寐，即使口服吗啡也没有明显缓解，还引起了便秘。当时我正在学习火神派理论，火神派理论认为肿瘤是寒邪凝结导致的，要用温阳的方法把寒邪散掉，恰巧当时网络也刚刚兴起，我就在网上与一位特别有名的中医大夫进行了探讨学习，他也认为肿瘤的病因以寒邪为主，应该用温阳散寒的方法治疗，可考虑用麻黄附子细辛汤或乌头汤这类的温散方，这与我当时学习的理论不谋而合。我想，此患者虽无明显寒证，但也没有明显热证，温散法或许行得通。不过，用完温阳的方法后，患者痛得更厉害了，即使将口服吗啡改成注射吗啡也不能缓解疼痛。有一天，患者出现发热、烦躁不安，无明显畏寒，几日未排便，我给他用了调味承气汤，一剂便即通，热即退，家属很满意。当然这只是对症处理，并不是对肿瘤本身的治疗，包括我们平时看的一些肿瘤病案，实际上都是通过调理减轻并发症，改善患者的生活质量，这些症状可能与肿瘤本身有一些相关性，但未必有直接联系，所以很难说是对肿瘤直接有效。

病例 2：一老年男性患者，胃癌晚期伴有转移，胃脘隐痛，食欲下降，当时我在看《备急千金要方》，在肝病篇里面有关于治疗积聚病的描述，用的是温通的药，如干姜、附子、花椒、桂枝等，再加一些通下的药，如大黄、芒硝、甘遂、狼毒等，于是我给这个患者用了牵牛子（也可能是商陆），加了干姜、桂枝，想以此来止痛、通胃腑，但用后患者的症状反而加重了。

病例 3：一肝癌患者，来诊时精神尚可，略瘦，但入院后日渐消瘦，腹部逐渐变大（腹水导致），后来腹部膨隆而四肢消瘦，腹部胀硬，按之不下，脉细无力。我当时正在读明代孙一奎的《赤水玄珠》，里面有一则关于鼓胀的医案，记载患者肚子大，四肢瘦削，用的是补中益气汤。我按照这个方法治疗后患者腹胀更重了，后来就停药了。

病例 4：初学经方时，我接诊了一位输尿管癌的患者，输尿管堵塞引发了肾积水，用置入支架和其他方法将尿导出后患者仍腹痛，按诊提示右下腹有压痛。针对这样的症状常用的是大柴胡汤合大黄牡丹汤，类似于治疗阑尾炎的方法，我当时也确实是这样用的，但患者服药后还是腹痛，食欲也没有改善，于是我思考肿瘤引起的疼痛不能按照常规的炎症疼痛治疗，患者虽有腹部压痛，有瘀血证的表现，但用化瘀药后效果并不好。后来，随着对经方学习的深入，我对六经辨证的运用不断熟练，在对虚实寒热的辨别和对病位的确定上构建起了一个大的框架，对疾病的治疗也不那么盲目了，比较成功的案例逐渐多了起来。

病例 5：这是一个治疗肿瘤并发症的案例，具体的肿瘤性质我记不清了，当时患者的肿瘤细胞转移至腹腔，导致腹腔内淋巴结肿大，压迫十二指肠，形成高位梗阻，腹痛不能进食，呕吐，

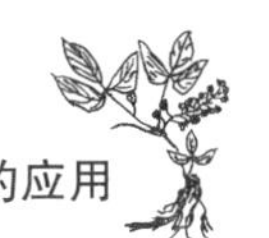

需要通过胃管摄入营养。患者当时腹部凉，伴压痛，大便不畅，我考虑用温下法，用了干姜、附子，又加了一些桃仁、牡丹皮、大黄，用后效果很好，很快就将胃管撤掉了。这个患者以前住院时都会下胃管，出院后也会保留胃管一段时间，因为撤掉胃管后会出现积食。我使用温下法治疗了半年左右，疗效稳定。后来患者到别的科室住院，主动邀请我去会诊，要求吃中药治疗，服药后效果很好。

当然，这个病例的中药治疗主要针对的是肿瘤并发肠梗阻，对于肿瘤本身的治疗作用有多大就不太清楚了。

病例 6：一老年男性患者，患有直肠癌、结肠癌，因为肠内广泛转移而不能手术，也没有接受其他治疗，临床表现为排便不畅，肛门胀痛，手脚凉，方用柴胡剂加一些化瘀药和温通药，用药后患者症状改善，疗效稳定了近两年。

病例 7：一老年男性患者，有乙型肝炎病史，之前一直在外院进行抗病毒治疗，治疗数年后相关指标转阴。一年后复查，发现肝内有巨大肿块，确诊为肝癌，且已经有食管胃底静脉曲张、脾肿大等肝硬化的表现。来诊时患者消瘦，面色发黄，两颧微红，神情抑郁，纳差，恶心，进食后胃胀，但肚子并不大，肝区及两侧胁下痛，乏力，手脚冰凉，脉弦大无力，考虑少阴病合并少阳病、太阴病，方用小柴胡汤合当归芍药散加干姜、附子、丹参、赤芍，后来又加了杜仲、牛膝，治疗方向为温补脾肾、理气化瘀，用药后患者感觉身体轻松，坚持服中药半年左右，感觉良好，后来复查显示肿瘤明显缩小。因为这个患者除服用中药外没有用其他方法治疗，首诊医院认为不可能在这样短的时间内取得这样显著的疗效，所以推翻了先前肝癌的诊断。

由于感觉症状明显减轻了，患者就没再继续服用中药。过了两年左右，患者的女儿来求诊，说她的父亲突然吐血，住院检查后发现那个肿块又长大了，又诊断为肝癌，出院后还是不舒服，想继续使用中药治疗。患者服了一周中药，但几天后又出现了吐血，住院治疗也没能止住，还是去世了。

这个患者前期的疗效很好，肿瘤明显缩小，但没有坚持中药治疗。通过这个案例我意识到，对于肿瘤患者，最重要的还是辨证调理，不是必须在方子里加入半枝莲、白花蛇舌草、白英、山慈菇等公认在药理学上有抗肿瘤作用的中药。

病例 8：一老年男性，胃癌伴腹腔转移，腹痛，吃不下东西，面色浮红，形体中等，西医告知存活期为三个月左右。我观察其胃有寒象但不明显，就用了附子理中汤加一些理气活血化瘀药，治疗思路与前一个病例类似，但这个患者用药后仍腹痛、纳差，效果不明显。由此看来，每个患者的情况都不一样，所以疗效也会有差别。

病例 9：一位 50 多岁的女性患者被确诊为甲状腺癌，曾进行两次手术，第一次将甲状腺切除，后来因发生了局部淋巴结转移进行了第二次手术，术后不久淋巴结又肿了起来，触其坚硬，有点儿痛，西医认为是癌症复发了，还得手术，患者拒绝，也没穿刺做病理，来诊寻求中医治疗。

来诊时患者精神抑郁，情绪低落，面色略红，手脚凉，少汗，皮肤干燥，有湿疹，整体来看既有少阳病、少阴病、太阴病，又有表证。当时我开的处方是柴归汤加干姜、附子，加丹参、赤芍、生地黄、荆芥、防风清血热，加麻黄开腠理，开体表之郁闭。患者用药后症状减轻，肿块逐渐缩小，坚持用药数月后肿块完全消散，遗留湿疹未愈，又调理了几周后停药。十余年后这个患者的侄女来诊，我问起患者的状况，侄女说患者的身体还不错。这个患者就是按照六经辨证诊治的，未用任何抗癌药物，疗效满意。

病例 10：2022 年我接诊了一位胰腺神经内分泌肿瘤患者，肿瘤介于良性与恶性之间，既可以向恶性转化也可以长期稳定。当时患者已经出现了肝转移、腹腔转移，伴发腹膜炎，左下腹压痛，我判断患者有结胸证，治疗时就以补气养血、化瘀为主，加上了商陆，患者用药后症状缓解，疗效稳定了半年左右，后来住院进行了免疫治疗，复查时发现肝内癌细胞扩散明显，故来复诊。复诊时患者的腹部压痛由左下腹转移到右下腹，且压痛很明显，纳差，精神状态差，但本人只来调理了一次，后来就卧床

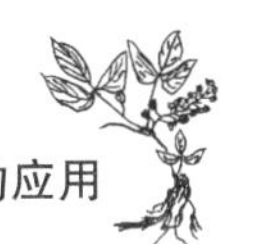

了。这个患者前期的治疗效果很好，也稳定了一段时间，后来肝内癌细胞扩散得很快，不知是否与免疫治疗有关。

肿瘤的发病和进展与人体的免疫系统有关，我以前见到过一个乳腺癌骨转移的患者，贫血非常严重，就按照常规的治疗方式给她输血，结果输血后患者的癌细胞在皮下迅速扩散，出现了很多肉眼可见的肿块，所以肿瘤患者的治疗非常复杂。

后来我又治疗了一些患者，也是得失参半。近两年治的一些肿瘤患者，大多数还是属于整体调理，用方如升清降浊汤等，都取得了很不错的效果，但我认为这些治疗针对的都是肿瘤或放化疗的并发症，并不是肿瘤本身，如果是直接治疗肿瘤，就应该辨明肿瘤的病因病机，然后进行独立、有序的治疗。

言病不治者，未得其术也！

许多良性肿瘤患者的治疗取得了不错的效果，比如甲状腺结节、肺结节等，我治疗的两个患者的肺结节已经消除，一例是用药后很快就消除了，考虑应是炎症导致的，另一例是治疗了一两年才消除的。几例甲状腺结节患者经治疗结节也明显缩小了。

对于良性肿瘤的治疗，我一般按照局部痰热来处理。至于造成痰和热的原因还应具体分析。临床上运用六经辨证整体分析病因、病位，把痰和热清除掉，就会对良性肿瘤起到积极的治疗作用。

根据西医理论，恶性肿瘤是由良性肿瘤或慢性炎症发展而来的，因此如果良性肿瘤有痰热的问题，那么恶性肿瘤肯定也有，只是恶性肿瘤有浸润性、转移性，病情进展得更快，毒性更强，但本质问题还是痰热内郁。常见的慢性炎症包括慢性支气管炎、慢性胃炎、慢性肠炎等，一般都伴有慢性黏膜损伤，从中医学角度来说这些慢性炎症的出现也是因为有热在其中，只是热的来源不一样，比如少阳郁热，太阳表闭，瘀血日久化热，或阳气不足、郁闭不开而生热，但最后导致的都是局部郁热，逐步发展成肿瘤，所以肿瘤一般都有郁，有热，有痰。例如，我在治疗前面病例介绍中病例 7 里的肝癌患者时，虽然用的是温补的方法，但是也加入了柴胡、黄芩，目的就是促进人体枢机开放，把郁热散掉。

西医学认为肿瘤的发病与基因有关，抑癌基因调节能力丧失，癌基因得到释放，肿瘤细胞就会无限生长。然而，肿瘤的生长需要热量，这就会导致肿瘤患者体内某个部位积聚的热量过高，存在“热”的问题。所以，治疗肿瘤的关键就是把这个“热”给调理好，无论是外来的热，还是内生的热（心火、肝火、郁火、虚火），都可以从六经辨证的角度来整体分析、寻找。前面病例介绍部分提到的病例基本上都有热的问题，区别就在于虚与实。

当前，肿瘤的诊治大多采用中西医结合的方式，大的治疗方向一方面是扶正（西医学认为肿瘤的发病与免疫功能低下有关，免疫功能低下患者体内的肿瘤细胞更容易生长），另一方面是用一些有抑制肿瘤生长作用的中药（如白花蛇舌草、半枝莲、土贝母、山慈菇等）。现在很多人都在研究中西医结合治疗肿瘤的课题，在扶正治疗的基础上加用具有抗肿瘤作用的中药，然后以试验为依据，验证药物对肿瘤的抑制作用，并对药物在提高患者生存率、延长生存时间及减轻药物不良反应等方面的作用进行研究。我认为，中医医生单纯按照西医思路去治疗肿瘤是不可取的，比如药理学认为有抗肿瘤作用的中药在临床实际应用中起到的大多是辅助调理作用，与放化疗的力量相比微乎其微，相反如果运用不好的话还有可能导致毒性的叠加，造成不良后果，所以我们不如根据患者的具体情况认真分析，仔细辨证，用中医思维去考量肿瘤。

（2）师生问答

学生：老师，您刚才讲了患者输血后癌细胞扩散的病例，请问是否是因为输血后气血充足，血行加快，导致癌细胞扩散了呢？

我：不是的，这个患者本身就很虚弱，且已经发生全身性骨转移，处于卧床状态，血液循环本就慢，再进行输血，就加重了身体的负担，加重了血脉的堵塞，所以癌细胞扩散不是输血后血液循环加快导致的。

治疗肿瘤时要不要活血化瘀呢？中医确实可能会用到活血化瘀的方法，但西医恰恰相反，西医常用介入疗法将肿瘤周围的血管封闭，通过使肿瘤血供变差来抑制其生长。中医的化瘀疗法必

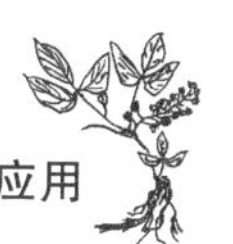

须在确认有瘀血证后才可以用，绝不能遇到肿物或包块就按照瘀血证来治疗，比如痤疮也可以看作肿起的小包块，如果痤疮颜色鲜红，那么单用化瘀药是消不掉的，必须清热才行，如果用了偏温的化瘀药，可能反而会使痤疮加重；不能认为只要出现疼痛就代表有瘀血证，盲目地使用活血化瘀药，比如我曾治一乳腺癌骨转移的老年患者，患者胁肋疼痛，夜不能寐，我考虑有瘀血证，用了一些全蝎、蜈蚣，结果患者用药后疼痛更重了。

使用化瘀法其实是有禁忌的，比如我们经常说的脉大，一方面《素问·脉要精微论》提到脉“大则病进”，另一方面脉大提示患者体内的热比较重，整体上是偏动的，动而不静，这时要用清热镇静的药把体内的火热降下来，如果用活血化瘀药就加重了这种“动”，治疗方向就反了，错用活血化瘀药可能会加快肿瘤的进展，比如前面病例介绍中病例 7 描述的那个肝癌患者，他的脉就偏大，治疗时以温补疏解为主，加了少量丹参、赤芍之类偏凉的化瘀药，这个时候如果用全蝎、蜈蚣一类的化瘀药，肯定会加重病情。我认为，肿瘤大多还是以痰热为主，有时会兼有瘀血，如果大量运用全蝎、蜈蚣等辛散温通的活血药，可能会加重痰热证。

肿瘤是一个严重、复杂的疾病，治疗时需要考虑的因素很多，这就需要临床医生有精细的辨证思路，起码六经辨证必须梳理清晰，否则中医治疗的要点是把握不住的，用药也会出问题，比如我们说的六经只是病位，结合八纲，每一经里还分寒热虚实，差一步就会出问题。如果没有精细地辨证，即使偶然获得了较好的疗效也很难重复。对于肿瘤，我们现在仍然在不断地探索，相信总有一天我们中医会解决它！

2. 中暑

（1）中暑的辨治

提到中暑，有两个常用的清暑益气汤，一个是这个李东垣的“东垣清暑益气汤”，一个是王孟英的“王氏清暑益气汤”，王氏清暑益气汤主要是补气养阴的，与生脉饮的功效有点儿类似，而李东垣的清暑益气汤比较复杂，包含了补中益气汤和生脉饮，还

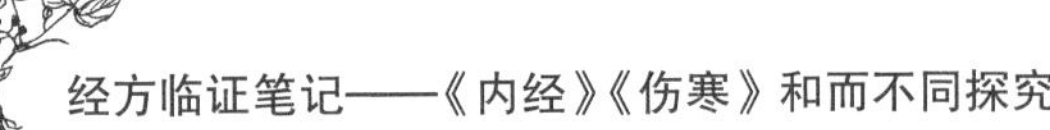

加了一些化湿的药。我认为，李东垣的清暑益气汤用得最普遍，适应证更多，在天热的时候，尤其是三伏天湿热熏蒸的时候，这个方子使用的概率非常高。

有些患者是气虚伴有湿热的体质，这种情况下也可以考虑用东垣清暑益气汤治疗。如果痰证很明显，有温胆汤证，就可以用升清降浊汤治疗。如果痰证不明显，没有明显的胸闷，咽中没有明显的堵塞感，只是乏力、身重、燥热、精力差、纳差、舌苔厚腻，就可以用东垣清暑益气汤。

李东垣的清暑益气汤出自《脾胃论》，也是“中气理论”范围内的方子。中气主要是指脾胃之气，脾主升清，脾气上行后肺气才能充足，所以从“中气理论”角度来讲，脾和肺的治疗很多时候是一致的。

饮食劳倦、营养不良、重病消耗、先天不足等都会导致中气不足，还有一个常见的原因就是热邪耗伤中气。夏天，尤其是三伏天时，天气热，水汽都蒸发到空气中，湿气弥漫，湿邪更容易侵袭人体，这是外在湿邪。中气不足易生湿邪，而且夏季体内心火比较旺盛，导致体内水液循环加快，也会形成湿气弥漫的状态，这是内生湿邪。这就是有些人在夏季容易出现多汗、倦怠乏力、燥热、下肢无力等一系列表现的原因。肺气耗伤亦是如此，夏天心火比较旺盛，火克金，所以夏季肺气耗损严重，其主要表现就是多汗、疲倦乏力等，此时人体容易受到外邪的侵袭。肺气受损后会逐渐导致气阴两伤，出现乏力、纳差、口渴等症状。

针对中气不足的情况，治疗时可以选择东垣清暑益气汤。方中黄芪、人参、白术、甘草补气健脾，苍术化湿，青皮、陈皮、六神曲等芳香燥湿醒脾，升麻、葛根升提清阳之气，不用柴胡是因为没有动肝气，且葛根还有生津解渴的作用。中气不足，则湿气下流，阴火上冲。中气不足后，脾气不升，清气就会往下走，湿气重着，于是随之流到下焦，阻碍相火向上走。正常相火的循行路线就是人体阳气的循行路线，从命门而生，向上至肝以升发，湿气下注以后，这个通路就会变得不通畅，阳气就会妄动，阴火就会上冲，人就会一阵阵地感到燥热，所以方子里加了黄

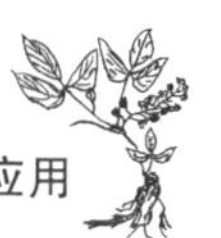

柏。上焦有阴虚的问题，就加麦冬、五味子。方中还加了少量泽泻用来针对湿邪。李东垣认为出现小便不利时可用泽泻，如果夏季出汗多，小便少或不通畅，或尿频而量少，就会加一点儿利水的药，但如果没有小便不利的情况就不能用泽泻，因为李东垣认为泽泻会影响清气上行，就像补中益气汤不用茯苓，就是因为茯苓也是向下作用的药。

李东垣的很多方子都是以补益脾胃、升发清阳为主的，很少用淡渗的药，这其实与他的生活背景有关。金元时期战乱仍频，人们食不果腹，普遍身体虚弱，故治疗以补益为主，而且每种药的用量很小。

我们平时常用的升清降浊汤针对的主要是中气不足产生的湿浊。黄芪（代人参）、党参、白术补益中气，柴胡、升麻升提清阳，茯苓、瓜蒌、黄连温胆汤化痰祛湿降浊，生地黄、麦冬养阴生津。此类患者除有乏力、多汗、头昏沉、倦怠等中气不足的症状外，往往还有明显的胸闷、咽阻、胃胀等，也就是上焦、中焦都有痰浊阻滞，相对于东垣清暑益气汤而言更适用于乏力、多汗、形体偏胖或中等，同时有“三高症”甚至“四高症”（在“三高症”的基础上加高尿酸血症）的现代人群，但因为二者的组成中都有人参，所以不能久用。当然，如果患者平时体力正常，只在夏天感到浑身没劲儿，昏沉纳差，没有其他问题，就可以用清暑益气汤治疗。

在门诊上治疗代谢性疾病时，防己黄芪汤的使用概率更高。防己黄芪汤中的黄芪除补气外，还有一个很重要的作用就是利水，所以在《金匮要略》关于水气病、风湿病的讲述中都会出现黄芪剂。防己黄芪汤的功效特点与补中益气汤、清暑益气汤都很不一样，在治疗代谢性疾病气虚湿滞证时，防己黄芪汤用得相对更多一些。

（2）中暑验案

张某，女，51 岁。形体中等。

初诊时间：2020 年 7 月 21 日。

患者晨起口苦 1 月余，乏力身重，困倦嗜卧，眠浅易醒多梦，不渴，纳可，易饱胀，出汗略少，寒热不显，月经3个月未至，二便正常，排气多。舌略红，苔薄白，脉软略动。

处方：清暑益气汤加味。黄芪25g，苍术10g，升麻5g，党参10g，泽泻5g，六神曲5g，陈皮3g，白术15g，麦冬8g，当归5g，炙甘草6g，青皮3g，黄柏5g，葛根5g，五味子3g，西洋参5g。7剂。

二诊时间：2020年8月10日。

患者口苦基本消除，乏力困倦及多梦改善，食后胃胀，排气多，脉软，舌略红。

处方：黄芪28g，升麻5g，党参15g，六神曲5g，陈皮3g，白术20g，麦冬8g，当归5g，炙甘草6g，青皮3g，黄柏5g，葛根5g，五味子3g，西洋参3g，柴胡5g，羌活2g，独活2g，防风2g，黄芩5g，黄连5g，生地黄5g。7剂。

【思路】

该患者以口苦为主诉来诊，口苦一般来说提示有热，但是该患者并没有明显的少阳柴胡证和阳明病的表现，如胸胁苦满、口干等，可以排除少阳病及阳明病，表证身痛的表现也不太明确，可以排除太阳病，因此暂时不考虑三阳病的可能。

从患者困倦乏力、饱胀的表现来看，考虑可能有太阴病，从太阴病入手进行脏腑辨证分析，考虑脾虚导致肝气偏旺，即脾虚导致了虚性亢奋——虚热。

李东垣认为清暑益气汤证不是由肝的问题导致的，而是脾虚之后中气下陷，相火上冲导致的，所以加了黄柏，但是全方整体上还是以扶中气为主的。本病例中，患者有太阴病，有虚热，结合就诊时令，就用了清暑益气汤加减来治疗。

关于血虚的问题：该患者舌略红，从舌质来看不像血虚的表现，而且患者疲倦乏力，更像是气虚的表现。如果气虚证用了补血药，会影响补气的效果，因为补血药大多是阴性的药，是滞腻的药，而补气药的作用是让人体的气动起来，把湿气排出去，所以如果血虚辨证不明确的时候就加用补血药，会妨碍补气的作用。对于该患该证，补血药可以少加一点儿，清暑益气汤中有少

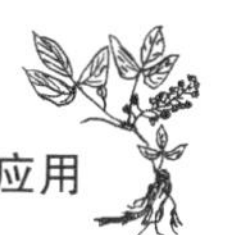

量的当归，起到的补血作用就已足够。这也是用清暑益气汤比用归脾汤更合适一些的原因。

关于瘀血的问题：患者的瘀血表现也不明显，如果单纯根据舌质偏暗的表现就判断有瘀血，证据少了些，左侧腹部压痛的腹证、肌肤甲错等瘀血的表现都没有，因此患者的瘀血证不明显。

关于热的问题：患者睡眠不好，提示有热，但是属于阴虚生热还是属于实热不太好判断。清暑益气汤这个方子里本身就有一些清热药，所以我决定就只用这个方子看一下到底是否有效，先不加其他的药，以免掌握不好用量。现在回过头看，患者用药后睡眠改善了，说明用药方向是正确的。

关于湿的问题：患者身重乏力，困倦嗜卧，也要考虑湿阻的问题，但该患者没有舌苔厚腻的表现，食欲也还可以，且虚证的软脉与湿阻的软脉按理说是不同的，虚证的软脉不仅脉管软，脉管里也是空虚无物的，而湿证的软脉脉管里应该像有水流似的，是有东西的，所以单纯从湿来考虑用藿朴夏苓汤之类并不太合适。

第二节　外科疾病论治

一、外科疾病论治基础

中医外科与西医外科的差别比较大，其治疗会涉及内科系统的辨证体系。中医外科的治疗一般主要针对我们能在体表看到的疾病（比如体表出现的包块，以及感染性肿块），中医内科的治疗一般主要针对在体内、肉眼看不到的脏腑疾病。我们古代的中医学没有完善的解剖学基础，针对内脏疾病的处置主要还是依靠药物内治。

二、外科疾病的治疗

1. 临床常见病

（1）外伤

皮肤及软组织的损伤，比如摔伤、撞击外伤、器械伤（包括钝器伤、锐器伤）等，大多按照瘀血证来辨治，但是如果伤口出血太多会形成血虚证，当然瘀血也会存在。治疗外伤引起的骨折，常用的是活血化瘀法，但还要考虑患者的体质，比如患者可能是大柴胡体质、小柴胡体质，当柴胡证和瘀血证同时存在时，单纯活血化瘀是不行的，还要用一些疏肝理气的药。《方剂学》中复元活血汤的组成主要是活血化瘀药加一些疏肝解郁药，可治疗外伤后胁肋疼痛。

当然，虽然化瘀是主要方向，但治疗时还是要全面考虑，比如明确患者是否体质偏虚、偏寒等。

以前有一个患者骑自行车时不小心被后面行驶的车撞倒晕过去了，肇事司机逃跑，村里的人发现后将她送回了家，她醒后出现了头痛、头晕、呕吐（类似于脑震荡的症状），口干舌燥，伴有局部血肿，后来找到我寻求中药调理。因为她是大柴胡体质，受外伤以后口干舌燥，考虑是由瘀血导致的，所以就给她用了大柴胡汤合桂枝茯苓丸加石膏。用完药后，患者恢复得很快，只吃了几剂药，头痛、头晕就减轻了许多。虽然外伤引起的轻微脑震荡也能自行恢复，但进行早期中药干预，能够更快地减轻脑震荡引起的一系列不适，这是很有必要的。

如果外伤比较重，比如出血比较多，我常用《备急千金要方》里的一个治疗从高处跌落引起外伤出血的方子——胶艾四物汤，也就是《金匮要略》里的胶艾汤。这是个止血的方子，从高处坠落以后内出血、外出血较重，如果出血非常多，人就会变得虚弱，所以治疗的大方向是止血，当然四物汤也有化瘀、养阴血的作用。所以，外伤情况不同，用的方子肯定不一样。

曾经有一个患者，外伤比较重，昏迷了好久，住院以后外科医生对他进行了肠内营养治疗，患者出院后找我看诊，来诊时距离受外伤已经有两三个月了，属于外伤后期，患者已经瘦得“脱相”了，反应很慢，记忆力差，以前的事全忘了，头晕，食欲不好，我考虑还是以虚为主，兼有瘀血证，这种情况下用大柴胡汤合桂枝茯苓丸肯定是不行的，所以在临床上一定要视具体情况而拟方。经过一段时间的调理，患者的身体状态逐渐恢复。

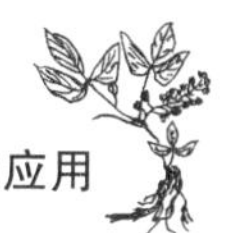

如果是小孩子玩耍时受了皮外擦伤，处理起来一般比较简单，有时即使不做处理伤口也能很快恢复，但是用了中药后能恢复得更好一些，比如我们常用的中成药云南白药、七厘散等，敷在伤口上有助于消肿、止血。

另外，我治疗过一些骨折的患者，做了外科手术以后局部恢复得很慢，或受伤的肢体一直浮肿，这时可以用化瘀利水的方子，像当归芍药散一类，帮助患者进行术后恢复，效果比较明显。

（2）颈椎病

颈椎病是外科的常见病，在这里大概讲一下。

有些患者因为出现项部僵紧、肩部不适、肢麻、头晕等症状来诊，这时可以通过辨证治疗为患者减轻不适。上述症状可能是从太阳病发展来的，比如葛根汤证就有“项背强几几”的表现，如果患者不适合用麻黄，可以考虑用桂枝加葛根汤。

少阳病也可能会有颈项不适的表现，比如在《伤寒论》对小柴胡汤的论述里就有“颈项强”的症状。少阳病为什么会出现“颈项强”呢？这是因为颈项部有很多关节，而关节是筋脉聚集的地方，肝主筋，如果人长期压抑，总是生气郁闷，这样就会导致气机不畅，颈项部的筋脉更容易拘急，所以患者会觉得颈项发紧，当然也可能会出现全身肌肉或筋脉拘急的情况，这个时候我们就要辨别是太阳病还是少阳病了，不可以认为颈椎不舒服一定都属于太阳病。脖子两侧属少阳，后项属太阳，但实际上有的时候很难完全区分开，只能说单侧不舒服的情况更多而已，不能完全以此来判断病位，所以我们还要看患者的其他症状，比如辨别有没有太阳表证要看患者有没有出汗、冷热异常、怕风等，辨别有没有少阳病的话要考虑患者有没有口苦、咽干、胸闷、脉弦等，然后进行综合判断。

痰饮病也可以导致颈椎不舒服。《伤寒论》讲“结胸者，项亦强，如柔痉状，下之则和，宜大陷胸丸”，说明痰饮可以导致颈项发僵。有些医家讲大陷胸丸证时认为颈项僵硬是痰饮导致脑膜炎，引起脑膜刺激征造成的，当然也会存在这种情况，但从证

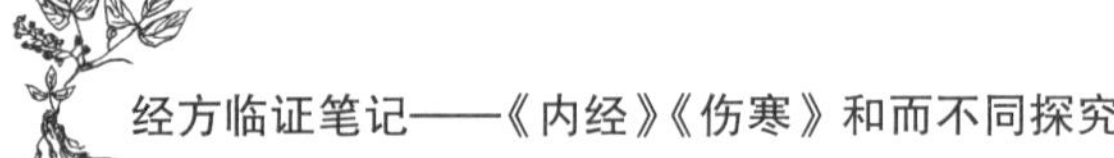

候来说痰饮本身就可以导致颈项不适，而且门诊上不少患者颈项部不舒服和梅核气咽阻的症状是同时出现的，说明痰湿对颈项是有影响的，当然有痰湿证的同时也可伴有太阳病、少阳病，治疗时可以放在一起处理，但是痰饮本身就可以引起颈项不舒服，这一点一定要注意。

颈椎病引起的头晕往往与水气有关，可以考虑用当归芍药散等能活血化瘀利水的方子。手麻等麻木类症状很多时候属于黄芪证，是气虚的表现，可能会用到补中益气汤，或者再加一些解表药，类似李东垣的方法，也可能属于气血不足证，可用归脾汤来治疗。

（3）外科术后并发症

这里的外科手术主要是指普外科的腹部手术，常见的需要中医治疗的外科术后并发症有肠梗阻等，肠道术后（包括阑尾炎术后）有的患者会出现肠粘连，还有妇科手术后局部组织易产生粘连，挤压肠道而导致不完全性肠梗阻，主要表现就是手术以后出现间断的肚子胀痛、呕吐等，很多时候看似就是胃肠道疾病，但是普通的胃肠道疾病一般不会突然发生，痛得没有这样重，而且术后并发症导致的腹痛位置往往是固定的。当然这样的患者都是要经过西医确诊的，需要做腹部 CT，有的患者确诊以后外科会进行手术剥离，但有的患者在剥离术后还会复发，还有一部分患者不想手术，想通过中医来治疗。

我们看到的这些术后不完全性肠梗阻都是与瘀血有关的，这种瘀血证是怎样造成的呢？为什么瘀血能维持很多年都不缓解呢？一方面与手术有关，另一方面与患者的体质有关。很多患者术后并没有出现这种并发症，但有些患者体质较差，术后瘀血无法自行消散，比如常见的气郁体质患者，气郁本身就容易造成瘀血，且不容易消散，还有体质偏寒、偏虚，以及水湿等因素，都可能导致局部瘀血不散。

我治疗过一位女性患者，50 多岁，做过三次手术，包括胆囊手术、妇科手术、胃部手术，术后反复发生肠梗阻，发作时腹痛非常严重，必须到医院急诊去打止痛针，多次住院治疗，腹痛发

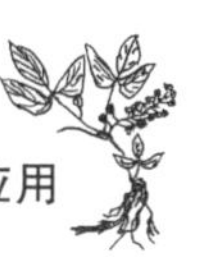

作时还会呕吐，一点儿东西都吃不下。患者来诊时面色苍白，手脚冰凉，腹诊时腹部皮肤也是冰凉的，但剑突下、胁下、腹部两侧的皮肤是温的，温度对比明显，这就说明她是瘀血体质同时伴有寒证，加上她口干口苦，脉偏弦，属于少阳病，所以综合来看，就给她用了柴胡桂枝干姜汤合当归芍药散加附子，也间断用过柴归汤加干姜、附子，再加些化瘀药，服完这些方子患者的症状有所改善。患者说以前也吃过很多中药，但刚一吃进去就吐，这是为什么呢？我分析，一般肠梗阻的患者都会有呕吐、腹痛、纳差、乏力等问题，很容易从调理胃肠的角度来治疗，用党参、白术等健脾补气的药，再加一些疏肝理气的药，但实际上这些症状主要是瘀血导致的，发病的时候按患者的腹部通常有压痛，没发病的时候也会有某一个部位的压痛，所以单纯调脾胃不会起作用，而体内的寒会加重疼痛，所以治疗的大方向是温阳化瘀，虽然也有虚的问题，但单纯补益脾胃而不化瘀的话是很难将虚补上的，患者接受不了补气药，自然就会吐。这个患者吃完温阳化瘀的药感觉特别舒服，愿意吃东西了，渐渐地也不觉得腹痛了，所以她后来又调理了一段时间，过程中偶有复发，但是程度较轻，后来连续几年未见复发。

有一个阑尾炎术后的小女孩，刚上初中，做完手术后反复腹痛，吃不下饭，排便不畅，只能休学 1 年。家长先带她到某儿童医院就诊，外科医生说可以再做一次手术，但是家长害怕孩子体质不好，再做手术的话身体吃不消，更影响身体健康了，就来找我用中药调理。这个小女孩的体质与前一个案例患者的体质类似，但没那么严重，也是面色苍白发暗，手脚容易凉，体质偏弱，我也是用了柴归汤加干姜、附子这个方法，但用药后小女孩的腹痛缓解没有前一个患者那样快，而是逐渐缓解的。调理一段时间后，小女孩就正常上学了，一直没有再复发。

还有一些不完全性肠梗阻不是在手术以后发生的，所以在这里就不展开讲了。

总的来说，术后肠梗阻大多与瘀血有关，比如阑尾炎患者，阑尾炎发作的时候就有瘀血，手术以后瘀血证还在，就会出现局部反复疼痛，这种情况很多见，有的阑尾炎患者术后没有出现肠梗阻，只是单纯的局部反复不适，这种情况大多也是瘀血证导致的。

（4）乳腺炎

很多时候乳腺炎与输乳管不通畅有关。我刚工作时，接诊的一位患者产后乳汁量很足，但突然有一天就没有乳汁了，乳房胀得很难受，但还没有发展到乳腺炎的程度。当时我认为这种突然的乳汁消失肯定与“瘀”和“郁”有关，所以就给她用了理气化瘀的药，包括王不留行、桃仁、丹参、路路通等，患者吃完药乳汁分泌很快就通畅了，而且量很多。像这个患者这种突然发生的瘀阻问题显效很快。

2021年我院一位同事来找我看乳腺炎，当时已经是第三次发作了，发作间隔时间很短，几周就发作一次，每次发病都会输注消炎药。考虑到她处在哺乳期，我建议她不要再用消炎药了，而且她的问题主要是输乳管不通畅，单纯消炎治疗即使当时有所缓解，后面依然会复发，所以建议她吃中药治疗。这个患者当属于少阳证，发热，脉偏弦，口干口苦，食欲不好，我给她用的是小柴胡汤加石膏、丹参、赤芍，以及一些通络的药，如王不留行等，患者用药后很快就退热了，乳房也消肿了，后来患者又继续服用了一段时间中药，病就完全好了。

（5）气胸

气胸，由肺泡破裂后气体进入胸腔里所致，可出现胸痛气短。

出诊之初我并没有治疗过这种患者，感觉应该是不容易治的，气体跑到胸腔里该怎样治啊？是不是得理气？后来真正接诊气胸患者以后，我才发觉根本不应该这样考虑，还是应该了解患者的整体情况和具体表现。我遇到过一个患者，胸口痛，伴有轻微的气短，脉偏弦，是一个柴胡证，我开的是大柴胡汤合桂枝茯苓丸。患者服药后，胸腔内的气体很快就被吸收了。

按外科理论来讲，应该把气胸患者胸腔内的气体引出去，可我用中药调理后机体自己就把气体吸收了。所以，气胸这个病不

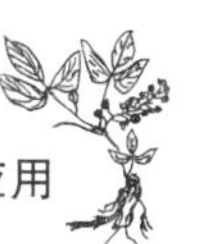

亲自去看，单纯凭想象是很难抓住治疗关键点的。

（6）褥疮

褥疮好发于长期卧床的患者。褥疮患者一般都患有基础疾病，身体状态差，久病卧床，受压部位破损以后溃烂，有些部位会烂得很深。

十多年前我在中医病房工作时，有位中风后遗症伴有肺部感染的老年男性患者先后两次住院，长期卧床，有褥疮，疮口很深，像洞似的看不到底，多次换药后患者问我有没有办法让疮口长一长，我想可以试一试。患者身体很虚，脉也很弱，我取补中益气汤之义，加了一些祛风、化瘀、清热药，将中药打成粉，让他出院后把粉末塞进疮口里去。用了这个方法以后，患者的疮口还真长出新肉了，慢慢地疮口就长好了。

后来，科里的同事介绍了一位褥疮患者给我，这位患者没有面诊，只是问诊咨询，针对他的情况我也是建议用上面的方法，患者用药后效果也不错，褥疮接近痊愈。可惜的是这位患者病情太重，身体状态太差，不久后就去世了。

比较重的褥疮患者我就治过这两个。褥疮确实很难痊愈，但是中药有较好的疗效。

（7）皮肤病

第一，荨麻疹。

荨麻疹患者在门诊上非常常见，我也治疗过很多例，有些确实比较严重，反复多年不愈。实际上，我们可以把它看成一种外感病，与风有关，从外风而来，属于中医学“隐疹”“风疹”范畴，治疗时按照六经辨证即可。

有一些患者皮肤很痒，但是口干口渴的症状不明显，食欲正常，体力、精力正常，睡眠也很好，整体上没有明显的里证表现，这时就要考虑表证。虽然属于表证，但是治疗荨麻疹时很少需要用到麻黄，因为荨麻疹大多是营卫不和导致的，是风的问题，所以用到桂枝汤加味的机会很多，如桂枝汤加荆芥、防风等。这个方子冯世纶老师经常用，相当于桂麻各半汤去麻黄。

如果患者同时有表证和里证，表现为体表生荨麻疹，皮肤

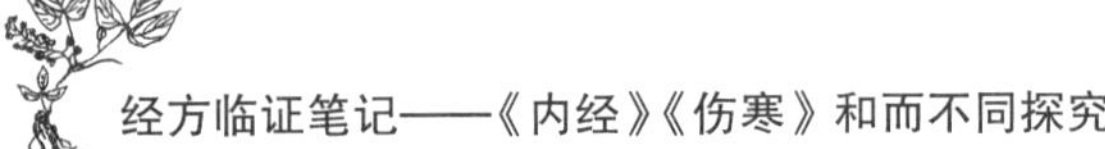

瘙痒，有点儿怕风，口干口苦，嗓子不舒服，脉弦等，这个时候就可以用柴胡桂枝汤治疗。我用柴胡桂枝汤治过很多例荨麻疹患者，疗效非常好。

有一个其他医院的医生患荨麻疹10多年，用了各种方法都治不好，后来找到了我，我见他的表现符合柴胡桂枝汤证，就给他用了柴胡桂枝汤，他用了一周药后，皮肤上的疹子基本就消失了，后来又连续调理了1个月，荨麻疹就完全好了。确实难以想象，10多年来治不好的荨麻疹，只用简单的柴胡桂枝汤就治好了。本院一个护士的慢性荨麻疹我也是用柴胡桂枝汤治好的，后来她带着她的爱人来找我治慢性荨麻疹，我依然是用的柴胡桂枝汤，她的爱人吃完药很快病就好了，疗程很短。

10多年前我曾治疗过一位女性荨麻疹患者，她服了10年左右的抗过敏药，一直不敢停药，一停就复发。这位患者很瘦小，面色发暗发黑，手脚凉，怕冷，无汗，舌质偏淡，恶冷食，整体来看就是一个寒证，治疗方向比较明确，即在温阳的同时祛风解表，先后用了桂枝汤加干姜、附子，以及理中汤等来治疗，虽然处方有调整，但治疗的主要方向一直没变过。治疗过程中，患者逐渐停用了常年服用的抗过敏药，停抗过敏药的过程中病情稍有反复，但可以忍受。患者先后调理了半年，此后荨麻疹偶尔会稍有反复，但不再需要吃抗过敏药。这是治疗时间最长的一位患者。

最近两年我也治疗过不少荨麻疹患者。有一位我院同事的女儿在外地上学，身上长了荨麻疹，于是回来看诊。她形体偏瘦，手脚有点儿凉，可食凉饮冷，没有明显的寒证，月经量偏少，我考虑辨证为血虚生风，给她用的是四物汤加荆芥、防风，相当于荆防四物汤。患者服用后效果比较好，治疗了两个月，荨麻疹就好了。还有一位男性慢性荨麻疹患者，荨麻疹反复发作，体力很差，面色萎黄，我当时给他用的是升清降浊汤加荆芥、防风等祛风药，他用药后症状也逐步缓解了。

来中医门诊看荨麻疹的患者，很多都长期服用抗过敏药，我建议吃中药时就停掉抗过敏药，如果情况太严重或对抗过敏药的

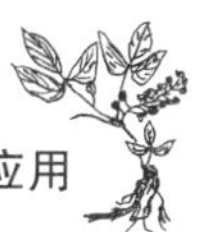

依赖性非常强，可以在实在痒得受不了，甚至难以入睡的时候吃一次，但一定要逐渐把抗过敏药停掉，停掉抗过敏药以后病情肯定会有反复，特别是慢性荨麻疹，因为这个疾病的病机比较复杂，致病因素比较多，除非是典型的柴胡桂枝汤证，吃上中药后荨麻疹马上就会减轻，否则治疗靶点可能不会找得特别精准，所以调理起来会慢一些，但是如果主要治疗方向没错，逐渐就会见到效果。

综上所述，治疗荨麻疹时是单纯表证的直接祛风解表，可以用桂枝汤加味；伴随少阳病或肝郁明显的要疏肝祛风，常用柴胡桂枝汤加味；血虚生风的要养血祛风，常用荆防四物汤；气虚生风的要益气祛风，可以用升清降浊汤加荆芥、防风等。这些都是我在门诊上常见的荨麻疹类型。

第二，湿疹。

湿疹是个比较难治的病，比荨麻疹更难治，它们的临床特点不一样，荨麻疹突来突止，湿疹则可以长期存在。来找中医治疗的基本上都是慢性湿疹患者，病程很长。既然湿疹属于皮肤问题，那么往往是存在外感因素的，要考虑到外邪的来路和去路，按照六经辨证去寻找。但是，湿疹与荨麻疹不一样，荨麻疹的病因主要是风邪，而湿疹大部分是由湿热邪气引起的，治疗时一方面要考虑湿邪是怎样形成的，另一方面要考虑热邪从何而来，知道了它们是怎样形成、从何而来的，才能知道如何祛除。例如，从湿的角度来说，体表的疾病往往需要开表，把湿气从体表祛除；从热的角度来说，导致湿疹的原因，有的是湿郁化热，有的是表不解化热，有的是少阳郁热，有的是体内有血热，治疗时要把湿和热这两方面考虑全面。

首先，太阳病会导致湿疹。有些湿疹与体表不通透有关，除有局部皮肤增厚外，整体上出汗很少。以前本院有个实习护士，形体偏胖，体力很好，食欲好，整体上没有虚象，但是有困倦的表现，上眼睑肿，不出汗，是很典型的麻黄证，还有口干口渴的症状，喜欢吃凉的，内热很重，这种情况下就可以用麻杏石甘汤加荆芥、防风、薏苡仁、丹参，赤芍、生地黄等来治疗，也可以像黄煌老师那样用防风通圣散减味，或者越婢汤加减，实际上就类似于麻杏石甘汤加上一些祛风、祛湿、凉血的药物，大方向是一致的。这种形体偏胖、偏浮肿，伴有汗出异常，皮肤偏厚的情况往往属于麻黄证，治疗时以麻黄剂为主。这个实习护士用药后湿疹就逐渐消除了，以前在夏天都不出汗，这次在春天治疗了三个月后，到了夏天发现汗出也正常了。

其次，少阳病可导致湿疹。少阳病可以产生郁热，也可以生湿，因为肝郁后会导致脾胃运化失常而生湿，常用的方药是柴归汤加荆芥、防风，也就是荆防柴归汤。有湿邪的同时还可能有热，如血热等，这时可以加丹参、赤芍、生地黄、薏苡仁。

还有一些偏阳虚的情况，阳虚以后肝气疏发不了，表也解不开，所以体内的湿和热都出不去，这种情况下就可以用荆防柴归汤加干姜、附子，再加生地黄、丹参、赤芍及麻黄等，这就同时涉及太阳、少阳、少阴的问题。

当然，阳明病也可以导致湿疹，如果有口干的症状可以加生石膏。

这里我特别提一点，少阳病还有一种情况就是龙胆泻肝汤证。龙胆泻肝汤是针对湿热证的，包括湿疹，特别是下肢的湿疹。龙胆泻肝汤证与柴归汤证的区别很大，柴归汤证存在虚证，方中有健脾药、养血药，而龙胆泻肝汤证更偏实证，脉象上二者可能都会偏弦或偏数，但适用人群是不一样的。龙胆泻肝汤与大柴胡汤合当归芍药散也不同，龙胆泻肝汤证表现出的是很急躁的感觉，脉弦数，虽然也有柴胡，但只是佐药，没有大柴胡汤证那种明显的胸闷、咽阻等“郁”的柴胡证表现。

我有个高中同学，不久前全身湿疹，皮肤全抓破了，晚上痒得睡不着觉，某天中午来找我，我一看腿上都是抓痕，脉弦数，加上他的性格很急躁，所以我给他用的是龙胆泻肝汤，这种情况下不能用解表药，这个点非常关键，因为像他这种情况是里热外出的表现，外出的内热都反映在皮肤上了，这个时候要是再解表，就好像给火苗吹风一样，肯定是越吹火势越大，所以我用的是常规剂量的龙胆泻肝汤，每味药的用量都是 10g 左右，他服

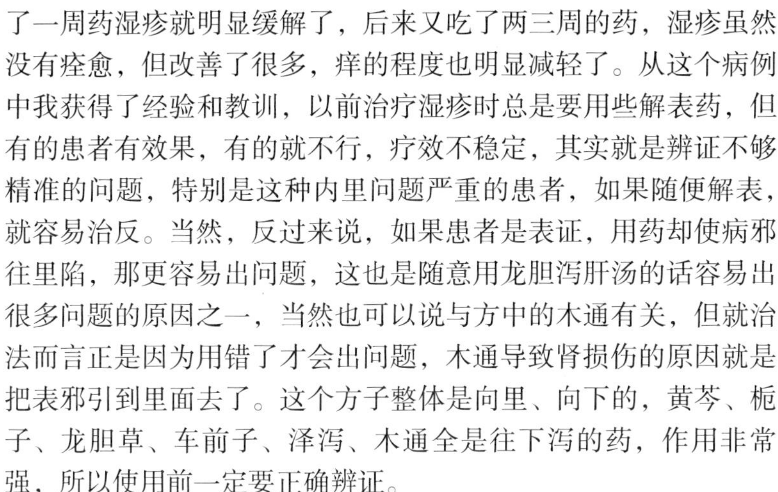

了一周药湿疹就明显缓解了，后来又吃了两三周的药，湿疹虽然没有痊愈，但改善了很多，痒的程度也明显减轻了。从这个病例中我获得了经验和教训，以前治疗湿疹时总是要用些解表药，但有的患者有效果，有的就不行，疗效不稳定，其实就是辨证不够精准的问题，特别是这种内里问题严重的患者，如果随便解表，就容易治反。当然，反过来说，如果患者是表证，用药却使病邪往里陷，那更容易出问题，这也是随意用龙胆泻肝汤的话容易出很多问题的原因之一，当然也可以说与方中的木通有关，但就治法而言正是因为用错了才会出问题，木通导致肾损伤的原因就是把表邪引到里面去了。这个方子整体是向里、向下的，黄芩、栀子、龙胆草、车前子、泽泻、木通全是往下泻的药，作用非常强，所以使用前一定要正确辨证。

很多年前我治过一个小患者，当时小姑娘还在上幼儿园，全身生湿疹，连眼周都有，眼周肿，不怎么出汗，我就给她用了麻杏苡甘汤，只有四味药，小姑娘服完药眼周肿就消退了，湿疹也减轻了，而且最关键的一点是她以前不能吃含蛋白质的东西，一吃湿疹就会加重，吃完汤药这些东西竟然都可以吃了。这个小患者我并没有完全治好，但整体上症状得到了明显的缓解，现在她已经上高中了，湿疹偶尔会反复，她会再来找我调理，现在治疗时主要是用柴归汤加味，她服药后症状就能有所缓解。

第三，痈、疖。

痈和疖主要是皮肤、毛囊及周围组织的感染，只不过痈可能会是多个毛囊感染，面积比较大，头比较散漫，而疖头比较尖，比较硬，当然它们都是化脓性感染，整体治疗上大同小异，主要就是要把热毒清掉。

我们按六经辨证就很明确了，要辨热邪是从哪来的，不能随便清热。

有一位男性患者是从乳腺外科转诊过来的，主要问题是腋下反复起痈疮，每次都发炎化脓，需要切开排脓，但疮口总是难以愈合。患者形体偏胖，体力、精神状态也偏差，我给他用的是升清降浊汤，加了桔梗、薏苡仁等排脓和化瘀的药，患者用药后疮

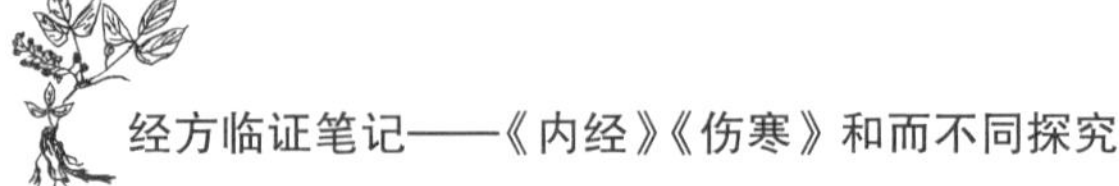

口就逐渐愈合了，痈肿也没再复发。

我还治疗过一个上初中的女孩，形体也是偏胖，体重超过同身高的成年人，患有糖尿病，腋下反复生痈，有时臀部也会生痈，但还是以腋下为主，有些时候要切开排脓，平素多汗、燥热、口渴、喜食凉，这个小患者明显是阳明病，我给她用的是白虎汤合黄连解毒汤、犀角地黄汤，她用药后感觉很好，间断服用汤药两个月后腋下就不再起痈了，血糖也明显降低。

疖，也叫多发性疖肿，病情也容易反复。我以前治过一个患者，他当时肝火很旺，体格壮实，偏胖，是明显的大柴胡体质，我就给他用了大柴胡汤加一些清热解毒药和祛湿药，用药后效果很好，但现在我回头想一想，如果用龙胆泻心汤可能效果会更好。这种疾病临床上很常见，很多人会在臀部或阴部长疖子，大多与肝火、湿热有关。

第四，痤疮。

痤疮虽然是个小病，但它的辨治很复杂。

首先要辨病位。按部位来讲，额头上起痤疮往往是心火或者肺热导致的，如果发于面颊或两颧部多与肝火有关，如果是口周起得多一般是胃肠热导致的，如果发于下巴或者连及脖子，一般与下焦湿热有关。

其次要辨病性，也就是看痤疮的颜色。如果痤疮颜色偏鲜红就是以热为主，如果偏暗红可能伴有瘀血或有寒的因素，最不好治的是与皮肤颜色相同的痤疮，很不容易消掉。痤疮的病位、病性多样，所以涉及的面非常广，有些是表证，很多伴有少阳病，有些是阳明病，还有一些是少阴病，但是大的方向肯定是与热和火有关，只不过热的来源和火的性质不一，有的是少阳郁热，有的是阳明热，有的是少阴热化，有的是实火，有的是虚火，等等。如果是火热证，治疗的时候注意不要把热加重了，否则痤疮就会加重。

两年前有一个女性患者来看痤疮，之前她月经不规律，就找了中医调理，用的药以黄芪等补气药为多，结果她服药后满脸起痤疮，这就是用补药以后加重了内热的表现，后来患者找我看

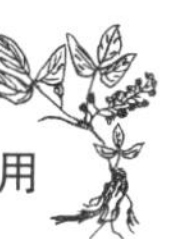

诊，我认为她是柴胡证，虽然手脚偏凉，但整体上适用柴归汤加干姜、附子，又加了一些化瘀药。像这个患者一样体内有郁热的人黄芪用得多了确实容易加重病情，我以前也遇见过类似情况的患者，其中有一个患者有轻微肝硬化，面色萎黄，明显是少阳证，一开始一直用柴胡剂加一些清热化湿的药，治疗后有所改善，后来看他很虚弱，我就改用升清降浊汤加减，结果吃药后他就浑身痒，像过敏似的，但一停药就好了，这就说明他体内郁热太重，用黄芪剂后加重了内热。

有一个患者来治痛经，她有不孕症，西医说她卵巢功能不好，后来她找了一位中医大夫调理，给她用了补肾健脾益气的方，里面有不少黄芪，用药后患者手痒得厉害，像过敏似的，就不敢继续吃药了。她来找我看诊时，我发现她的表现属于柴胡证，所以用的是柴归汤加干姜、附子，用药后患者的痛经等症状就改善了，但改善得不彻底，后来她去妇科复查，各项指标还可以，但是盆腔炎反复发作，体力差，手脚偏凉，据此我改用了补肾的方法，加了黄芪，结果患者服药后马上手又痒了，这就说明在治疗的过程中，当热还没有完全清除的时候，单纯用补药肯定是不行的，补药与疏解郁热药、化瘀药的比例应当怎样调整，这是一个需要进行研究的问题。

如果患者有柴胡证，同时伴有心火上炎的少阴热化证，即产生所谓的心火、胃热，很容易体现在面部，油脂多，起痤疮，这种情况下最常用的就是《万病回春》中的荆芥连翘汤，这个方子相当于四物汤合黄连解毒汤、四逆散，因为少阳郁热容易产生慢性炎症，比如鼻炎、咽炎等，所以方内还加了一些祛风药，以及桔梗等利咽药，只要辨证准确，这个方子的效果会非常好。

痤疮柴胡证往往体现在两侧，比如两颧或两侧面颊部生痤疮，常用的方子是四逆散加味。如果痤疮长在下巴或口周，以下焦湿热为多见，但往往也会伴有柴胡证，所以单纯清下焦湿热是不行的，特别是当痤疮长在下巴连带两侧下颌，甚至延伸到脖子时，往往需要使用柴归汤加化瘀药，如果伴有痤疮色暗，尤其是脖子上的痤疮颜色偏暗，往往提示有寒，可以用柴归汤加干姜、附子，再加上化瘀、利湿的药。

龙胆泻肝汤证在临床上也可见到。我治疗过一位女性患者，身体强壮，形体较胖，像大柴胡体质，脾气急躁，脸上油脂多，有痤疮，我用的就是龙胆泻肝汤，患者用药后油脂明显减少，痤疮也消下去了。

第五，脱发。

脱发，比如斑秃这种类型，常常表现为每次掉的头发不是很多，但是总掉，头发越来越少，这类患者往往会选择用中药调理。对于这种常见的脱发问题，要注意养阴血和降火，把这两个方面调理好，脱发就会减轻。

我治疗脱发最常用的方药是柴归汤加生地黄、杜仲、槲寄生、百合等，先养阴降火，让睡眠变好。也有些脱发属于引火汤证，尤其是更年期以后的脱发。我用引火汤治疗的病例不少，效果还不错。

脱发的疗效是逐步显现的，有些患者观察得比较细，每天梳头时或者早上起床后都会数一下掉落的头发，一周、两周、三周以后，就会发现头发掉得少了。

（8）下肢深静脉血栓形成与静脉炎

在周围血管问题方面，我遇到的是静脉问题稍微多一些，比如很多手术以后卧床，或者是有一些慢性基础病的患者，确实容易出现下肢静脉血栓形成。下肢闭塞性动脉硬化这一类疾病我治得比较少，很多时候患者都是找西医治疗，所以我的临床经验比较少。

我们经常强调，住院患者要加强静脉血栓预防，下肢静脉血栓形成与局部循环不好有关，主要表现为一侧腿肿，中医辨肿的问题一般都会考虑“水气”，但是一侧肿肯定不是单纯的水气问题，水气病通常两侧是一样肿的，单侧肿肯定是有瘀血的问题，瘀血同时伴有水气，治疗时常用当归芍药散，可以合桂枝茯苓丸，具体用药要看患者的整体表现，以及瘀血证的轻重，另外还要根据是否有阳虚的问题，决定是否需要加附子或合用真武汤。有些患者长期存在一侧腿肿的问题，用完活血化瘀药就会有改

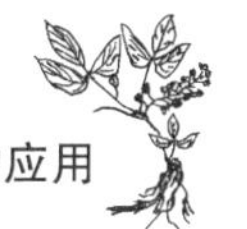

善。当然，因为下肢静脉血栓形成容易导致肺栓塞，肺栓塞是很危险的，所以需要按照西医的方法积极处理。

另外，下肢静脉血栓形成，或者下肢静脉曲张引起的局部静脉炎，或者静脉瘀血导致的局部营养不良可导致下肢湿疹，临床上可见下肢皮肤色暗，严重的还有溃疡。我治疗过一例严重的下肢静脉曲张患者，刚开始时就是静脉炎的表现，但引起溃疡之后长时间不能愈合，破溃后疮口长不好，越烂越深。当年我正在学习《备急千金要方》，就给他用了里面的一个生肌长肉的方子，把甘草、生地黄、当归等生肌长肉、活血化瘀药打成粉，用猪油炼成膏，然后抹在局部，后来还真长上新肉了。

（9）男性性功能障碍

大家不要一遇到性功能障碍就认为是有肾虚，很多年轻的男性患者虽然体质偏弱，有虚的成分，但是内热也比较重，这时要进行综合调理。

我接诊的单纯来治性功能障碍的患者中，表证比较少见，少阳病比较多，很多患者有肝郁的表现。临床上如果发现患者脉弦、精神抑郁、焦虑，就必须把肝气疏通好，同时注意引导患者不要总去想不顺心的事。男性性功能是否正常还与血液循环是否通畅有关，血液循环畅通是男性性功能正常的基础。有些医家治疗性功能障碍时善用虫类药，如全蝎、蜈蚣一类，原因是这些药能壮阳，我认为这些药物的作用实际上就是化瘀，血液通达了，性功能自然能得到改善。

当然，如果有肾虚的证据，比如脉偏大偏芤等，这个时候就能用补肾的药。补肾时要辨明是肾阴虚还是肾阳虚，很多人会把怕冷当作阳虚的证据，但实际上很多肾阴虚的患者下肢也怕凉。为什么呢？因为如果阴虚不能敛阳，在下的阳气会往上浮，下肢就会怕凉。

我认为，辨阴阳主要是看患者的面色，阴虚火旺的面色是偏红的，阳虚的面色往往是偏白的，然后还要看舌质、口唇的颜色，这样能分辨得更准确一些。

曾经有一个远道而来的患者找我看性功能障碍，他以前吃过很多补肾药，但一吃就难受。我看了之前的方子，用的大多是温补肾阳的药，如淫羊藿、巴戟天一类，但我看他明显是阴虚体质，于是我用了陈士铎的引火汤加减来补肾养阴降火，用药后患者反馈性功能改善了，感觉特别舒服，即使用了黄连等降火药他也感觉一点儿都不苦。所以，治疗肾虚时，阴虚、阳虚一定要分清。

前列腺炎的内容我在前面的尿路感染部分讲过一些，该病属于中医学“淋证”范畴，但在这里也讲一下，因为前列腺炎本身也可以引起性功能障碍，一方面前列腺炎会导致浊气的产生，另一方面很多前列腺炎患者有肝郁的问题，所以容易对性功能造成影响，这个时候就要注意祛湿热、疏理肝气，这与前面讲到的从疏理肝气角度来调节性功能的道理是一样的。

有一些年轻男性有自慰的习惯，很多人知道这种行为不好，但总是戒不掉，因为对他而言这是一种疏泄方式，所以会不自觉地重复这种行为。长期有自慰行为确实会伤肾，但前期还是以肝郁为主，治疗时要用疏肝的方法，比如小柴胡汤合当归芍药散，再加生地黄、杜仲、槲寄生、龙骨、牡蛎等。

早泄患者主要是有收涩不住的问题，从中医角度讲可能有肾虚的问题，因为肾主收藏，还可能有心火旺盛的问题。火旺则向外发散之力强，这时的脉是偏浮、偏大的，单纯补肾是不行的，还要降火，使内里安静，这样收敛功能就会有所改善。所以，喜用温阳药的医者用药时要慎重，不是说不能温阳，如果辨证属于阳虚，肾气不足而不得收藏时是可以温阳的，但不是所有的早泄都属于肾阳虚证。我在门诊上见到的早泄病例还是以伴有火证的为多，比如黄连证，当然封髓丹证也是存在的，但我确实缺少这方面的治疗体会。有些患者看诊时不好意思说性功能障碍的症状，只是说来调理一下，我按照舌脉、体质调理有效后，患者才说早泄的问题改善了。

综上，临床上要注意即使患者存在肾虚的问题，也不能只考虑补肾。中医学讲“肾者主水，受五脏六腑之精而藏之”，所以还要考虑其他脏腑的原因，比如如果患者的整体状态差，萎靡不

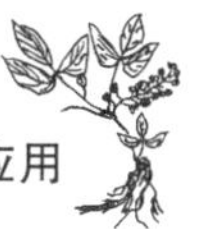

振，各方面的脏腑功能都不强，大多属于黄芪证，用补中益气汤加减治疗就可以改善性功能障碍，单纯补肾是不行的。

（10）男性不育症

有一些男性不育症是由性功能障碍导致的，还有一些是由精子异常导致的，其中大多是由精子质量差导致的，精子数量少、精子活力不足及精子液化时间长等也是常见的精子异常问题。有些男性不育症的发病与肾虚有关，但不全是这样的。

早些时候我治过一个不育症患者，他是一个高中的体育老师，整体来看体质很好，但就是精子质量不好，患有前列腺炎，一直没有孩子，我当时认为他属于柴胡证，所以给他用了四逆散加味，还加了一些清热利湿药，服药后患者的病情逐步改善，复查时显示精子质量提高了，后来这个患者成功得子。

前段时间我也治疗过一个类似情况的患者，具体的病因我已记不清了，初诊的时候，他的精液常规检查显示精子质量很差，考虑到他的体质符合黄芪证，面色萎黄，倦怠乏力，精力、体力差，我就给他用了升清降浊汤，也加了补肾药，用药一个月后，患者复查精子质量就提升了，指标已接近正常。

（11）鞘膜积液

鞘膜积液属于中医学“水疝”范畴，多见一侧睾丸肿大。

曾经有一位家长带着一个小男孩找我治疗鞘膜积液，我没经验，就没敢治疗，后来家长带孩子去找冯世纶老师治疗，冯老用的是蜘蛛散，具体治疗经过我不了解，但家长说治疗后症状缓解了。

后来，我也治了一个鞘膜积液的小男孩。这个小男孩一方面有鞘膜积液，另一方面还患有湿疹和鼻炎。小男孩面色萎黄，乏力，生长发育慢，食欲不好，整体状态很差，我给他开的是补中益气汤，加了一些祛风、清热化痰药，还有养血药，孩子服药后鞘膜积液、湿疹和鼻炎都有改善，睾丸也不肿了。

还有一位老年男性患者，也是患有鞘膜积液，他的鞘膜积液是由静脉曲张引起的，还患有糖尿病、高血压。我给他进行整体调理，其间用过柴归汤加黄连、干姜、桂枝，还用过补中益气汤

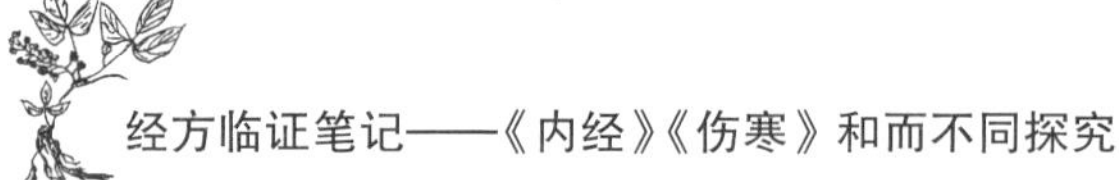

等，调理一段时间以后老人全身的症状都改善了，鞘膜积液缓解了，血压、血糖也都比较稳定了，不过没有完全治好。

2. 验案选粹

（1）荨麻疹案 1

白某，女，24 岁。体丰，肤色暗黄，眼暗，有痤疮。

初诊时间：2022 年 2 月 14 日。

患者 1 年前患荨麻疹，4 个月前复发，周身起风团，色红，瘙痒，有时胃胀反酸，月经提前 4 天来潮，量可，略痛经，月经来潮前 1 周左下腹隐痛，口不渴，大便近日略溏，寒热汗出无明显异常，眠可。舌红齿痕，苔薄白腻，左脉浮弦动，右脉少力。

处方：北柴胡 10g，黄芩 10g，姜半夏 8g，党参 15g，炙甘草 6g，川芎 6g，当归 10g，白芍 15g，炒白术 18g，茯苓 15g，泽泻 15g，荆芥 5g，防风 5g，生地黄 15g，黄连 10g，丹参 10g，赤芍 10g。7 剂。

二诊时间：2022 年 2 月 23 日。

患者有时起荨麻疹，大便成形。舌暗苔薄白，左脉略浮动。

处方：初诊方加炮姜 8g。7 剂。

三诊时间：2022 年 3 月 3 日。

荨麻疹偶发，大便成形，无胃胀反酸，有时手脚心热痒。脉动减。

处方：继服二诊方。7 剂。

四诊时间：2022 年 3 月 10 日。

荨麻疹偶发，胃胀、反酸未发作，手足心热痒略改善。

处方：在二诊方的基础上以玄参代生地黄。7 剂。

五诊时间：2022 年 4 月 1 日。

荨麻疹偶发，月经半月又至。舌略红苔黏腻，脉略动。停药观察。

2022 年 9 月 8 日回访，患者吃药后荨麻疹不知不觉地就好了。月经仍提前来潮，目前在使用西药调经。

【思路】

这个患者是位 24 岁的女性，体丰，肤色是暗黄的，眼睛发

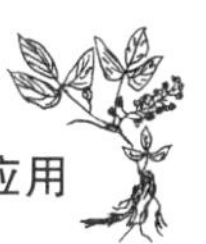

暗，左脉浮弦动，所以考虑她属于荨麻疹有血热的情况，用了生地黄加黄连。患者大便略溏，舌边有齿痕，苔白腻，说明有湿，所以合用当归芍药散。患者脉偏弦，眼睛偏暗，考虑有柴胡证，可以用柴胡剂中的柴归汤。考虑到荨麻疹有风的因素，所以用的是荆防柴归汤，加了生地黄、黄连、丹参、赤芍。患者痛经，月经来潮前左下腹有隐痛，说明有瘀血，月经前期，考虑有血热，右脉少力，舌红苔腻，考虑脾虚湿盛。用了初诊方后，患者荨麻疹减轻，起皮疹的频率降低，大便也成形了，左边脉动的感觉稍减弱，所以加了一点儿炮姜，加强健脾的力量。到第三诊的时候，患者就很少起荨麻疹了，大便成形，胃部不适的症状也没有了。初诊方加减一直用到 3 月 10 日，四诊时患者月经提前来潮，荨麻疹偶尔发作，整体情况良可，所以让她停药观察。5 个多月后随访，患者吃完药荨麻疹不知不觉地就好了，但是月经先期的问题还存在，正在吃西药调理月经。

总体来说，患者的荨麻疹考虑属于血热有风，兼有脾虚湿气重的问题，但临床表现中有一个矛盾点，就是左脉浮动，考虑表证有风，但清热治疗需要加黄连，黄连苦寒直降，有的时候会影响祛风的作用。考虑患者有烧心的症状，脸上还有痤疮，如果不用黄连的话，单纯祛风凉血恐怕不行，所以祛风药与黄连同用。患者用药后胃部症状确实减轻了，热证与风证都存在，可见两个治疗方向并不矛盾，即所谓有是证则用是方。

（2）荨麻疹案 2

李某，男，55 岁，体壮，柴胡眼。

初诊时间：2020 年 10 月 28 日。

患者患慢性荨麻疹多年，遇冷起，患有过敏性鼻炎，易打喷嚏，血压略高，有时后头痛，尿急，易汗易热，大便溏，烧心，食后胃胀，脾气急，说话声大，略沉闷。舌红，苔白，双脉反关，略动。

处方：枳实 9g，半夏 9g，陈皮 6g，炙甘草 3g，茯苓 9g，党参 15g，白术 15g，郁金 8g，黄芩 10g，白芍 12g，丹参 8g，赤芍 8g，白茅根 10g，生地黄 15g，百合 15g，蝉蜕 3g，荆芥 5g，

黄连 10g。7 剂。

二诊时间：2020 年 11 月 5 日。

患者眠差，乏力，便溏，食后胃胀。

处方：枳实 9g，半夏 9g，陈皮 6g，炙甘草 3g，茯苓 9g，党参 18g，白术 18g，黄芩 10g，白芍 12g，丹参 8g，赤芍 8g，白茅根 10g，生地黄 18g，百合 15g，黄连 15g，龙骨 20g，牡蛎 20g，女贞子 10g。7 剂。

三诊时间：2020 年 11 月 13 日。

患者荨麻疹减轻，鼻炎、头痛、尿急未发作，仍便溏、烧心，食后胃胀。舌红，苔白，脉略弦数。

处方：枳实 9g，半夏 9g，陈皮 6g，炙甘草 3g，茯苓 9g，北沙参 15g，白术 10g，黄芩 10g，白芍 12g，丹参 8g，赤芍 8g，白茅根 10g，生地黄 18g，百合 15g，黄连 15g，龙骨 20g，牡蛎 20g，郁金 8g，瓜蒌 12g。7 剂。

四诊时间：2020 年 11 月 20 日。

患者荨麻疹未作，鼻炎，热食则多鼻涕，头痛、尿急未发作，仍有时便溏，有时烧心，食后胃胀，口干苦。舌略红，苔白，脉略弦数。

处方：枳实 9g，半夏 9g，陈皮 6g，炙甘草 3g，茯苓 9g，北沙参 15g，白术 10g，黄芩 10g，白芍 12g，丹参 8g，赤芍 8g，白茅根 10g，生地黄 18g，百合 15g，黄连 15g，龙骨 20g，牡蛎 20g，郁金 8g，瓜蒌 12g。14 剂。

五诊时间：2020 年 12 月 2 日。

患者荨麻疹未作，偶有头痛，仍便溏，有时烧心，食后胃胀，口干苦。舌略红，苔白，脉略弦数。

处方：枳实 9g，半夏 9g，陈皮 6g，炙甘草 3g，茯苓 9g，黄芩 10g，白芍 12g，丹参 8g，赤芍 8g，白茅根 10g，生地黄 18g，百合 15g，黄连 15g，龙骨 20g，牡蛎 20g，郁金 8g，瓜蒌 12g，藿香 6g，厚朴 8g，白术 10g，六神曲 8g。14 剂。

六诊时间：2020 年 12 月 16 日。

患者荨麻疹未发作，仍便溏，有时烧心，睡眠尚可，食后胃

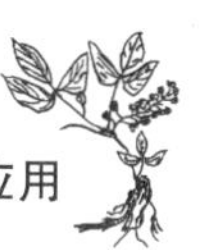

胀，口干苦。舌暗红，苔白腻。

处方： 枳实9g，半夏9g，陈皮6g，炙甘草3g，茯苓9g，黄芩10g，白芍12g，丹参8g，赤芍8g，白茅根10g，生地黄18g，百合15g，黄连15g，龙骨20g，牡蛎20g，郁金8g，瓜蒌10g，莱菔子10g，白术15g，党参15g，泽泻15g。14剂。

【思路】

该患者柴胡体质明显，有肝胆气郁、肝胆火旺的问题，肝主血，气郁之后容易化火，导致血热，血分有热，表现出来的就是易汗易热、脾气急、烧心、心烦等，血压偏高、后头痛是肝气旺的表现。里热到达体表，可导致营分偏热，所以容易受风，使体表有风热，导致荨麻疹、过敏性鼻炎。肝气旺往往影响脾胃，脾胃受影响后脾胃功能相对减弱，比如该患者就有胃气不降，痰热中阻的问题。因此，治疗该患者时主要从两方面考虑，一方面要考虑肝胆火旺及血热，治宜疏肝、降火、化瘀、凉血，辅以疏风，另一方面要考虑痰热中阻，治宜化痰清热。经过治疗，患者的荨麻疹、过敏性鼻炎都减轻了。

这个患者有热证，但为什么遇冷容易起荨麻疹？这是因为热郁体表，使患者比较敏感，而不是风寒证的表现。

（3）玫瑰糠疹案

唐某，女，48岁。体丰肤白，面色略粉红，两颧有少量颗粒疹。

初诊时间： 2022年5月16日。

患者生玫瑰糠疹10余日，其间服用外院开出的药物无效，皮疹色鲜红，略胸闷，胃阻，口干，易汗，不畏寒，纳可，二便调。舌红，脉略弦。

处方： 柴胡10g，黄芩10g，枳壳10g，炙甘草6g，川芎6g，当归10g，白芍15g，茯苓15g，荆芥5g，薄荷5g，蝉蜕2g，生地黄18g，丹参10g，赤芍8g，薏苡仁18g，桑白皮10g，枇杷叶10g。7剂。

二诊时间： 2022年5月23日。

患者皮疹消退，睡眠差，无其他不适。舌略红，苔略腻，脉略弦细。

处方：*初诊方加黄连 8g。7 剂。*

2022 年 6 月 7 日回访，患者已经痊愈。

【思路】

这个患者是位 48 岁女性，面色发粉，两颧有少量的颗粒疹。患者生玫瑰糠疹 10 余日，全身多处都有，皮疹的颜色比较鲜红，略微胸闷，有时会堵得慌，口干容易出汗，不畏寒，舌质红，脉略弦，从这些表现来看，整体上是偏于阳明病的。患者有点儿胃堵，脉偏弦，可能有点儿郁热，所以考虑为少阳阳明合病。从理论上来讲，患者没有典型的太阳病，皮肤有向外透的转机，但从大的方向来说，她也有太阳病的问题，只不过不是麻黄证、桂枝证等类型，所以可以按照三阳合病进行治疗，以疏解少阳、清解阳明和透发太阳为法。另外，患者在有血热的同时往往还有瘀的问题，所以加用一些化瘀的药。患者的脸上可见颗粒样疹，还有点儿胸闷，考虑有痰湿，加一点儿桑白皮、枇杷叶。桑白皮和枇杷叶与温胆汤、半夏厚朴汤之类的方子相比是偏凉的，因为患者整体上是偏热的，所以用药就要偏凉一些。患者的阴证表现不明显，纳可，没有怕冷的感觉，精力、体力还都可以，没有明显的太阴病表现。综上，我用了四逆散合四物汤加祛风化痰药来治疗。

关于黄连的使用，从六经的角度来看，黄连既可对应少阴病热化证，也可对应阳明病，只不过它与石膏的作用有一定区别，石膏偏于清表热，所以石膏证患者常表现为容易出汗、口干，病位在表、在上，而黄连偏于清里热，所以治疗黄连证一般不需要考虑有没有汗。这个患者出汗多，口干，偏于石膏证，虽然我没有用石膏，但是桑白皮、枇杷叶也有一定清肺胃热的作用。针对这个患者，用药的整体趋势是往外散的，如果大量用黄连，恐怕很难将病邪散出去。

这个患者好得比较快，吃了一周中药后就基本上看不到皮疹了。西医学认为玫瑰糠疹是一个自限性疾病，病程一般是三四个月，可见中药起效很快。

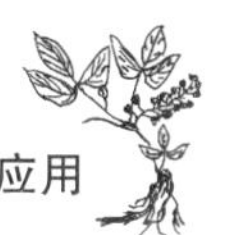

需要注意的是，玫瑰糠疹等皮肤病如果治疗不当，可以诱发很多新的问题，也就是说如果不及时解除表证会后患无穷。

（4）过敏性皮炎案

刘某，女，51 岁。形体中等，面色淡黄。

初诊时间：2021 年 7 月 10 日。

患者面部反复过敏一年半，现面部、眼睛肿，略痒，多个皮疹块散在分布，色暗红，咽阻，乏力，身重困倦，口中和，多梦，汗出较少，吃蒜过多后反酸，不喜凉饮，大便时干时溏。月经规律，量可，偶有月经期头痛。舌红，苔薄，脉略弦少力。腹力 2/5，无压痛。既往类风湿关节炎病史，左肩痛，怕风。既往眩晕症病史。

处方：北柴胡 8g，黄芩 8g，紫菀 8g，党参 16g，炙甘草 6g，川芎 6g，当归 10g，白芍 15g，炒白术 18g，茯苓 15g，泽泻 15g，桂枝 10g，麻黄 6g，干姜 12g，黑顺片 12g，生地黄 15g，丹参 8g，薏苡仁 15g，荆芥 5g，防风 5g。7 剂。

二诊时间：2021 年 7 月 17 日。

患者症状有改善。脉弦细少力。

处方：初诊方改炒白术 20g，干姜 15g，黑顺片 15g。7 剂。

三诊时间：2021 年 7 月 24 日。

患者吃火锅诱发皮疹肿痒，口干，体力改善，多梦，天热多汗。舌红，苔薄少，脉浮弦。

处方：初诊方加生石膏 10g，黄连 3g。7 剂。

四诊时间：2021 年 8 月 7 日。

患者皮疹减轻，上眼睑仍肿，口中和，鼻干，大便不畅。舌略红，苔薄白。

处方：三诊方去黄连，改桂枝 12g，麻黄 8g，黑顺片 15g。7 剂。

五诊时间：2021 年 8 月 13 日。

患者皮疹减轻，上眼睑仍肿但较前减轻，口略干，不渴，鼻干，大便不畅。舌略红，苔薄白。

处方：四诊方改桂枝 10g，麻黄 6g，加紫菀 8g，厚朴 8g，紫苏子 8g。7 剂。

六诊时间：2021 年 8 月 21 日。

患者皮疹减轻，上眼睑肿减轻，口略干，不渴，鼻干，大便可。舌略红，苔薄白。

处方：五诊方去生地黄，改桂枝 12g，加蝉蜕 2g。7 剂。

七诊时间：2021 年 8 月 28 日。

患者胸中不适，欲咳嗽，口鼻干，咽干，出汗不多。

处方：六诊方加生地黄 12g。7 剂。

八诊时间：2021 年 9 月 4 日。

患者皮疹瘙痒有时较重，胸中不适，欲咳嗽，口鼻干，咽干，出汗不多。

处方：七诊去生地黄，加石膏 15g。7 剂。

九诊时间：2021 年 9 月 11 日。

患者皮疹基本消除，眼略痒，偶尔因饮食不慎导致皮疹再起。

处方：继服八诊方。7 剂。

十诊时间：2021 年 10 月 16 日。

患者眼下生直径 0.5 厘米左右的红疹，眼周皮肤、眼角痒，体力较好，月经期仍有头痛，偶有咳嗽，晨起略口干。舌略红，苔薄，脉软。

处方：八诊方加丹参 8g，赤芍 8g，生地黄 12g。7 剂。

十一诊时间：2021 年 10 月 23 日。

患者眼下红疹颜色变淡，眼周皮肤、眼角痒，体力较好，偶有咳嗽，鼻干，晨起略口干，大便正常。舌略红，苔薄，脉软。

处方：北柴胡 8g，黄芩 8g，姜半夏 8g，党参 16g，炙甘草 6g，川芎 6g，当归 10g，白芍 15g，炒白术 18g，茯苓 15g，泽泻 15g，桂枝 12g，麻黄 6g，干姜 12g，黑顺片 12g，丹参 8g，薏苡仁 15g，荆芥 5g，蝉蜕 2g，生石膏 15g，紫菀 8g，厚朴 8g，紫苏子 8g。7 剂。

1 周后随访，患者皮疹消失，嘱患者停药观察，不适随诊。

【思考】

这个患者面部过敏一年半，用过很多方法，就是不好转，皮

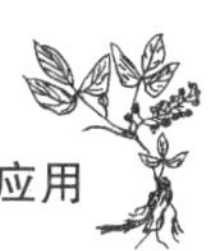

损在面部散在分布，像一块钱硬币那样大，色暗红，瘙痒。患者脸肿，眼睛也肿，面色淡黄，口中和，嗓子有堵痰感，乏力，身重困倦，大便时干时溏，有眩晕症病史，提示有脾虚水湿，而且有可能偏于阳虚；出汗较少，加上本身有皮肤病，有肿的问题，说明有表证，是麻黄证，既往类风湿关节炎病史，左肩痛，怕风，也属于表证，是桂枝证；吃蒜过多后反酸，蒜是辣的东西，吃后反酸可能还是因为身体里有热，但又不喜欢吃凉的，说明身体里可能还是偏寒，考虑患者脾肾阳虚；患者偶有月经期头痛，这与瘀血有关；患者舌红苔薄，脉略弦少力，加上咽阻、月经期头痛，都提示有少阳郁热。综上，患者有太阳、少阳、太阴的问题，当然还兼有少阴的问题。

从气血水的角度来说，患者有水的问题（水湿），有血的问题（郁热）。其中，体内有水湿的话，舌苔应该是偏多的，但这个患者的舌苔偏少，说明有阴虚，特别是如果患者还有皮肤红、肿、痒的表现，更加提示患者有阴虚血热的问题。

单纯从皮疹的角度来说，皮疹的病机主要还是有郁热，这个郁的原因，第一是表不解，第二是有少阳郁，包括少阳气郁、瘀血，第三是湿阻，所以必须把这三个问题解决掉，郁热减轻了，过敏才会好。

用药方面，针对太阳病，需要用解表的药，但是如果患者中气不足，也就是说有太阴病，还需要补脾，不治太阴病的话，表证是解不掉的。虽然患者没有明显的手脚凉，但是从整体表现来说，还是考虑脾肾阳气不足，也就是少阴病，要注意温阳。针对郁热，郁热不除，解表是解不动的，单纯解少阳热也是解不掉的，必须让身体里面的“链条”动起来，把郁打开，热才能解。我选用的基础方是荆防柴归汤，加桂枝、麻黄解表，加干姜、黑顺片温阳，加丹参、生地黄解郁热，加薏苡仁除湿热，加紫菀对症治疗。

患者用药一周以后症状有了一定的改善，所以用药还是按照初诊的方向进行，二诊增加了干姜、黑顺片的用量，减少了炒白术的用量。三诊时患者诉吃了一次火锅后诱发了皮肤肿痒，舌象还是舌红苔薄少，体力有改善，多梦，多汗，口干。体力有改善说明患者的气虚、水湿有一定的减轻，多梦提示可能有热。患者初诊时是7月，天气热了，感觉出汗较以前变多，但以前即使在夏天出汗也比较少，加上吃药后有点儿口干，而患者原来是没有口干的，说明用药后患者体内的水气运动起来了，热也出来了一部分，所以这个时候我在初诊方的基础上加了点儿石膏、黄连。患者服药后整体上皮疹是在逐渐减轻的，但是上眼睑还是有水肿的表现，因此还是在三诊方的基础上加减。

8月的处方变化都不大，到9月11日患者来诊的时候，皮疹就基本消除了，从表面上几乎看不出有皮疹，但是个别时候会因为吃东西不注意导致病情有反弹。皮疹基本消除以后，患者停了一段时间的药，10月因眼下生小红疹来诊，我还是按照原来的治法开方，患者用药一周后皮疹的颜色变淡了，又用药一周后皮疹就消失了，于是嘱患者停药观察。

治疗过敏性皮肤病时，一定要找到主要病机是什么，明确治疗的核心是什么，把核心问题解决好，才能做到“治本”，否则病情肯定反反复复，特别是有的患者内服或外用西药，用药期间症状消失，一停药病情就反复，就是因为只在表面上把病情掩盖了，引起疾病的问题并没有解决。就像这个患者的核心病机是郁热，郁热得不到解除，皮疹就会不停地往外冒，只有找到郁热在哪里，然后解除郁热，才能病获痊愈。

（5）带状疱疹案

高某，男，64岁。扶头进入诊室，表情痛苦，体略胖，面色白，不红润，眼睑肿。

初诊时间：2021年7月22日。

患者带状疱疹后遗神经痛，右侧眼眶上部痛3个月，针灸治疗不改善，跳痛剧烈，需要服用止痛药（普瑞巴林）及安眠药（具体不详），自诉患带状疱疹后长年咳痰减轻，易汗出，不畏寒，乏力，口干苦，口唇生疮，手足尚温。舌淡红，苔少，脉动少力，左脉略浮弦。

处方：黄芪25g，党参15g，炒白术18g，茯苓15g，炙甘

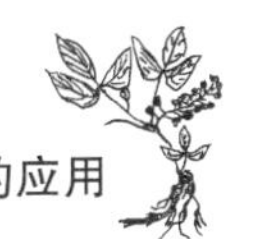

草6g，北柴胡5g，升麻5g，陈皮8g，姜半夏8g，枳壳8g，竹茹8g，瓜蒌12g，黄连12g，生地黄15g，麦冬10g，炮姜10g，羌活3g，独活3g，防风3g，蝉蜕3g，僵蚕5g，钩藤10g，丹参8g，赤芍8g。7剂。

二诊时间：2021年7月29日。

患者服药后体力改善，有时打喷嚏、流涕，仍口苦。脉少力略动。

处方：初诊方去麦冬、钩藤，加生石膏6g，麻黄6g，桂枝12g，细辛5g，改炮姜12g，黄连10g。7剂。

三诊时间：2021年8月5日。

患者体力改善，疼痛略改善。舌质红，苔薄少。

处方：二诊方去蝉蜕、僵蚕，加附子12g。7剂。

四诊时间：2021年8月12日。

患者头痛加重，头上起皮疹，略痒，眼睑肿。舌暗淡嫩，苔少，脉略动。

处方：黄芪25g，党参15g，炒白术18g，茯苓15g，炙甘草6g，北柴胡5g，升麻5g，陈皮8g，姜半夏8g，枳壳8g，竹茹8g，瓜蒌10g，黄连8g，生地黄10g，炮姜10g，防风3g，蝉蜕3g，僵蚕6g，丹参8g，赤芍8g，麻黄6，白芷5，菊花8g。7剂。

五诊时间：2021年8月19日。

患者头痛减轻，乏力改善，易汗出，乏力，口干苦。舌淡，苔薄润，脉弦滑略少力。

处方：四诊方去生地黄，加钩藤10g。7剂。

六诊时间：2021年8月26日。

患者症状同前，头痛、乏力进一步改善，易汗出，乏力，口干苦。舌淡，苔薄润，脉弦滑略少力。

处方：五诊方改炮姜8g，丹参10g，赤芍10g。7剂。

七诊时间：2021年9月2日。

患者大便略干，口周生疮。

处方：六诊方加生地黄12g，百合12g，改黄连12g。7剂。

八诊时间：2021 年 9 月 9 日。

患者诸症同前。

处方：七诊方去黄芪、白芷、生地黄，加白芍 10g。7 剂。

九诊时间：2021 年 9 月 16 日。

患者右侧眼眶上部疼痛逐步改善，已停用止痛药 10 日，目前间断用失眠药。

处方：继服八诊方。7 剂。

十诊时间：2021 年 9 月 23 日。

患者晨起略咳嗽，身上起皮疹，略痒，余同前。

处方：黄芪 25g，党参 15g，炒白术 18g，茯苓 15g，炙甘草 6g，北柴胡 5g，升麻 5g，陈皮 8g，姜半夏 8g，枳壳 8g，竹茹 8g，瓜蒌 12g，黄连 12g，生地黄 15g，麦冬 10g，炮姜 6g，蝉蜕 3g，僵蚕 6g，钩藤 10g，丹参 10g，赤芍 10g，白芷 5g，麻黄 6g，菊花 8g。10 剂。

十一诊时间：2021 年 10 月 21 日。

患者停服睡眠药 10 日，有时醒，下午 4～5 时头痛明显，有时头部起皮疹，略痒，纳可，大便正常，活动后气短，有痰，有时咳嗽，口略干苦，不渴。舌嫩略红，苔薄少。

处方：十诊方去竹茹，加厚朴 8g，炒紫苏子 10g，生石膏 10g。7 剂。

十二诊时间：2021 年 11 月 2 日。

患者症状同前。舌嫩略红，苔薄少。

处方：十一诊方去麦冬。7 剂。

十三诊时间：2021 年 12 月 23 日。

患者偶有轻微头痛，血糖略高。舌胖嫩略红，苔少，脉略浮弦。

处方：十二诊方去升麻、麻黄、生地黄，加羌活 3g，防风 3g，黄芩 8g。7 剂。

十四诊时间：2022 年 1 月 7 日。

患者症状同前。舌略红。本次中药服完停药观察，不适随诊。

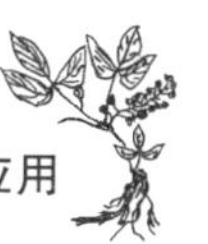

处方：北沙参12g，炒白术12g，茯苓15g，炙甘草6g，北柴胡8g，半夏8g，厚朴8g，紫苏子8g，瓜蒌12g，黄连10g，蝉蜕2g，僵蚕6g，茜草8g，赤芍8g，白芷5g，羌活3g，菊花8g，生石膏5g，防风3g，黄芩8g，生地黄15g。10剂。

【思路】

患者64岁，带状疱疹后遗神经痛3个月，在外院做了很长时间的针灸治疗，但疼痛一直不缓解，痛得很厉害，来的时候扶着头，头跳痛，表情非常痛苦，每天需要吃止痛药和安眠药，否则根本没法睡觉。

患者形体略胖，面色偏白，不红润，没有血色，眼睑肿，容易出汗，不怕冷，易疲劳，口干，口唇长疱疹，手足不凉，舌质偏淡，舌苔偏少，脉搏动感较强，但是力度弱，左脉偏浮弦。患者是有表证的，但是他乏力，考虑有气虚，得通过补气来解表。患者气虚，考虑用补中益气汤；患者脉搏动感很强，有黄连证，而且他长年咳痰，但是得了疱疹以后，咳痰症状减轻，基本上不咳嗽了，形体偏胖，考虑有痰湿，考虑用黄连温胆汤；患者舌苔少，舌质偏淡，有湿，也有阴虚，考虑用百合地黄汤。补中益气汤、黄连温胆汤、小陷胸汤和百合地黄汤组成升清降浊汤（因口干明显，改百合为麦冬）。舌质偏淡提示还有寒的问题，故加炮姜。针对表证，到底应该怎样解，用什么药来解呢？开始时考虑患者痛得厉害，而且脉的搏动感比较强，是热毒透不出来的表现，有瘀热，所以加蝉蜕、僵蚕、钩藤以清热透疹，加丹参、赤芍以化瘀，加羌活、独活、防风以祛风湿，解表，止痛。

患者用药后体力改善了，但是疼痛变化不大，还有过敏性鼻炎的症状，仍然有口苦的感觉，脉还是少力，略动，考虑风寒未解，加了麻黄、桂枝、细辛、石膏，去掉凉降的麦冬和钩藤。

三诊时患者体力基本改善，疼痛略改善，舌色转红，苔还是比较少，考虑温通药有效，只留风寒在体表，所以本诊次强调解表，去掉蝉蜕、僵蚕及其他凉药，改用补中益气汤，再加上一些温通的药，如附子等。

四诊时患者疼痛加重，而且头皮上起了一些疹子，皮疹有点儿痒，有脱皮起屑的表现，看起来微微发红，脉还是偏动，考虑还是有里热，三诊解表治疗后症状加重，说明三诊的治疗方向不对。患者眼睑肿，考虑有湿，舌偏暗偏嫩，肯定有水气，而且里热是需要透散的，用热药肯定不行，所以去掉桂枝、细辛，还是用凉散的药物，即蝉蜕、僵蚕、钩藤、菊花，考虑到患者有鼻炎，还加上了白芷。保留炮姜是因为患者体内还是偏于寒湿的，保留麻黄而不用桂枝是因为患者有水气病，且麻黄虽性温，但不助火，药性是发散的。用药后，患者的疼痛减轻了，乏力也改善了，继续用药几周后显示有效，这个方案就基本上固定下来了。

上述方案用到9月16日，患者的疼痛明显减轻，止痛药已停用，但是失眠药还得间断服用，以免晚上痛得睡不着觉。患者继续服用中药到10月中旬就把失眠药也停掉了，停药后患者下午还是会有点儿头痛，但是可以忍受，又吃了两次中药。停药一个多月后，患者于12月复诊，头痛已经非常轻微了，停药后症状没有明显反弹，所以又吃了两次中药后，我就让患者先停药观察了。

这个病例的治疗时间确实比较长，而且前三诊是走了弯路的，没有把握好方向，所以实际上并不是中药起效慢，而是刚开始治疗的方向不对，四诊的时候开始改方案，见效以后就稳定下来了，症状也逐步缓解了。修改后的治疗方案大体上是考虑患者气虚，导致里热透不出来，体表又有一层水湿（不是风寒），所以在治疗的时候应当补气、祛水湿、透热，同时清热。患者的热有两种类型，二者互相干扰，一种是外来的，需要透散，另一种是内生的，需要清降，前者用蝉蜕、僵蚕、钩藤透散，后者用黄连清降。

明确带状疱疹的病因病机是很重要的，这有助于认清疾病的本质，指导长期治疗，否则用药就会摇摆不定，或者即使通过用一些强效的通络药使症状暂时得到缓解，也没有彻底解决问题。

（6）湿疹案

章某，男，70岁

初诊时间：2021年7月9日。

患者头部及手背生湿疹10余年，头屑多，头皮、后颈部、

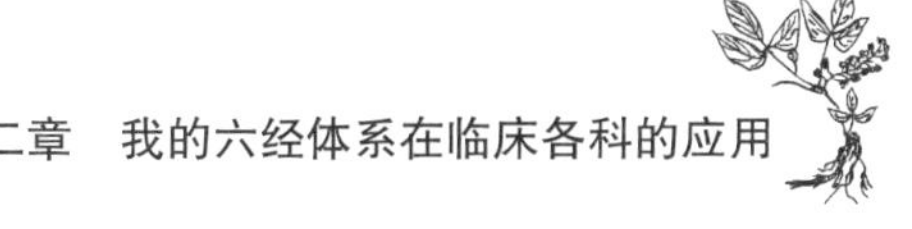

手背皮肤增厚，瘙痒，皮肤发红，严重时皮疹出血、出黄水，口略干，紫外线过敏，大便正常，纳可，睡眠略差，起夜3~4次，少汗，不畏寒，无痰，无胸闷气短。舌红苔厚，左脉浮弦，右脉少力。血压略高，既往腰椎间盘突出症病史，腰痛。

处方：麻黄8g，干姜12g，杜仲10g，狗脊10g，白术18g，茯苓15g，半夏8g，陈皮8g，枳壳8g，竹茹8g，黄连8g，生地黄15g，丹参8g，赤芍8g，薏苡仁15g，荆芥5g，防风5g，黑顺片12g，瓜蒌12g，党参12g，炙甘草6g。7剂。

二诊时间：2021年7月16日。

患者手痒减轻，后颈部、头部增厚的皮肤变薄，头屑明显减少。舌红，苔厚。

处方：初诊方去党参，改黑顺片10g，瓜蒌10g。7剂。

三诊时间：2021年7月23日。

患者增厚的皮肤进一步变薄，仍痒。舌红，苔厚腻，左脉浮弦，右脉少力。

处方：二诊方加郁金8g，白芍10g。7剂。

四诊时间：2021年8月2日。

患者大便略干，余基本同前。舌苔略白厚，左脉弦，右脉少力。

处方：继服三诊方。7剂。

五诊时间：2021年8月9日。

患者诸症进一步改善。舌红，苔白腻，左脉浮弦，右脉少力。

处方：荆芥6g，防风6g，柴胡15g，黄芩5g，半夏10g，党参10g，生甘草5g，当归10g，川芎15g，白芍20g，白术15g，茯苓12g，泽泻15g，干姜12g，厚朴9g，附子12g，麻黄6g，生地黄15g，黄连8g，赤芍8g，丹参8g，杜仲10g，狗脊10g。7剂。

【思路】

患者患湿疹十多年，头皮、后颈部、手背等多处皮肤增厚，汗出比较少，左脉浮弦，右脉少力，左为人迎，右为气口，左脉浮弦，一般考虑有外感，再结合皮肤增厚和少汗，虽然患者不怕

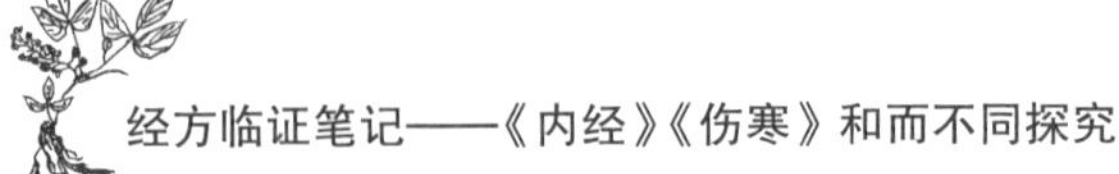

冷，但还是考虑有太阳病。

有太阳病，那单纯解表行不行呢？单纯解表是不行的，因为患者右脉无力，提示有内伤，加上夜尿多，病程长，考虑存在脾肾不足，所以要温阳解表。该患者病程比较长，因此也考虑可能正气不足，结合脉的表现，要温阳扶正解表。

该患者皮肤增厚，颜色发红，舌头也是红的，紫外线过敏，说明有血热；增厚的皮肤局部流黄水，提示里有湿热，也可以说气分、血分都有热，加上舌苔厚，表明气分有湿，所以整体考虑病机为湿热郁积在里。为什么湿热郁积在体内十多年都除不掉呢？主要是由于表不解。表不解的原因与内伤有关，表里互相干扰，因此在温阳扶正解表的同时还要凉血、祛湿热。

我选用附子理中汤温阳，加麻黄解表，起到温阳扶正解表的作用。患者皮肤瘙痒，少汗，加荆芥、防风，这两味药的发散作用比较强。虽然本次治疗没有用蝉蜕，但是其实也是可以使用的。患者肾虚，加杜仲、狗脊。患者血热，加丹参、赤芍、生地黄。患者苔腻，皮肤厚，考虑上焦有痰湿，合黄连温胆汤加瓜蒌、薏苡仁。这个方子用了一周，患者的手痒先减轻了，后颈部、头部增厚的皮肤开始变薄，颜色也没有初诊时那样红了，头屑明显减少。对于头屑的产生，还是考虑是由表不解导致皮肤干燥引起的，所以用药后头屑明显减少。

此后的一个月，用药以初诊方为基础加减，后期加了疏肝的药，但是整体上还是以温阳扶正解表、凉血祛湿的治法为主。用药后，患者的皮疹基本就不痒了，增厚的皮肤也变薄了，虽然没有痊愈，但患者觉得对疗效已经比较满意了，于是就停药了。

这个病例应该是湿疹病例中病机比较复杂的一个，寒热虚实都有，尤其是很多症状看起来比较矛盾，比如患者舌质红，舌苔厚，一般来说怎么能温阳呢？但是，患者并没有明显的怕冷表现，体力、精力良可，且左脉浮弦，右脉少力（脉象对治法的确立起到了很大作用），这些就是可以温阳的依据。我们常说孤证不立，单从某一个表现来看是很难判断整体情况的，但是临床上会遇到患者的临床表现相互矛盾的问题，这时能否抓准主要矛盾，往往就取决于临床经验了。

（7）银屑病案

金某，男，59岁。

初诊时间：2021年6月4日。

患者患银屑病20余年，多处皮肤增厚，手胀，瘙痒较剧烈，影响睡眠，鱼际处有暗红色细疹，时心悸出汗，无胸闷，无痰，有时烧心，口干渴，喜凉饮，易热易汗，不怕风，听力下降10余年，大便正常，眠可。舌略粉红，苔薄，脉不齐，略动少力。既往房颤病史5年，高血压病史10余年，现服用降压药（具体不详），空腹血糖高于7.0mmol/L，未服药。

处方：黄连12g，半夏8g，陈皮8g，枳壳8g，竹茹8g，茯苓15g，瓜蒌15g，桂枝15g，龙骨15g，牡蛎15g，荆芥5g，防风5g，薏苡仁15g，丹参8g，赤芍8g，蝉蜕2g，生地黄15g，百合10g，苦参15g，白术15g，炙甘草5g，莱菔子10g。7剂。

二诊时间：2021年6月11日。

患者手脚痒，双手鱼际处有暗红色细疹，手掌皮肤硬。舌略红，苔略腻干。

处方：初诊方去苦参，改黄连15g，薏苡仁18g，丹参10g，赤芍10g，加地肤子15g，北沙参15g。7剂。

三诊时间：2021年6月18日。

患者周身皮肤逐渐变薄和脱皮，手脱皮最明显，瘙痒减轻。

处方：继服二诊方。7剂。

四诊时间：2021年6月29日。

患者瘙痒减轻。舌红苔薄白，脉关部饱满略动。

处方：二诊方改桂枝18g。7剂。

五诊时间：2021年7月7日。

患者偶有身痒，双手脱皮两次，下肢皮肤仍暗厚，烧心改善，跑动后心悸气短减轻。舌淡红，苔薄白，脉不齐。

处方：四诊方去北沙参。7剂。

六诊时间：2021年7月14日。

患者身不痒，右足大趾木，下肢皮肤仍暗厚。舌淡红苔薄白，脉不齐，左脉少力。

处方：五诊方去生地黄，加知母 15g，改茯苓 20g。7 剂。

七诊时间：2021 年 7 月 21 日。

患者身不痒，右足大趾木，下肢皮肤仍暗厚。舌正，脉不齐，左脉少力。

处方：六诊方改茯苓 15g，加土茯苓 25g，苦杏仁 8g。7 剂。

八诊时间：2021 年 7 月 28 日。

患者两侧大腿略痒。舌略红，苔薄白腻。

处方：七诊方改土茯苓 15g，加生地黄 15g。7 剂。

九诊时间：2021 年 8 月 4 日。

患者双下肢痒较前明显，上身汗多，胸闷。舌略红，苔白腻。

处方：八诊方去生地黄。7 剂。

十诊时间：2021 年 8 月 10 日。

患者双侧小腿仍有瘙痒，但皮疹已经逐步减少，增厚的皮肤逐渐变薄，上身汗多，胸闷。舌略红，苔白腻略少。

处方：九诊方改土茯苓 25g。7 剂。

【思路】

患者患银屑病 20 多年，身上多处皮疹比较厚且伴有脱皮，四肢较重，手掌瘙痒剧烈，需要不停地搓，鱼际处有暗红色的小皮疹。该患者有房颤病史 5 年，有时心慌出汗，有时烧心，睡眠尚可，有高血压病史，血糖偏高，口干口渴，容易出汗，容易感到热，不怕风，舌质略粉红（舌质有可能有一些假象，毕竟该患者长期吃降压药），脉是房颤脉，不齐，波动感比较强，但力度并不是很强。

患者易热，易出汗，容易燥热，喜欢吃凉的，有时烧心，这些症状都提示体内有热。从整体上看，患者有太阳病、阳明病，少阳病的指征不明显，阴证也不明显。从症状来看，患者体内可能有风、有热、有湿、有痰，治疗就考虑用祛风化痰、降火祛湿、凉血散血的方法，用药的方向基本也是这样，即用黄连温胆汤清热化痰，加一些祛风的荆芥、防风、蝉蜕，以及凉血散血的

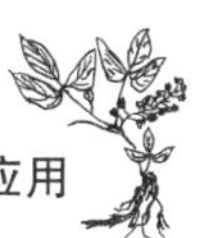

丹参、赤芍、生地黄。

需要特别说明一下的是，患者有房颤病史，我治疗过的一些房颤患者，包括一些早搏患者，都是有桂枝证的，虽然该患者没有明显怕冷、怕风的表现，但患者有痰热，同时有心阳不足，所以用瓜蒌配伍桂枝，基本相当于用了小陷胸汤加桂枝。除考虑该患者有房颤病史外，使用桂枝的另一个原因是这味药本身就有祛风的作用，对这个患者来说是可以用的。如果这个患者没有房颤病史，我是不会用桂枝的，因为桂枝性偏热，不适用于瘙痒严重又没有明显怕风感觉的患者。

用药后，患者第一次复诊时自诉变化不是很大，第二次复诊时，患者说周身的皮肤逐渐变薄和脱皮，以手部脱皮最为明显，反复脱皮好几次，瘙痒逐渐减轻。患者先后治了两个多月，皮疹明显减轻，特别是手上的皮疹，从原来的晚上瘙痒严重，影响睡眠，到治疗后无明显瘙痒，效果显著，虽未根治，但毕竟病程较长不可能一下子完全治好。

该患者症状改善以后就没有再来复诊，但是从这两个多月的病情变化来看用药效果还是比较好的。其中，桂枝在治疗过程中起到了关键作用，其他的祛风药药效没有那么强，让患者吃完以后手掌脱皮的程度是达不到的。我最初用桂枝的指征就是患者有房颤病史，这次收获了对皮疹影响的经验。

（8）痤疮案

易某，女，30岁。形体中等，面色灰暗。

初诊时间：2020年4月29日。

患者面部痤疮加重3个月，主要集中于两颊部，色暗红，后背、胸口生红色痤疮，月经错后约1周，色暗，痛经，本次已过期2周而未至，平素畏寒肢冷，易咽痒咳嗽，常胸闷气短，困倦乏力，夜眠差。舌尖红，有瘀点，脉弦细。腹力中等偏下。

处方：柴胡10g，黄芩10g，紫菀10g，党参15g，炙甘草6g，川芎6g，白芍15g，白术15g，茯苓15g，泽泻15g，干姜10g，厚朴10g，紫苏子8g，黄连6g，赤芍8g，桃仁8g，黑附子

10g，龙骨 20g，丹参 10g，生地黄 15g。7 剂。

二诊时间：2020 年 5 月 8 日。

患者无新生痤疮，怕冷明显，胸闷气短，易咽痒咳嗽，近来食欲好，眠不实，易醒，月经已至，量少，痛经。舌红，边有瘀点，苔薄白，脉弦细。

处方：初诊方去黄连、生地黄、甘草，加大黄 6g，桂枝 10g，牡蛎 20g。7 剂。

三诊时间：2020 年 5 月 18 日。

患者痤疮减少，手脚凉，胸闷气短，乏力，大便正常，痛经。脉弦细。

处方：二诊方改干姜 12g，黑附子 12g。7 剂。

四诊时间：2020 年 5 月 27 日。

患者仍有新起痤疮，补诉经期腹泻，平素也易腹泻，现大便调，仍手脚凉，恶风，咽痒咳嗽改善，口干渴，胸闷，心慌，乏力，不喜冷食。舌暗红，苔白略腻。

处方：三诊方改党参 10g，加生地黄 15g。7 剂。

五诊时间：2020 年 6 月 5 日。

患者面色改善，仍有新起痤疮。舌尖略红，脉弦细无力。

处方：柴胡 10g，黄芩 10g，紫菀 10g，党参 15g，大黄 3g，川芎 6g，白芍 15g，白术 25g，茯苓 15g，泽泻 15g，干姜 15g，赤芍 8g，桃仁 8g，黑附子 15g，龙骨 20g，丹参 10g，生地黄 15g，桂枝 15g，牡蛎 20g。7 剂。

六诊时间：2020 年 6 月 12 日。

患者症状同前。腹力中等偏下。舌尖有瘀点，苔白，脉弦细。

处方：柴胡 10g，黄芩 10g，紫菀 10g，党参 15g，大黄 3g，川芎 6g，白芍 15g，白术 25g，茯苓 15g，泽泻 15g，干姜 12g，当归 8g，赤芍 10g，黑附子 15g，龙骨 20g，丹参 10g，桂枝 15g，牡蛎 20g。7 剂。

七诊时间：2020 年 6 月 24 日。

患者诸症进一步改善，月经已错后 2 周未至。舌尖略红，苔

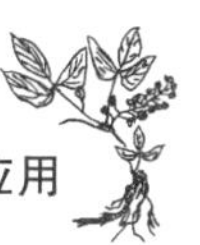

薄白腻，脉细。

处方：继服六诊方。7剂。

2021年2月22日，患者的同事来诊时告知该患者的痤疮已愈。

【思路】

该患者的主诉为面部痤疮加重，主要从以下两方面考虑。

其一，面色暗黄、怕冷、困倦乏力、月经后期、脉细，这些都提示脾肾阳虚，阳虚的人一般来说湿气会比较重，所以舌苔会厚腻。

其二，脉弦、胸闷气短、易咽痒咳嗽，这些都是肝气郁结的表现，肝郁化火易引起血分郁热，所以舌尖红有瘀点，前胸、后背都有痤疮，治宜疏肝理气、化瘀。

综上，患者肝气郁结，血分又热，同时有阳气不足的问题，而肝气的疏解需要阳气的通达，若阳气不足，则肝气不舒，因此整体的治疗思路为温阳、疏肝、化瘀、解热。

（9）鞘膜积液案

曹某，男，3岁。形体略胖，肤色发暗，面色黄暗，颧略红。

初诊时间：2021年4月29日。

患儿1个月前发现左侧鞘膜积液，外科建议手术治疗，家长欲用中药调理。患儿咳嗽，痰不多，鼻塞，打喷嚏，易身痒，周身皮肤较干，全身有多处抓痕及色素沉着，双腿无力，易摔倒，汗出正常，寒热不明显，食欲略差。舌略红，脉略数。

处方：柴胡5g，黄芩5g，姜半夏5g，党参5g，炙甘草3g，川芎3g，当归5g，白芍8g，炒白术10g，茯苓8g，泽泻8g，荆芥3g，薄荷3g，蝉蜕1g，薏苡仁8g，浙贝母5g，桔梗3g，连翘3g，麻黄3g，生石膏10g，川贝母1g。7剂。

二诊时间：2021年5月7日。

患儿咳嗽消除，有时鼻塞，鞘膜积液情况同前。舌略红，苔少。

处方：柴胡5g，黄芩5g，姜半夏5g，党参5g，炙甘草3g，川芎3g，当归5g，白芍8g，炒白术10g，茯苓8g，泽泻8g，荆芥2g，防风2g，麻黄2g，炮姜3g，薏苡仁5g，生地黄6g，川贝母2g，芦根5g，麦冬3g，牡蛎5g。7剂。

三诊时间：2021年5月14日。

患儿仍鼻塞，鞘膜积液情况同前，皮肤常痒，有多处抓痕皮。舌尖红。

处方：柴胡5g，黄芩5g，姜半夏5g，党参5g，炙甘草3g，川芎3g，当归5g，白芍8g，炒白术10g，茯苓8g，泽泻8g，荆芥2g，防风2g，麻黄3g，炮姜3g，薏苡仁5g，丹参3g，生地黄6g，西洋参5g，附子3g。7剂。

四诊时间：2021年5月21日。

患儿诸症减轻。

处方：柴胡5g，黄芩5g，姜半夏5g，党参5g，炙甘草3g，川芎3g，当归3g，白芍5g，炒白术8g，茯苓3g，泽泻8g，荆芥2g，防风2g，麻黄3g，丹参3g，炮姜4g，薏苡仁5g，生地黄6g，西洋参5g，附子5g，细辛2g。7剂。

五诊时间：2021年6月7日。

患儿鞘膜积液症状减轻，平卧时看不出来，直立时也不甚饱胀，皮疹瘙痒，夜间鼻塞。舌略红。

处方：荆芥2g，防风2g，川芎2g，当归3g，白芍5g，炒白术8g，茯苓3g，麻黄3g，丹参3g，炮姜4g，薏苡仁6g，生地黄6g，西洋参5g，附子5g，细辛2g，蝉蜕1g，赤芍3g。7剂。

六诊时间：2021年6月16日。

患儿症状同前。

处方：荆芥2g，防风2g，炙甘草2g，当归3g，炒白术8g，茯苓3g，麻黄3g，丹参3g，炮姜5g，薏苡仁6g，西洋参5g，附子5g，细辛2g，蝉蜕1g，赤芍3g。7剂。

七诊时间：2021年6月25日。

患儿睾丸情况同前，皮疹瘙痒减轻，夜间鼻塞减轻。舌略红。

处方：六诊方改丹参2g，赤芍2g。7剂。

八诊时间：2021年7月1日。

患儿睾丸情况同前，皮疹瘙痒不明显，夜间鼻塞不明显，有时眼睛肿痒。舌略红。

处方：七诊方去丹参、赤芍。7剂。

九诊时间：2021年7月13日。

患儿睾丸情况同前，偶有皮疹瘙痒，鼻炎偶有发作，有时眼痒。舌略淡红，苔少。

处方：八诊方去蝉蜕，加生地黄5g，桂枝5g，白芍3g，杜仲5g。7剂。

十诊时间：2021年7月20日。

患儿睾丸情况同前，皮疹瘙痒，有时眼睛红肿，鼻炎发作减少。舌略淡红，舌尖红，苔少。

处方：荆芥2g，防风2g，炙甘草2g，当归3g，炒白术8g，茯苓5g，麻黄3g，炮姜5g，薏苡仁6g，西洋参5g，附子5g，细辛2g，生地黄5g，桂枝5g，白芍3g，杜仲5g，黄芪6g，丹参3g，赤芍3g，蝉蜕1g，僵蚕2g，菊花3g。7剂。

十一诊时间：2021年8月19日。

患儿停药后发热1次，未处理，两天后热退，鼻塞消除，睾丸不适减轻，现有时流涕，不打喷嚏，夜间鼻塞，皮疹有时瘙痒，眼部尚可。舌略淡红，舌尖红，苔少。

处方：荆芥2g，防风2g，炙甘草2g，当归3g，炒白术8g，茯苓5g，炮姜5g，薏苡仁6g，西洋参5g，生地黄6g，白芍3g，杜仲5g，黄芪8g，丹参3g，赤芍3g，蝉蜕1g，僵蚕2g，菊花3g，白芷1g，辛夷1g，苍耳子1g，柴胡2g，升麻2g。7剂。

十二诊时间：2021年8月26日。

患儿睡觉时略鼻塞，睾丸不适减轻，右侧略有下坠感，不肿，不打喷嚏，皮疹有时瘙痒，眼部尚可。舌略淡红，舌尖红，苔薄白。

处方：十一诊方改炮姜3g，生地黄5g，加槲寄生3g。7剂。

十三诊时间：2021年9月14日。

患儿睾丸基本不肿，阴茎头略红，鼻塞较重，皮肤瘙痒。舌略红。

处方：荆芥2g，防风2g，炙甘草2g，当归3g，炒白术8g，茯苓5g，薏苡仁6g，西洋参5g，生地黄5g，白芍3g，黄芪6g，丹参3g，赤芍3g，蝉蜕1g，僵蚕2g，菊花3g，白芷1g，辛夷1g，苍耳子1g，柴胡2g，升麻2g，淡竹叶3g。7剂。

十四诊：2021年9月23日。

患儿睾丸基本不肿，阴茎头略红，鼻塞较重，皮肤瘙痒。舌略红。

处方：十三诊方去黄芪，加炮姜3g，黄连2g。7剂。

十五诊时间：2021年10月11日。

患儿睾丸基本不肿，阴茎头略红，时有鼻塞，皮肤瘙痒。舌略红。

处方：荆芥2g，防风2g，炙甘草2g，当归3g，白术7g，茯苓5g，薏苡仁6g，西洋参5g，生地黄6g，白芍3g，炮姜3g，丹参3g，赤芍3g，蝉蜕1g，僵蚕2g，菊花3g，白芷1g，辛夷1g，苍耳子1g，竹叶3g。7剂。

十六诊时间：2021年10月19日。

患儿症状基本同前。舌略红。

处方：十五诊方加川贝母1g，麻黄1g。7剂。

十七诊时间：2021年10月26日。

患儿症状同前。

处方：十六诊方去炮姜、西洋参，改生地黄5g，加太子参5g，焦三仙（焦山楂、炒神曲、炒麦芽）各3g，麻黄2g。7剂。

十八诊时间：2022年3月1日。

患儿鼻塞，睾丸有时略肿。舌略粉红，苔薄白。

处方：荆芥2g，防风2g，炙甘草2g，当归3g，炒白术7g，茯苓5g，薏苡仁6g，太子参5g，生地黄5g，白芍3g，焦三仙各3g，丹参3g，赤芍3g，蝉蜕1g，僵蚕2g，菊花3g，白芷1g，辛夷1g，苍耳子1g，竹叶3g，川贝母1g，黄芪6g。7剂。

十九诊时间：2022年3月14日。

患儿有时鼻塞，睾丸未肿，睡眠翻动多，大便略溏。舌略红，苔薄。

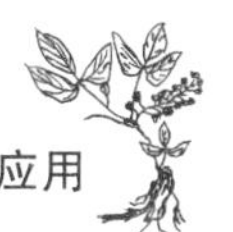

处方：十八诊方加黄连 2g。7 剂。

二十诊时间：2022 年 7 月 19 日。

患儿鞘膜积液未再复发，咽痒，鼻塞，时有身痒，汗出正常。舌红，苔薄白。

处方：荆芥 2g，防风 2g，炙甘草 2g，当归 3g，炒白术 6g，茯苓 5g，薏苡仁 6g，太子参 5g，生地黄 6g，白芍 3g，丹参 3g，赤芍 3g，蝉蜕 1g，僵蚕 2g，菊花 3g，白芷 1g，辛夷 1g，苍耳子 1g，竹叶 3g，川贝母 1g，黄芪 6g，黄连 2g，桔梗 2g。7 剂。

【思考】

这位小患者一开始是来看鞘膜积液的，家长不想手术，想先试着用中药调理。患儿来诊的时候咳嗽比较明显，有鼻炎的症状，有湿疹，皮肤比较干燥，皮疹有刺手的那种感觉，考虑肺气不宣；患儿身痒，舌质偏红，考虑内有瘀热；患儿咳嗽长时间不好，往往提示有少阳病的问题，因为孩子太小，从脉象上不太好把握，所以根据他的食欲和体力不好，肤色发黄发暗，考虑脾虚的同时伴有少阳病。综上，我给患儿开了小柴胡汤合当归芍药散，加上了一些祛风、透热、宣肺的药，如麻黄等。

用药后，患儿的咳嗽好了，鼻炎症状也得到了一定的改善，但是鞘膜积液变化不大，而且后来鼻塞又加重了，整体感觉缓解不明显。考虑到患儿的精力、体力不太好，除脾虚外，还有肾阳虚，我用了附子、细辛（取麻黄附子细辛汤之义），当然还用了一些清透的药，用药后患儿的鼻炎症状有缓解，同时鞘膜积液减轻了一点儿，但不是非常明显，说明鞘膜积液与表不解和里虚都有一定的关系。

又用了一段时间中药后，我考虑患儿肤色发黄还是与中气不足有关，改用补中益气汤加味，通过补气升阳来解表透热，这样的方法用了两三周，患儿的鞘膜积液确实与之前相比有了明显的改善。有一次患儿感冒发热，我进行了正常处理，热退后感觉患儿的鞘膜积液好得更快了。就这样治疗了四个多月，患儿的鞘膜积液基本上就好了，虽然还有一侧比另一侧稍大一点儿的问题，

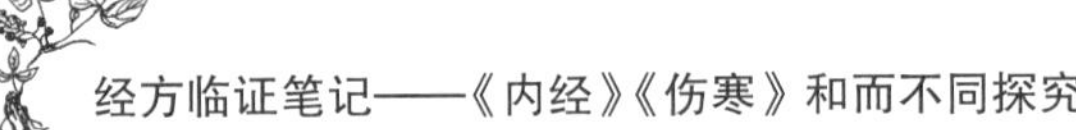

但是已经不像原来那样明显了，只有站立时间长了以后两侧才会有一点儿不一样，平卧的时候是完全正常的，而且一直没有出现症状的反复。过了几个月来调理鼻炎时，患儿的鞘膜积液已经完全消失了。

回顾本病例的治疗过程，一开始我用的基础方是柴归汤，考虑到水气病表不解，应当加强温阳解表之力，用了麻黄附子细辛汤，但是用药后症状缓解不是很明显，后来结合患儿的临床表现，考虑通过补中气来升阳解表，用的是补益中气汤，此后患儿的症状逐步改善。

患儿面色黄暗，看起来身体状态不是很好，患儿母亲说他走路时经常摔倒。患儿形体略胖，脸肉嘟嘟的，但是这个年龄段的孩子往往都有点儿“婴儿肥”，而且患儿的其他部位并不胖，加上平常食欲略差，考虑主要还是有脾虚，也有肾虚的问题，但是肾虚与肿的表现没有直接关系。肾虚者，脉往往是偏大的，孩子的脉虽然不好把握，但是明显的脉大还是比较容易体会到的，我感觉这个孩子没有脉大的表现，而且肾虚的人容易出汗，这个患儿是少汗的，皮肤偏干，所以不太适合用滋腻的补肾药。

西医学认为治疗鞘膜积液必须得手术修补，不然的话恐怕是好不了的。通过中医的方法治疗是不是能够改善病情，是不是以后病情就不再反复，还需要长时间观察随访。

慢性疾病的治疗没有固定的模式，所以我们在治疗的过程中需要随时根据患者的病情变化调整治疗手段。

（10）胰腺肿瘤腹痛案

吴某，男，69岁。形体偏瘦。

初诊时间：2022年8月24日。

患者胰腺肿瘤术后1年，左上腹痛，局限性腹膜炎，需口服盐酸羟考酮缓释片止痛。纳差，乏力，大便偏干，口干苦，不渴，失眠，起夜3～4次，少汗畏寒，两侧脚踝内侧可见血络。舌红偏暗干无苔，脉弦数细少力。腹诊示左上腹硬，有压痛。

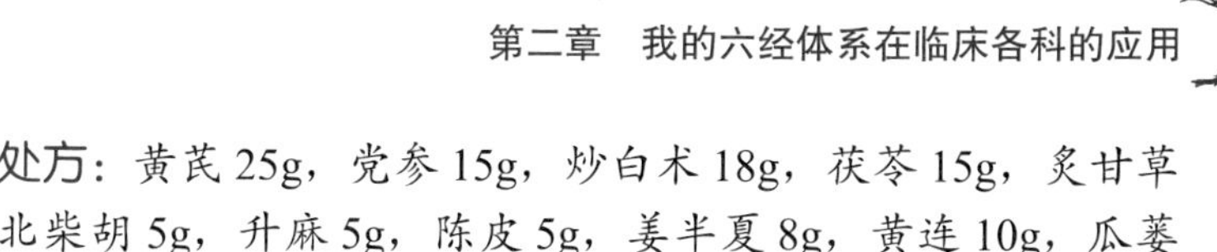

处方：黄芪 25g，党参 15g，炒白术 18g，茯苓 15g，炙甘草 6g，北柴胡 5g，升麻 5g，陈皮 5g，姜半夏 8g，黄连 10g，瓜蒌 15g，丹参 8g，赤芍 8g，商陆 8g，生地黄 15g，麦冬 10g，西洋参 3g。7 剂。

二诊时间：2022 年 9 月 2 日。

患者左上腹痛改善，食欲改善，口干苦改善，仍乏力，睡眠改善，无痰。舌红干。腹肌挛急，不硬，左下腹压痛（+++），左上腹压痛（++）。

处方：继服初诊方。15 剂。

三诊时间：2022 年 10 月 10 日。

患者腹痛不明显，体力改善，进食改善，睡眠尚可，口干苦改善，大便正常。舌边略暗，脉弦细，略数动，略少力。腹肌挛急，不硬，左下腹压痛（+），左上腹压痛（+）。

处方：黄芪 25g，党参 15g，炒白术 15g，茯苓 15g，炙甘草 6g，北柴胡 8g，升麻 5g，陈皮 5g，姜半夏 8g，黄连 10g，瓜蒌 15g，丹参 10g，赤芍 10g，商陆 8g，生地黄 15g，麦冬 10g，西洋参 3g，山药 25g，白芍 10g，枳壳 8g。15 剂。

【思路】

这个患者的西医诊断为“胰体尾神经内分泌肿瘤”，做了一次手术，术后发生肝转移，腹内淋巴结肿大，考虑淋巴结转移，有局限性腹膜炎，痛得比较厉害，影响晚上睡觉，一直吃止痛药缓解症状。

患者以左上腹痛为主，没有食欲，疲倦乏力，感觉走路都费劲，是由家属带着来的，精神萎靡不振，大便偏干，不吃东西，脉弦数细又少力，脉跳得比较快，口干口苦，但是不想喝水，舌红偏暗，而且舌面没有苔，有点儿像镜面舌，失眠，晚上几乎睡不着觉，起夜三四次，怕冷，出汗少，在两侧脚踝内侧可见很细的血管。患者腹诊示左上腹石硬，像按一块石板一样，有压痛、反跳痛，这些都是腹膜炎导致的。

整体考虑的话，一方面患者比较虚，形体偏瘦，另一方面患者没有食欲、乏力，脉也偏细，这些症状都是有气虚的表现。患者口干、便干、舌无苔、脉细且数，是阴虚火旺的表现，所以考虑气阴两虚有火。同时，患者腹部的疼痛表现符合西医诊断，不能按照传统瘀血证来处理，就像《伤寒论》里讲的小陷胸汤证"正在心下，按之则痛"，这个患者也有压痛，但不是瘀血造成的，而是痰热阻滞导致的，应当用小陷胸汤。

小陷胸汤证是比较轻浅的，脉是浮滑的，如果是脉沉往下陷，就变成大陷胸汤证了。小陷胸汤证和大陷胸汤证的区别主要在痰热，前者是局限的，后者是弥散的。在这个病例里两者都有，所以就把大、小陷胸汤合在一起使用，只不过患者没有出现腹实证，所以没有用大黄、芒硝、甘遂，而是用了商陆。

初诊方整体上就是用补中益气汤来补气，加麦冬、生地黄养阴，加黄连、瓜蒌清热，考虑到患者病在左侧，虽然主要矛盾不是瘀血，但是肯定也有瘀血因素的影响，所以加了少量丹参、赤芍，再加商陆。患者用了这个方子以后症状改善很明显，食欲差、口干苦得到了改善，睡眠也好了一些，但是仍然疲倦乏力，舌还是发红发干，舌面没有苔，肚子还是比较紧，是一种腹肌挛急的征象，石硬的感觉没有了，没有反跳痛，但仍有压痛，左上腹和左下腹都是这样，疗效良可，所以继续用初诊方。

后来患者又来复诊，腹痛已经很轻微了，偶尔吃止痛药，体力明显改善，精神状态很好，进食、睡眠明显改善了，口干苦也有所改善，大便正常，舌边略暗，舌面有苔了，脉还是弦细略数，数动而少力的，腹诊仍然有腹肌挛急，但是不硬，腹部压痛减轻，但是体重没有变化，所以加了山药，还是以补气为主，另外考虑到肿瘤患者的痰热不容易消除，所以继续合用小陷胸汤。虽然患者腹膜炎的症状明显缓解了，但是考虑不一定能够很快痊愈，所以没有去掉商陆。

这个患者的情况要与瘀血证做鉴别，如果按照瘀血证来治疗患者，可能会使病情加重。这是为什么呢？因为痰热发生了弥散，得清除掉，如果继续化瘀，痰热很可能更容易弥散，对肿瘤本身不好，对炎症也不好，而且患者脉偏数，所以要慎重给予化瘀治疗。如果从肿瘤角度来说，肿瘤与血管生长是有关系的，就

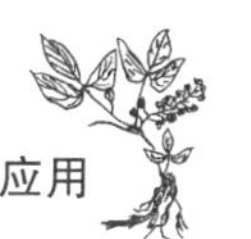

像介入治疗可阻断血管，减缓肿瘤局部的血液循环，避免肿瘤长得过快，而用化瘀药可能会促进血液循环，所以不要随意使用化瘀力强的药，如全蝎、蜈蚣等。

第三节 妇科疾病论治

一、妇科疾病论治基础

1. 妇科疾病与肝的关系

西医妇科学的内分泌问题与中医学月经病的关系是最大的。

对月经初潮前、绝经后女性的治疗和对男性的治疗差别不是很大，而在有规律月经时期的女性的治疗上比较有特点，这个时期中医治疗重视疏达肝气，古人讲肝为女子之先天，月经的各个时期都与肝气的变化有很大关系。妇女的生理与肝气的关系非常紧密，由此中医学认为肝在妇科病的调理和治疗中占主要地位。

月经来潮前，是肝气舒展的过程，这时很多肝气不畅的患者会有比较大的反应，出现各种不适。瘀血、痰湿、寒凝、表证等，都会导致肝气输布和运行不畅，并在月经上有所体现。

很多女性患者来中医门诊调体前并没有被诊断为具体的疾病，从生理角度来说，这个时候就可以从肝论治，重视肝气的特点。有的患者比较重视自身的感受，诉求多一些，手脚凉、乏力、咽部不适、痛经、经期不规律、经量多或少、生痤疮、面部长斑、头晕头痛、便秘、乳腺胀痛等都是女性就诊时的常见主诉。如果患者手脚凉，脉偏弦，形体偏瘦，或至少不是很胖，一般可以明确是柴胡证。如果肝气不畅，阳气不能被肝胆升发，就会郁结在肝系统内，郁而化热，自身的热量郁积在某个部位，表现为容易烦躁、睡眠质量差，郁热在上则出现痤疮、口疮等上火症状。

气郁日久，或经前生气发怒可直接造成瘀血，导致经血不畅，并产生一系列瘀血证表现。

以上就是妇女“气滞→化热→瘀血”这一疾病发展路径的形成过程。

2. 肝与其他脏腑的关系

首先是肝胆与脾胃的关系，也就是木与土的关系。若肝气不得舒展，就会将郁滞的压力传递至脾胃，肝气横逆，犯脾克胃，导致肝脾不和，以虚象为主，出现缺乏食欲、饭后胃胀、排便不畅等。如果脾胃气虚，会出现身重乏力、精力不够等现象。若郁热循肝经上冲乳腺则出现乳房胀痛，上冲咽喉则出现咽阻、咽痛，上犯头面则出现头昏、头痛、头胀的表现。

其次是肝与肾的关系。肝肾同源，所以肝与肾的功能关联性很强。肾阴不足就会导致肝血不足，对肝气产生影响。肾阳不足也是一样，阳气不足以后，肝气就会舒展不开，阳气升发不起来。临床上对肝气郁滞的患者一般采用疏肝的方法，但如果肾阳也不足，就必须在疏肝的同时温肾阳，这样肝气才能条达。如果有肾阴虚，就要加一些养阴药，比如生地黄、黄精之类，养肾阴以调肝阴。肝藏魂，如果患者有睡眠质量差、多梦易惊醒的问题，在补养肝阴的同时应配伍一些降火药，这样魂魄才能安宁，睡眠才能改善。

最后是肝与心的关系。阴虚肝火旺可导致心火旺盛，使患者出现烦躁、焦虑、失眠、生口腔溃疡、口周或额头生痤疮等症状，所以黄芩和黄连经常并用。

调治妇科病时通常以肝为中心，涉及脾、肾、心，不同脏腑间互相关联，治疗时都要考虑到。没有器质性疾病，但有很多慢性症状的患者来调体时，靶点往往很多，这就需要我们考虑得更全面。另外，因为我不是专科医生，所以女性患者来看妇科病时，我一般会让她们先到妇科进行专科体检，排查器质性疾病。

通过调体确实可以解决很多问题，很多患者治疗后症状改善，周身舒适，不仅有助于改善体质，还有助于预防疾病。

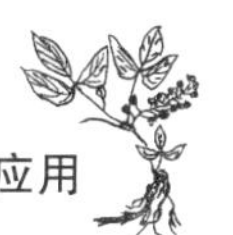

二、妇科疾病的治疗

1. 临床常见病

（1）多囊卵巢综合征

多囊卵巢综合征是妇科常见疾病，也属于内科内分泌系统疾病。大部分多囊卵巢综合征患者形体偏胖，偏瘦的相对较少。大部分患者来中医科治疗之前已经在妇科有了明确诊断，主诉以不孕或月经不调为多。有些患者治疗几次后效果不显著可能就不来复诊了，对于一些坚持治疗的患者，我总结了一些规律。

有些患者月经不来潮，卵巢功能不好，难以受孕，用药后月经正常了，自然就怀孕了，这种情况一般是由肾气、肾阳不足导致的，阳损及阴，也可以伴有肾阴虚的问题，治疗时要考虑加温阳的药，如果患者有明显的手脚凉，可以加干姜、附子，如果患者单纯下肢发凉，精力不充沛，可以加杜仲、淫羊藿等。

偏瘦的患者常有肝郁气滞、血瘀的问题，我在治疗时一般会用柴归汤加干姜、附子，如果伴有阴虚会配伍生地黄。

偏胖的患者以肾虚证为多见，常伴有痰湿，一般在补肾的同时要化痰湿。因为痰湿与水气有关，所以辨治时要先判断患者有无表证，比如是否头痛、身痛、汗少、怕冷、晨起关节僵硬等。如果有表证，就需要用解表药。如果表证比较轻，可以加一些羌活、独活。如果有麻黄证，比如整个人看上去有点儿肿，或有呼吸道症状，就加麻黄。判断完是否有表证后我们再判断有无里证，比如是否有咽部异物感、多痰、胸闷、胃胀、嗳气等。如果有里证，就需要合用半夏厚朴汤或温胆汤。

患者还可能有少阳病，但形体偏胖的人患少阳病的情况不是太常见。如果有晨起口干口苦，偏于大柴胡汤证，可以加一些疏肝的药。如果有内热，食欲比较好，就加黄连、瓜蒌。如果面色不好，手比较枯干，不饱满，考虑有血虚的问题，就合用四物汤。

临床上有些患者脾虚，也有些脾胃偏实。如果是脾虚就加白术、茯苓（一般不加人参，人参容易使患者的体重增加）。如果是脾实就加一些消导之品，如莱菔子等。如果伴有气虚，一般就属于防己黄芪汤证的治疗方向。

我按照上面的思路用药后，好几个多年不孕的患者确实很快就怀孕了，我不能肯定地说完全是中药的作用，但肯定与服中药有关。其中，有一个患者是外院的护士，身体壮实，身高又高，平素月经后期，被诊断为多囊卵巢综合征，备孕多年未孕，来诊时面部有痤疮，乏力，头身困重，没有精神，腰背酸痛，我用的是四逆散合温胆汤加羌活、独活、防风，还加了杜仲、巴戟天、淫羊藿补肾，患者来诊两次后就怀孕了。

最近两年来诊的多囊卵巢综合征患者很多并不是来治疗不孕症的，而是来治疗肥胖症和月经不调的，对于这类患者我用得比较多的方子是防己黄芪汤加黄连、瓜蒌、百合、生地黄，相当于按照糖尿病来治。从西医理论来看，多囊卵巢综合征肥胖的患者可以服用二甲双胍，如此看来中西医是有相通的地方的。2021 年我治过一位形体肥胖的女性患者，我按照前面的方法治了两个月左右，患者的体重虽然变化还不大，但是成功怀孕了。

（2）先兆流产

对于先兆流产，临床上是否可以进行保胎治疗建议交由专科来判断。对于流产后调理，或有习惯性流产病史的患者备孕的情况，中医是有优势的，比如西医讲的黄体功能不足患者以肾阳虚、肾气虚为多见，临床上可注意辨证治疗。如果患者流产之后我们为其调理两三个月，以后成功怀孕的概率会高很多。

有一位患者反复流产后做了两三次试管婴儿也不成功，就来我这里调理身体。这位患者一看就是比较急躁的人，脸上有痤疮，油脂也很多，整体上是火旺的表现，就用了疏肝降火、调脾胃的药，用药很简单。这位患者来诊时没说备孕的问题，用药后竟然正常怀孕了，整个治疗方案里也并没有专门补肾的药物，这也提示我们要正确辨证。

（3）妇科炎症

妇科炎症包括我们常见的盆腔炎、宫颈炎和阴道炎，临床表现一般是腹痛、阴部瘙痒、白带异常。如果有腹痛，则以瘀血证

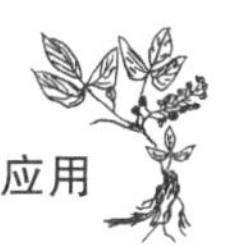

为多见，我们要判断瘀血证的轻重，以及兼证有哪些，比如是否伴有少阳病或少阴病等。门诊上常见的瘀血证一般比较轻，腹部隐痛，用当归芍药散的情况比较多，也可以合用小柴胡汤，或合用柴胡桂枝干姜汤，或加干姜、附子。

白带异常一般表现为白带偏多。白带与湿有关，湿气大多与脾胃直接相关，但也不全是，特别是像四妙散证就不是脾虚导致的，而是下焦湿热导致的。当归芍药散证与脾虚有关。如果白带偏黄，说明有热，这时可以加一些清热药。如果是四妙散证，方中的黄柏本身就能清湿热，但如果是当归芍药散证，白带偏黄或时有发黄，这个热可能就不是下焦的热，可能是从上而来的，比如有心火，这时我会用柴归汤加黄连。

阴痒的问题大多与风有关，我经常会加荆芥、防风。如果阴痒是由湿气导致的，且有阳虚的问题，就用当归芍药散加干姜、附子，不然难以除掉湿气。

我曾经治疗过一些人乳头状瘤病毒（HPV）阳性的患者，有的就有白带异常的情况，这时候我一般会选用柴归汤，偏寒的就加干姜、附子，偏热的就加黄连。这些患者中有些使用西药后无效，或停药后复阳，接受中药治疗后确实 HPV 转阴了。

（4）子宫内膜异位症

子宫内膜异位症包括子宫腺肌病、卵巢巧克力囊肿，都与子宫内膜异位有一定关系，临床表现主要是痛经或者月经过多。痛经可以认为是瘀血所致，但月经量多如何解释呢？这就要看患者有没有热的表现了。如果患者脉的搏动感比较强，比如是洪大脉，想要化瘀就得加一些清热凉血的药，否则活血就会动血，月经会更多。我常用柴归汤合胶艾四物汤加减治疗，但一般不用阿胶，有瘀血的加丹参、赤芍或合桂枝茯苓丸，有明显心火的就加黄连，黄连的用量可以大一些。

我最近治疗的一个患者，两三年前来看过子宫内膜异位症，痛经等问题得到一定缓解后就停药了。她有贫血的问题，在其他医院治疗了一段时间后效果不明显，于是又回来找我治疗。这个患者的病情比较复杂，调体的方向比较多，考虑到患者形体偏瘦，手脚偏凉，面色和身体都发黄，消化功能不太好，纳差，便秘，口干口苦，我用的是柴归汤加黄连、干姜，其间也用过附子、生地黄、龙骨、牡蛎，患者坚持服药后现在月经基本正常了，不再痛经，皮肤发黄的症状改善了，贫血也得到了纠正。

（5）压力性尿失禁

盆底功能障碍和压力性尿失禁的患者很多，大多是产后出现的，表现为憋不住尿，特别是咳嗽、大笑、快走、蹦跳、情绪激动后会出现尿失禁。遇到这种情况时我一般就根据患者当时的症状来处理，效果很好，比如患者咳嗽时尿失禁，我们就去治疗咳嗽，我经常用荆防柴朴汤，至于荆防柴朴汤起到的作用是不是条达肝气有待商榷，但是很多患者用药后尿失禁的症状确实可以得到改善，我认为这可能涉及上层太阳、少阳的问题，以及里层太阴、少阴的问题。

（6）子宫肌瘤

子宫肌瘤很常见，但单纯针对这个病来治疗的患者却不多，因为子宫肌瘤的临床症状很少，一般腹部都没有压痛，而且子宫肌瘤不太大的时候不会影响月经，只有子宫肌瘤过大压迫膀胱时可能会导致尿频。

从西医学角度来讲，子宫肌瘤与雌激素水平有关，子宫肌瘤患者绝经以后子宫萎缩，肌瘤就不再长了。我想，雌激素与中医的肝气有关，雌激素分泌过多，肝气过盛，阳热过重，子宫肌瘤就容易长；雌激素分泌不足，肝气不足，子宫肌瘤就会萎缩。如果子宫肌瘤很容易长大，特别是有些患者绝经以后子宫肌瘤还会继续长，我们就要注意分析患者的阳热是否过重，肝气是否条达，如果有肝郁化热的问题，我们就要解郁清热。很多人认为有包块就代表有瘀血，但显然子宫肌瘤不是单纯依靠化瘀就能解决的。西医治疗子宫肌瘤的方法一般是控制雌激素水平，结合中医理解，就是削弱阳气，限制阳气的流通，所以我们在临床上要让阳气流通而不过盛、不郁滞。

（7）女性性功能障碍

我治疗过几例性功能障碍的女性患者，总结来看，阳气不

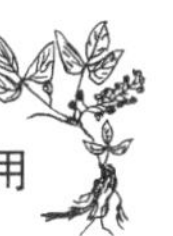

足，手脚凉，精神状态和身体状态都不好的女性容易出现性功能障碍。从西医妇科学的角度来说，女性性功能是由雄激素水平决定的，中医妇科学则认为主要与阳气不足有关，这也能从一些患者的状态中得到验证，如果患者阳气充足，那么她的性欲就会相对旺盛，如果阳气不足，就会态度淡漠，提不起兴趣，没有欲望。有几个主动向我诉说此类情况的患者确实都有明显的阳虚表现，精力、体力、整体状态都差，所以对于这类患者可以从温阳的方向来调理，但注意要以疏肝、调肝为核心，让阳气条达，而不能单纯温阳。

（8）月经病

月经病的分类较多，常见的有月经周期异常、经量异常、经期异常、痛经等。

第一，月经周期异常。

治疗月经先期时，我们要考虑患者是不是有血热，临床上用生地黄、黄连的概率很高。《傅青主女科》中有两张方子可以用来治疗月经先期，一个是清血热的清经散，一个是养阴清热的两地汤，但这两张方子只涉及了两个治疗方向，我们在临床上应当进行整体判断，不能过于依赖这两张方子，不是遇到月经先期患者就要从这两张方子里面挑，而是要具体问题具体分析，比如如果患者同时伴有柴胡证，就需要一同解决少阳的问题。

治疗月经后期时，我们通常需要考虑用化瘀和温阳的方法。如果患者手脚冰凉，精神状态差，面色苍白，就加干姜、附子；如果患者腰酸，腰凉，就用杜仲、槲寄生；如果患者手凉不明显，单纯腿脚凉，而且脉虚，可以用巴戟天、淫羊藿一类。

第二，经量异常。

月经过多的患者大多有热，可伴有瘀血，常会用到丹参、赤芍、茜草这类凉血散瘀的药。如果瘀血重，我一般不用红花，而是用桃仁。如果同时伴有血热或阴血不足，脉偏芤，舌质红，苔少，可加生地黄。如果有明显烦躁，口舌生疮，可以加黄连。把热清掉，把瘀化开，月经量自然就会减少。

月经过少的患者以气血虚、瘀血或阳虚为多见，也可能三种病机同时存在。现代女性心思比较细腻，非常注重对身体的保养，来调理的女性患者中很多会以“月经量少”为主诉，担心月经量少就代表身体不好，怕血排不出去会导致瘀血，更怕提前绝经。其实，月经量少涉及的问题非常多，比如气血不足、肾虚、肝郁、血瘀等，但如果每一方面的症状都不突出，主要矛盾也不明显，就很容易判断失误，用药时间再长、药量再大也无效，比如对气血不足的患者按补肾的方向治疗，效果肯定不明显。如果检查指标没有明显异常，西医通常会认为月经量少就是一种生理现象，不需要特殊治疗，但我认为有的患者如果以前月经量正常，忽然月经量变少了，还是有必要接受治疗的。

第三，经期异常。

正常的月经期是 3 ~ 7 天，经期延长者的月经期往往是 10 天左右。经期延长者虽然经期长，但是经量不一定多，往往伴有血热或虚损，一般来说常用生地黄、龙骨、牡蛎、艾叶等药。

第四，痛经。

前面讲过的子宫内膜异位症就会引起痛经，这里讲的主要是排除其他疾病以后的原发性痛经。提到痛经我们往往就会想到瘀血，但是这不一定是对的。如果患者平时没有瘀血表现，为什么一到月经期就有了呢？如果直接认为痛经就是瘀血造成的，我想这是欠考虑的。

我以往根据瘀血证的病机用小柴胡汤合桂枝茯苓丸治疗痛经患者确实大部分很有效，但治疗个别患者时就是不见效。单位里以前有位护士长的孩子在南方上学，因为痛经来看诊，吃药期间正好赶上来月经，结果痛得更重了，于是就不再吃药了。我认为，如果真有瘀血的话用药后疼痛不会加重，后来考虑她可能有郁热。很多患者并没有具体的器质性疾病，只是单纯有痛经的问题，这可能是因为对疼痛比较敏感。

后来，我逐渐发现痛经的病机是很复杂的，不能只认为是寒和瘀导致的。有很多女性因为月经期怕冷就认为自己体内有寒，这种判断方法其实是不准确的，比如气郁、郁热也有可能导致类似的表现。后来我发现，如果在辨证时没有发现明显的瘀血证，

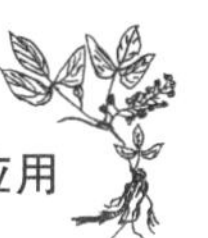

就可以用调理肝气的方法治疗，如果患者面部油脂多，有痤疮，就需要疏肝清热降火，这样痛经就会得到改善。

最近我治疗了一个体态比较丰盈的严重痛经的患者，这位患者能食体胖，有湿热证，我按照调体的理念，用了升清降浊汤，稍加丹参、赤芍，患者服药后痛经明显缓解。对于这位患者，如果单纯用化瘀的方法治疗肯定是不行的，这也提示我们在临床上需要结合患者的身体状态决定治疗方向。

（9）围绝经期综合征

围绝经期综合征，又称更年期综合征，在门诊上比较常见，大部分病例都与肾虚有关，以肾阴虚为主，可以伴有肾阳虚。我常用的方子是引火汤加味，引火汤的功效以养阴敛火为主，里面的巴戟天有温阳的作用，临床上可以根据患者的实际情况决定用不用它。如果患者烘热汗出，烦躁失眠，但面部的整体状态偏于阳气不足，面色淡白，缺少光泽，且精神状态差，脚凉，膝盖凉，就可以用巴戟天；如果患者面红、舌红，即使有怕凉的表现，也最好不用巴戟天这类补肾阳的药，因为这个时候的下肢凉有可能是肾阴虚，阴不敛阳，阳气浮越于上导致的，可以用桑寄生来治疗。

阴虚程度方面，舌红苔少的，用生地黄，且用量应较大，不用熟地黄；脉偏芤的，用黄精增强养阴的作用。引火汤里已经有麦冬、五味子了，如果患者有心悸、失眠的表现，可以再加百合或合欢花。

肾虚以后，肾气不能收敛，导致心肾不交，心火上冲，人就会比较焦躁，还会有反酸、烧心、生口疮等症状，这时要加用降心火的药物，如黄连等。如果心火上冲，蒸津炼液，形成痰饮，就会导致胸闷、嗳气、咽阻有异物感，这时就需要合用黄连温胆汤。如果患者有“三高症”，或者形体偏胖，就加瓜蒌，还可以再加龙骨、牡蛎以加强收敛的作用，常用的方子有二加龙骨牡蛎汤、二加龙骨牡蛎加桂枝汤等。胡希恕老喜欢用加了桂枝的二加龙骨牡蛎汤，因为患者突然出汗、烘热也属于桂枝证，这个方子适用于手脚凉，没有明显阴虚症状，偏阳虚的患者。

（10）不孕症

前面讲到多囊卵巢综合征时其实就涉及了不孕的问题，但也有一些患者经过一系列检查后没有发现器质性问题，于是来找中医调理，这时候我们需要坚持中医辨证，看看有没有肾阳虚、瘀血、肝气郁、痰湿等问题，其中有一个不可忽视的问题，就是表证。

上学时，北京中医药大学东直门医院妇科的郭志强老给我们讲过治疗不孕的时候加用羌活可以促进排卵。现在我是这样认为的，太阳病表证虽然病在体表，但是对下层或里层有一定的压制作用，如果表层总打不开，压力就会传导到里层去，体内一些脏腑器官的功能就会因受到压迫而无法运转，所以虽然看似是在治疗不孕症，但是临床上一定要考虑到表证的问题，有表证的话语一定要解表，这也是治疗多囊卵巢综合征时会用到解表药的原因。

治疗上如果对证了，患者服药后就会感觉舒服，很多症状就会得到改善，只有能够见到治疗效果患者才能坚持服药，否则复诊几次后就不来了。有些患者的症状变化不突出，可能谈不上改善与否，但在调理的过程中就怀孕了，也有些患者怎样调理都不行，这可能与心态有关。中医治疗与西医做试管婴儿不同，治疗的过程会比较长，所以医生在临床上要注意引导患者不要急躁，心态好了，怀孕的成功率也容易提高，如果思虑过重或压力过大，反而会阻碍治疗。

（11）其他

孕期调理涉及的问题也很多，风险比较大，如果需要治疗，实际上正常辨证就可以，但必须避免使用一些孕妇慎用、禁用药，比如治疗孕期感冒时，可以用一些轻宣肺卫的药，但尽量不用麻黄、桂枝之类，可以选用荆防败毒散或银翘散之类，相对来说比较安全。

2. 验案选粹

（1）多囊卵巢综合征案

董某，女，27 岁，略胖，肤白，唇红饱满。

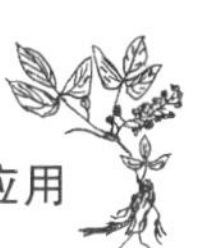

初诊时间：2020年7月23日。

患者月经后期，常3个月以上一行，现6个月未至，无月经欲至之感，易汗出，夜间手脚热，午后困倦，食后胃胀，便溏，每日1~2次，入睡慢，多梦，小腿肿胀，鼻塞。舌红，苔薄白，有脱苔，脉右寸大，左沉少力。

处方：生地黄20g，党参15g，半夏8g，厚朴8g，紫苏子8g，茯苓8g，白术15g，黄连8g，菟丝子10g，麦冬10g，龙骨20g，牡蛎20g。7剂。

二诊时间：2020年7月30日。

患者睡眠改善，余同前，大便每日2~3次，便溏。舌红，苔薄少，脉软。

处方：生地黄20g，党参15g，半夏8g，厚朴8g，紫苏子8g，茯苓8g，白术25g，黄连8g，菟丝子10g，麦冬10g，龙骨20g，牡蛎20g，黄芪15g，白芷3g，辛夷3g，苍耳子3g，葛根15g。7剂。

三诊时间：2020年8月5日。

患者月经欲至，乳房胀痛，午后仍困倦乏力，入睡难，多梦，便溏。

处方：生地黄18g，党参15g，半夏8g，厚朴8g，紫苏子8g，茯苓8g，炒白术15g，苍术10g，黄连10g，菟丝子10g，麦冬15g，龙骨20g，牡蛎20g，黄芪15g，白芷3g，辛夷3g，苍耳子3g，葛根15g。7剂。

四诊时间：2020年8月13日。

患者乳房胀，月经未至，夜间鼻塞重，影响睡眠，遇冷风鼻塞加重，多汗，右颈背怕风，食后胃胀，困倦，便溏，每日1~2次，晨起口干，不喜凉饮，喜食水果，食凉不腹泻，不渴，无腰痛，无腹痛。舌红，苔薄，脉软。

处方：生地黄18g，党参15g，半夏8g，厚朴8g，紫苏子8g，茯苓8g，炒白术25g，黄连8g，麦冬10g，龙骨20g，牡蛎20g，黄芪25g，白芷3g，辛夷3g，苍耳子3g，葛根15g，桂枝12g，白芍12g。7剂。

五诊时间：2020 年 8 月 19 日。

患者月经至，量不多，下腹隐痛，现为月经第 5 日，鼻塞改善，仍食后易胃胀，晨起赖床，午后困倦，便溏，每日 2 次。舌红，苔白，脉软动细。

处方：生地黄 18g，党参 15g，半夏 8g，厚朴 8g，紫苏子 8g，茯苓 8g，炒白术 15g，黄连 10g，麦冬 10g，龙骨 20g，牡蛎 20g，黄芪 25g，白芷 3g，辛夷 3g，苍耳子 3g，葛根 15g，桂枝 10g，炙甘草 6g，升麻 5g，瓜蒌 12g。7 剂。

六诊时间：2020 年 8 月 25 日。

患者月经已尽，白天闻油烟味后咳嗽，有痰，易汗出，略怕风，无明显鼻塞，偶有喷嚏，胃胀改善，眠可，仍晨起赖床，午后困倦，大便成形，睡眠可，右侧肩背部怕风。舌红，苔白腻，脉软略动。

处方：五诊方去桂枝。7 剂。

七诊时间：2020 年 9 月 4 日。

患者脱发较多，鼻塞又作。舌红，苔白，脉无力。

处方：生地黄 18g，党参 15g，半夏 8g，枇杷叶 8g，桑白皮 8g，炒白术 15g，黄连 5g，麦冬 10g，黄芪 25g，白芷 3g，辛夷 3g，苍耳子 3g，葛根 5g，炙甘草 6g，升麻 5g，瓜蒌 12g，玉竹 10g，酸枣仁 8g。7 剂。

八诊时间：2020 年 9 月 11 日。

患者鼻塞较重。舌红，苔薄白，有脱苔，脉略弦。

处方：麻黄 8g，苦杏仁 10g，石膏 30g，甘草 6g，荆芥 6g，防风 6g，半夏 8g，厚朴 8g，紫苏子 8g，茯苓 8g，生地黄 15g，薏苡仁 15g，麦冬 10g，连翘 10g，桔梗 10g。7 剂。

九诊时间：2020 年 9 月 17 日。

患者鼻塞同前，夜间鼻塞，晨起口干，略渴，口不苦，眠差，多汗，不畏寒。舌红，苔薄，脉细。

处方：柴胡 8g，黄芩 8g，半夏 8g，荆芥 5g，防风 5g，厚朴 8g，紫苏子 8g，茯苓 15g，北沙参 18g，炙甘草 6g，生石膏 35g，浙贝母 10g，白芷 3g，辛夷 3g，苍耳子 3g，葛根 20g，蒲

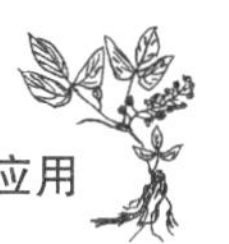

公英 15g。7 剂。

十诊时间：2020 年 10 月 14 日。

患者鼻塞、咳嗽，输液三日后改善，现时有咽痒咳嗽，不痛，睡觉时略鼻塞，偶打喷嚏，眼角略痒，食后胃胀欲便，便溏。舌红，苔薄白，脉沉略细少力。

处方：郁金 8g，黄芩 10g，半夏 8g，党参 15g，炙甘草 6g，厚朴 8g，茯苓 15g，紫苏子 8g，荆芥 5g，薄荷 5g，芦根 15g，浙贝母 10g，蝉蜕 2g，僵蚕 5g，连翘 10g，葛根 20g，黄连 8g，白术 15g。7 剂。

十一诊时间：2020 年 10 月 23 日。

患者现时有咽痒咳嗽，不痛，睡觉时略鼻塞，偶打喷嚏，眼角略痒，食后胃胀欲便，便溏，不畏寒。舌红，苔薄白，脉沉略细少力。

处方：郁金 8g，黄芩 10g，半夏 8g，党参 15g，炙甘草 6g，厚朴 8g，茯苓 15g，紫苏子 8g，荆芥 5g，芦根 15g，浙贝母 10g，蝉蜕 2g，僵蚕 5g，连翘 10g，黄连 8g，白术 18g，玄参 15g，白芍 12g，枳壳 8g。7 剂。

十二诊时间：2020 年 11 月 4 日。

患者月经欲至，乳房胀痛。舌尖略红，苔白，脉弦少力。

处方：十一诊方去连翘。7 剂。

十三诊时间：2020 年 11 月 19 日。

患者乳房胀痛，月经未至，唇干起皮，口中和，便溏，欲冷饮，喜辣物。舌红，苔中部略白厚，左脉浮弦略动芤，右脉少力。

处方：郁金 8g，黄芩 10g，半夏 8g，党参 15g，炙甘草 6g，厚朴 8g，茯苓 15g，紫苏子 8g，荆芥 5g，芦根 15g，浙贝母 10g，蝉蜕 2g，僵蚕 5g，黄连 8g，白术 15g，生地黄 15g，丹参 8g，赤芍 8g，白芍 12g，枳壳 8g，薏苡仁 15g。7 剂。

十四诊时间：2020 年 11 月 25 日。

今天检查时发现早孕，嘱患者停药。

【思路】

该多囊卵巢综合征患者形体偏胖，口唇饱满偏红，易汗出，手脚热，眠欠安，考虑偏于痰热证，因此刚开始以养阴化痰降火为主要治疗思路。患者鼻塞，考虑有外感表证，不怕冷，寒象并不明显，加了黄芪、苍耳子散，用药过程中患者来了一次月经。后来，患者鼻炎的症状较为明显，所以换成了麻杏石甘汤加祛风化痰药物的思路，但用药后效果不佳，于是改用柴胡剂（柴胡换成郁金），加半夏厚朴汤、升降散、浙贝母、黄连、连翘、石膏、芦根等。由于患者的鼻咽部症状一直反复，这个方子加减连续用了一个多月，中间来了一次月经。因为没有明显的阳虚、瘀血等表现，所以该患者的后期调理一直是以治疗鼻咽部症状为主，用的相当于是改良后的荆防柴朴汤，作用偏于清热，直到在最后一次复诊时发现早孕，嘱患者停药。回过头看，该患者月经后期，月经周期为 3 个月左右，结婚 3 年未避孕未孕，但治疗期间并没有用看似“对症”的补肾、化瘀等方药来达到使月经来潮的目的，反而是针对患者的具体表现进行了调理，也就是针对痰热及少阳风热来治疗，疗效还算满意。

（2）盆腔炎伴发热案

郭某，女，38 岁，面色萎黄。

初诊时间：2020 年 10 月 28 日。

患者反复发热半个月。患者自接受人工流产术、宫内节育器放置术后频繁出现盆腔炎，下腹痛，经住院治疗（应用了各种抗生素）下腹痛减，但反复低热，现症见每日下午低热，37～38℃，发热时头痛，口不渴，无身痛，无恶寒，平素手足凉。舌尖红，苔白略暗多，脉弦细。腹力中等，下腹略有压痛，可触及略软的包块。

处方：柴胡 12g，黄芩 10g，半夏 10g，党参 15g，炙甘草 6g，川芎 6g，当归 8g，白芍 15g，白术 15g，茯苓 15g，泽泻 15g，桂枝 8g，牡丹皮 8g，桃仁 8g。7 剂。

二诊时间：2020 年 11 月 10 日。

患者自服药第 2 天后未再发热，下腹略痛，乏力，不渴。舌

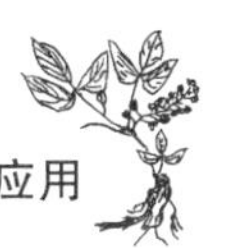

暗，苔白，脉弦细少力。

处方：初诊方加干姜 8g，黑附子 8g。7 剂。

三诊时间：2020 年 11 月 17 日。

患者体温正常，偶有轻微腹痛，大便略干，眠略差，腰背酸痛。舌尖红，苔白，脉弦细。

处方：柴胡 10g，黄芩 10g，半夏 10g，党参 15g，炙甘草 6g，川芎 6g，当归 8g，白芍 15g，白术 15g，茯苓 15g，泽泻 15g，桂枝 10g，丹参 10g，赤芍 10g，干姜 10g，附子 10g。7 剂。

【思路】

该患者流产后瘀血排出不净，出现发热，无恶寒表现，无明显身痛，考虑没有表证。患者口不渴，也没有阳明证。有没有阴证呢？患者平时有手足凉的情况，可能有阴证，但考虑发热与阴证没有明显关联，所以初诊时未针对阴证用药。患者脉弦细，说明有少阳郁热，兼有瘀血；口不渴，说明有水饮的问题，因此初步判断属于小柴胡汤合当归芍药散证。患者腹力中等，下腹略有压痛，可触及略软的包块，所以考虑使用桂枝茯苓丸，最后是三个方子合在一起用的。

如何解释下午发热呢？该患者气滞血瘀，上午阳气盛，阳气升发，虽然有瘀滞，肝气尚可疏泄，但下午阳气往回收的时候肝气升发受抑制，本就瘀滞的状态就会加重，阳气不得舒展而郁闭发热。通过发热伴头痛不能直接辨出病症在哪一经，因为三阳经都有可能出现发热伴头痛。

热退之后的调理：热退之后，患者腹痛减轻，但是还有一些慢性瘀血没有消除，机体有虚寒的问题，需要逐渐消除，故加干姜、附子等温阳之品。

柴胡用量：因为热是瘀血引起的少阳郁热，单纯解少阳之热恐怕是不够的，所以柴胡的用量不需要太大，用药以活血化瘀为主，兼用柴胡辅助升发即可。

由此可见，中医并非慢郎中。该患者对疗效非常满意，既往在病房期间，四代头孢、莫西沙星都用过了，始终不退热，可见只要辨证精准，方证相合，中医疗效还是很快的。

（3）月经量少伴痛经案

溥某，女，13岁。形体中等，面色淡黄，眼周暗。

初诊时间：2020年6月21日。

患者经量少、痛经数年。现腰腹痛，近3个月经周期为28天（此前月经周期为23天），困倦乏力，身上少汗，但手脚爱出汗，大便易干，口中异味，不渴，晨起口干，被蚊虫叮咬后皮肤常出现大块红肿。舌红，苔薄白，脉弦细。

处方：荆芥5g，防风5g，柴胡10g，黄芩10g，紫菀10g，党参12g，炙甘草6g，川芎6g，当归8g，白芍15g，丹参6g，赤芍6g，白术15g，茯苓15g，泽泻15g，干姜8g，黑顺片8g，薏苡仁15g，大枣20g，西洋参5g。7剂。

二诊时间：2020年6月27日。

患者体力略改善，排便较前顺畅，自诉腹痛间断发作。舌红，脉软。

处方：荆芥5g，防风5g，柴胡10g，黄芩10g，紫菀10g，党参12g，炙甘草6g，川芎6g，当归8g，白芍18g，丹参8g，赤芍8g，白术18g，茯苓15g，泽泻15g，干姜10g，黑顺片10g，薏苡仁15g，大枣25g，西洋参5g。7剂。

三诊时间：2020年7月5日。

患者体力、精力改善，大便通畅，手脚略潮湿，口中异味减轻，喝药时咽部略有烧灼感。舌暗红，苔薄白，脉略弦少力。

处方：荆芥5g，防风5g，柴胡10g，黄芩10g，紫菀10g，党参12g，炙甘草6g，川芎6g，当归8g，白芍18g，丹参8g，赤芍8g，生地黄12g，白术20g，茯苓15g，泽泻15g，干姜12g，黑顺片12g，薏苡仁15g，大枣20g，西洋参5g。7剂。

四诊时间：2020年7月12日。

患者月经至，量略增，痛经程度变化不大，晨起口干，不渴，咽阻，晨起擤鼻涕，手脚多汗，身上少汗，吹空调后无明显不适。舌略红，脉少力，左脉略弦。

处方：荆芥5g，防风5g，柴胡10g，黄芩10g，紫菀10g，

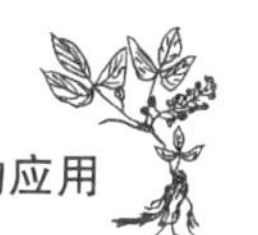

党参12g，炙甘草6g，川芎6g，当归8g，白芍15g，丹参8g，生地黄12g，白术25g，茯苓15g，泽泻10g，干姜12g，黑顺片12g，麻黄6g，生石膏15g，大枣20g，西洋参5g。7剂。

五诊时间：2020年7月19日。

患者手汗略减，身汗增，大便通畅，纳可。

处方：荆芥3g，防风3g，柴胡8g，黄芩8g，紫菀8g，党参8g，炙甘草5g，川芎5g，当归8g，白芍12g，丹参6g，生地黄10g，白术20g，茯苓10g，泽泻8g，干姜12g，黑顺片12g，麻黄5g，生石膏10g，大枣15g，西洋参5g。7剂。

2020年10月5日，患者的母亲带着家中老人来看病，告知患者痛经消除，被蚊虫叮咬后也不再过敏了。

【思路】

这个患者脉弦细，结合眼周暗、痛经，说明有气滞血瘀，六经辨证属于少阳病兼有瘀血；面色淡黄，脉的力度不够，容易乏力，说明有太阴病；容易困倦，精神头儿不好，提示有少阴病；被蚊虫叮咬以后易过敏，大便干，说明有血虚、血热。处方以柴归汤为基础，加了一些化瘀凉血、温阳的药。到了治疗后期，因为患者身上出汗比较少，考虑略有表闭，所以加了一点儿麻黄。

（4）月经不调伴膝痛案

鞠某，女，38岁。略瘦，面色略暗黄。

初诊时间：2020年11月25日。

患者反复月经提前1年，常提前5～15天，量少，口干，乏力，略畏寒，便秘20年，嗳气，时胸闷。舌红，苔薄白，脉弦细。既往有胃肠息肉病史；有抑郁症病史，易哭泣；有结膜炎病史，经常眼睛红痒；有右膝关节积液病史，常有右膝胀痛。

处方：北柴胡10g，黄芩10g，蜜紫菀10，北沙参15g，炙甘草6g，川芎6g，当归8g，白芍15g，炒白术15g，茯苓15g，泽泻10g，薄荷5g，防风5g，丹参10g，生地黄20g，艾叶6g，土茯苓20g，西洋参3g，黑顺片6g。7剂。

二诊时间：2020年12月1日。

患者右膝关节胀痛略改善。舌略红，脉弦细。

处方：继服初诊方。7剂。

三诊时间：2020年12月24日。

患者月经提前及量少症状略改善，便秘改善，有时眼睛红痒，右膝略不适。舌略红，苔薄白，脉弦略少力。

处方：北柴胡10g，黄芩10g，蜜紫菀10g，北沙参15g，炙甘草6g，川芎6g，当归8g，白芍15g，炒白术18g，茯苓15g，泽泻12g，荆芥5g，防风5g，丹参10g，生地黄20g，炮姜8g，薏苡仁18g，西洋参3g，黑顺片10g。14剂。

四诊时间：2021年1月19日。

患者停药后大便干燥，近两次月经周期为28天左右，仍有时眼痒，右膝偶略不适，近期右坐骨处有牵拉痛。脉弦细。

处方：三诊方改黑顺片8g，加赤芍8g。7剂。

五诊时间：2021年1月25日。

患者便秘改善，右膝已经无不适，仍有右坐骨处痛。舌红，苔少，脉弦数。

处方：荆芥5g，防风5g，丹参10g，生地黄20g，干姜8g，薏苡仁18g，西洋参3g，黑顺片10g，赤芍8g，黄连8g，北柴胡10g，黄芩10g，蜜紫菀10g，太子参15g，炙甘草6g，川芎6g，当归8g，白芍15g，炒白术18g，茯苓15g，泽泻12g。3剂。

六诊时间：2021年1月28日。

患者走动后仍有右坐骨处疼痛。舌红，脉弦。

处方：五诊方去当归、太子参、干姜，加北沙参15g，枳壳10g，浙贝母10g，改生地黄15g，黑顺片8g。7剂。

七诊时间：2021年3月24日。

患者停药后月经又提前来潮，本次周期为21天，量少，口干，乏力，多梦，略畏寒，便秘，嗳气，时胸闷，右腰臀痛，活动后减轻。舌红，苔薄少，脉弦细。

处方：北柴胡10g，黄芩10g，姜半夏10，北沙参15g，炙甘草6g，川芎6g，当归10g，白芍15g，炒白术15g，茯苓15g，泽泻12g，荆芥5g，防风5g，丹参10g，生地黄18g，厚朴8g，

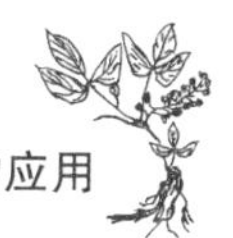

紫苏子 8g，薏苡仁 18g，黑顺片 10g，黄连 8g，干姜 10g，赤芍 10g。7 剂。

八诊时间：2021 年 3 月 31 日。

患者口干，乏力，多梦，略畏寒，大便每日一行，嗳气，时胸闷，右腰臀痛，活动后减轻。舌红，苔薄少，脉弦少力。

处方：七诊方去北沙参，加党参 15g，改炒白术 18g，干姜 8g，黑顺片 8g。14 剂。

九诊时间：2021 年 12 月 17 日。

患者近半年月经周期为 25 天左右，多年的便秘恢复正常，于外院诊断为右坐骨结节滑囊炎，使用骨科垫后症状可稍减轻，有时嗳气，有早搏，早上四五点醒，乏力，口中和，已感冒 2 周未愈，咽部不适。舌红，苔薄，脉弦。

处方：北柴胡 10g，黄芩 10g，姜半夏 10g，太子参 10g，炙甘草 6g，厚朴 10g，茯苓 15g，紫苏子 10g，荆芥 5g，防风 5g，射干 8g，生石膏 30g，白芍 12g，枳壳 8g，丹参 10g，赤芍 10g，枇杷叶 10g。10 剂。

十诊时间：2022 年 1 月 4 日。

患者的感冒症状基本消失，继续调体。

处方：北柴胡 10g，黄芩 10g，姜半夏 10g，党参 15g，炙甘草 6g，川芎 6g，当归 8g，白芍 15g，炒白术 18g，茯苓 15g，泽泻 15，荆芥 5g，防风 5g，丹参 10g，赤芍 10g，生地黄 15g，厚朴 8g，紫苏子 8g，薏苡仁 15g，黑顺片 8g，黄连 8g，炮姜 8g。14 剂。

【思路】

这个患者的主诉是月经提前，月经周期最短半个月，最长也只有 25 天左右，月经量少。患者还有几个比较重要的症状，比如口干、乏力、畏寒，便秘也是比较重要的症状，多日一次，排便顺畅，嗳气、胸闷是伴随症状。患者有结膜炎病史，经常眼睛发红、发痒。患者还有右膝关节积液病史，经常右膝关节胀痛。

患者舌红，苔薄白，脉弦细，有抑郁症病史，易哭泣，可以判断是少阳病兼有太阴病。至于便秘，本身少阳病兼太阴病就可以有便秘的表现。少阳证（柴胡证）有瘀血就可以引起月经不调，而月经提前一般说明还是有热的。患者嗳气、胸闷，是气郁的表现，眼睛红痒是气郁化热的表现，而且痒的症状也说明可能在有郁热的基础上感受风邪了。气郁肝脾不和，脾的运化功能失调，产生痰湿，上面有痰，下面有湿，是导致右膝关节积液、脉弦细的原因。所以，从六经辨证角度来看的话，这个患者有少阳病和太阴病，兼有痰湿、瘀血、风邪，所以我一开始用的方子是荆防柴归汤合胶艾四物汤（即《金匮药略》里的胶艾汤），我一般不用阿胶，这里用了丹参来代替。考虑到患者右膝关节积液，气郁化火，上痰下湿，柴归汤里有半夏，有化痰的作用，所以又加一些土茯苓祛湿。患者的寒象不太明显，但是考虑到患者右膝关节痛，所以加了少量的附子（与附子同用时，以紫菀代半夏）。

患者用了一周的药后，膝关节痛有所改善，其他的症状变化不大，所以二诊时开的还是初诊方，用药后患者月经来潮了，时间和量略改善，排便开始改善，眼睛偶尔红痒，右膝关节略微不适，仍然舌略红，脉弦略少力，所以在初诊方的基础上进行了少许变动，把艾叶换成了炮姜，把土茯苓换成了薏苡仁，基本上是同类药之间的变动。艾叶本身有收涩的作用，有腹泻的时候一般用艾叶，而患者的便秘考虑是肝郁脾虚引起的，所以用炮姜更合适一点儿。患者服了这个方子后感觉很舒服。

三诊后患者停了一段时间的药，停药以后大便还是偏干，月经周期为 28 天左右，有的时候右眼痒，右侧膝盖略有不适，后来又出现了右侧坐骨神经牵拉痛。患者身体右侧的疼痛考虑与瘀血有关，要加强化瘀的力量，所以四诊时在三诊方的基础上改了黑顺片的用量，加了赤芍。调方后，患者右侧膝盖不适基本消除了，坐骨神经痛的问题还存在，结合患者脉弦数，考虑有热，就加了黄连。后来按照这个思路又调了两次，方子的变动不大，间断地吃了 4 个月，到 2021 年底来复诊的时候，患者整体情况良好，月经周期为 25 天左右，坐骨神经痛的问题在用了骨科医生

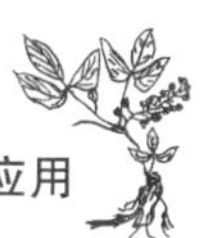

提供的方法后缓解了一些，膝关节的情况也比较稳定，结膜炎没有复发。

有学生问我，患者胸闷嗳气，有痰证，这时应该合用半夏厚朴汤还是小陷胸汤呢？两个方子我都没有用。为什么呢？因为我考虑患者的痰热证不是非常明显，而且没有典型的半夏厚朴汤证的表现，比如半夏体质者通常面部较胖，这个患者没有类似的表现，所以可以先不用半夏厚朴汤。从舌质上来看，单纯舌红判断不了是否可以应用半夏厚朴汤，主要是要看舌质偏嫩还是偏老，如果舌质比较嫩，水分多，那么使用半夏厚朴汤的概率可能就会大一些，如果舌质比较老，提示有一定的内燥，而半夏厚朴汤中的厚朴、紫苏子、茯苓都偏燥，这时用半夏厚朴汤恐怕就不太合适了。至于小陷胸汤，它的主要功效是清热化痰，不太符合这个患者的情况，所以不宜选用。

（5）崩漏案

彭某，女，39岁。体丰，面色略暗黄，有色斑。

初诊时间：2020年12月7日。

患者月经淋漓反复2年，近3周淋漓不尽，无痛经，无明显畏寒，手脚爱出汗，大便不畅，多日一行，常嗳气，无胃胀，身重乏力。因失眠服用阿普唑仑2个月，有时右头痛。舌略暗，苔薄，脉略软动少力。

处方：茯苓15g，炙甘草6g，陈皮10g，姜半夏10g，枳壳10g，竹茹10g，党参15g，白术20g，黄连15g，茯神15g。7剂。

二诊时间：2020年12月21日。

患者服用一剂药月经即净，嗳气减少，仍失眠，大便不畅，排便时肛门处略烫，颈部不适，有时伴有头痛。脉略数，少力，略弦。

处方：初诊方加郁金8g，白芍15g，黄芩10g，泽泻10g，丹参8g，赤芍8g，生地黄18g，百合15g。7剂。

三诊时间：2021年1月6日。

患者嗳气消除，睡眠改善，排便欠畅，质略黏，口周有两处

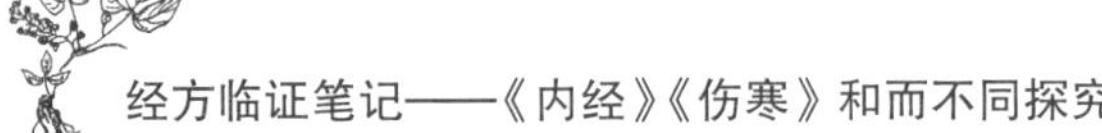

痤疮，颜色暗。舌略红，有齿痕，略润，脉弦，略动，略少力。

处方：二诊方去赤芍，改白术15g，生地黄15g，泽泻15g，百合10g，加瓜蒌10g。7剂。

四诊时间：2021年1月26日。

患者睡眠进一步改善，停用安眠药后可以睡到4点，排便欠畅。舌略红，苔薄白，脉略弦。

处方：三诊方加赤芍8g，改白术18g，黄连16g，生地黄18g。7剂。

五诊时间：2021年4月25日。

患者2021年月经正常来潮两次，1周内净，近2个月月经未至，脸略肿，嗳气，眠差，后半夜易醒，大便溏，疲倦乏力，有时头昏，头昏后头痛，有时恶心，右颈部痛。脉弦数少力。

处方：茯苓15g，炙甘草6g，陈皮10g，姜半夏10g，枳壳10g，竹茹10g，党参15g，白术18g，黄连16g，茯神15g，郁金8g，白芍15g，黄芩10g，泽泻15g，丹参10g，赤芍8g，生地黄18g，百合10g，瓜蒌10g。7剂。

六诊时间：2021年8月3日。

患者月经3个月未至，失眠，入睡难。舌略暗，苔灰白，脉软，略大，略动。

处方：茯苓15g，炙甘草6g，陈皮8g，姜半夏8g，枳壳8g，竹茹8g，党参15g，白术18g，黄连16g，茯神15g，郁金8g，白芍15g，黄芩10g，黄芪18g，丹参10g，赤芍8g，生地黄18g，百合10g，瓜蒌10g，杜仲10g，菟丝子10g，炮姜8g。7剂。

七诊时间：2021年8月16日。

患者3天前月经来潮，量少，便溏，乏力，睡眠情况好转，但仍入睡难。舌尖红，中后部苔多，脉弦细少力。

处方：继服六诊方。7剂。

八诊时间：2021年8月26日。

患者近期嗳气、排气多，略怕空调，多汗，便溏，略乏力，睡眠略改善，阿普唑仑用量由2片改为1片。

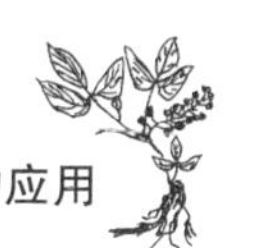

处方：茯苓 15g，炙甘草 6g，陈皮 8g，姜半夏 8g，枳壳 8g，竹茹 8g，党参 15g，白术 18g，黄连 16g，茯神 15g，黄芪 25g，丹参 10g，赤芍 10g，生地黄 15g，百合 15g，瓜蒌 10g，杜仲 10g，菟丝子 10g。7 剂。

九诊时间：2021 年 9 月 15 日。

患者睡眠正常，停用安眠药，月经尚未来潮，易生气发火，乏力。舌暗，苔黏腻，脉弦略少力。

处方：茯苓 15g，炙甘草 6g，陈皮 8g，姜半夏 8g，枳壳 8g，竹茹 8g，党参 15g，白术 18g，黄连 16g，茯神 15g，郁金 8g，丹参 10g，赤芍 10g，生地黄 15g，百合 15g，瓜蒌 10g，槲寄生 10g，白芍 10g。7 剂。

【思路】

这是一个崩漏患者，两年来反反复复地出现月经淋漓不尽，就诊时已 3 周未净，同时患者失眠比较严重，一直需要吃阿普唑仑助眠，已连续吃了 2 个月。整体上患者的寒热表现不太明显，没有明显的畏寒，手脚不凉，爱出汗，偏胖，面色略黄暗，有嗳气，这些都提示有痰湿水饮。有痰湿水饮的患者可以有身重乏力的表现。这个患者的面色是偏暗的，脉软，说明有点儿脾虚。另外，患者的脉有搏动感，一般我说的动脉是指有一些洪脉的感觉，搏指感比较强，说明有内热。这个患者月经淋漓不尽，配上这个脉象，就考虑有心火，有血热，但是她的舌质并不是很红，所以初诊时只用了黄连，没有用生地黄等凉血的药，加上患者脾虚，所以用了黄连温胆汤加健脾药。

患者服药后月经即净，嗳气减少，但睡眠没有改善，排便的时候感觉发烫，这些都说明有心火，胃肠有热，加上患者有的时候头痛，脉还是偏数的，虽然舌质不是很红，但还是考虑有血热，所以二诊时加了百合、生地黄，同时结合患者脉偏弦，面色偏暗，考虑有瘀，所以合四逆散、当归芍药散同用，其中当归芍药散还兼顾了痰湿水饮。

按照这个治疗了 4 次后患者就没有再来复诊，大约 3 个月后又来看了 1 次，诉用药后没有再出现过漏血的问题，月经正常来潮过两次，但是近两个月月经未来潮，睡眠不好，所以又用了一次药，有改善后没有来复诊，又过了3个多月来复诊，月经3个月未来潮，失眠比较重，又调理了4次，其间月经来潮1次，所以实际上患者并未连续用药，但是总的来说崩漏的问题是有改善的。

通过前期的治疗，考虑患者的漏血与血热有关，内有瘀热，血就不“安静”，就不容易止血，但是患者的舌象不是很支持血热的诊断（主要是脉象支持血热的诊断），所以临床上遇到类似情况时要小心判断。

（6）月经初潮推迟案

王某，女，15岁。体瘦，面色黄暗，皮肤干，手掌皮肤干。

初诊时间：2022年1月14日。

患者月经未初潮，无腹痛，肢冷畏寒，困倦乏力，但欲寐，少汗，脱发，情绪抑郁，从小易生湿疹。舌红，苔薄白，脉弦细无力。

处方：北柴胡8g，黄芩8g，姜半夏8g，太子参15g，炙甘草6g，川芎6g，当归8g，白芍15g，炒白术15g，茯苓15g，泽泻15g，丹参10g，赤芍10g，生地黄15g，炮姜12g，附子12g，鹿角霜10g，大枣15g。14剂。

二诊时间：2022年2月14日。

患者服药后月经初潮，量可，5日净，无痛经，脱发减少，精力改善，湿疹同前，舌红，苔白，脉略弦细。

处方：初诊方去鹿角霜，加荆芥3g，防风3g，薏苡仁15g。14剂。

【思路】

这位患者是15岁的女孩，现在很多孩子月经初潮的时间都提前了，患者15岁还没有来过月经，这种情况就比较少见了。患者的整体状态比较差，形体消瘦，面色黄暗，畏寒肢冷，困倦乏力，都是虚象。肢冷畏寒、困倦乏力提示患者有少阴病；但欲寐、面色暗，一般提示有瘀；面黄、困倦乏力等表现提示脾肾阳虚；皮肤比较干，手掌干，消瘦脱发，说明血虚，气血不足；脉

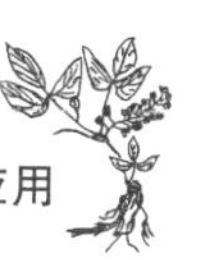

弦细无力，舌质偏红，说明有郁热，加上情绪抑郁，有肝胆气郁，气郁化火的表现，表明有少阳证。患者脾肾阳虚，有湿阻，有郁热，所以从小易生湿疹。从六经辨证的角度来说就是少阳太阴少阴合病，从脏腑辨证来说就是脾肾阳虚，肝郁化火，气血不足，所以我用的方子是柴归汤，加丹参、赤芍增强化瘀的力量，加生地黄针对郁热的情况，加炮姜、附子针对少阴血虚的问题，加鹿角霜补肾温阳。

患者吃了两周药后月经就来潮了，而且量还可以，经行5天，没有其他明显的不适反应，脱发减轻了，精力也明显得到了改善，所以方子可以接着加减使用。因为患者的脉已经不像最开始那样无力了，脉偏弦细，考虑虚证暂时减轻了，所以把鹿角霜去掉了；因为患者有瘀热，脉弦细，瘀滞比较明显，而补肾的药物偏于收涩，所以就先不用了，而是加了荆芥、防风和薏苡仁祛风除湿清热。

《金匮要略·妇人杂病脉证并治》讲“妇人之病，因虚、积冷、结气”，治疗这个患者时的要点与《金匮要略》所述相似，要鉴别三个因素：虚、冷和结气。“虚”就是指气血不足，“冷”就是指虚寒，“结气”就是指有少阳病气滞血瘀的问题。

（7）更年期寒热错杂案

陆某，女，54岁。

初诊时间：2022年3月6日。

患者胸口热痛1个月，背痛，舌边热，口中和，纳可，大便正常，咽不清，有时心悸，畏寒，手脚凉，手凉更明显，不能喝冷饮，眠差。舌略粉红，苔薄白，右脉少力，左脉略沉弦细。既往高血压病史，现口服降压药物治疗（具体不详），乳腺结节3类，甲状腺结节2级。

处方：北柴胡8g，黄芩8g，蜜紫菀8g，党参15g，大黄3g，川芎6g，当归10g，白芍15g，炒白术15g，茯苓15g，泽泻15g，桂枝15g，煅龙骨15g，牡蛎15g，炮姜10g，黑顺片10g。7剂。

二诊时间：2022年5月1日。

患者服药症状有改善，停药后反复，易咬腮，肢冷畏寒，颈肩怕风，腰痛。右脉少力，左脉略沉弦细。

处方：初诊方加丹参 10g，赤芍 10g。7 剂。

三诊时间：2022 年 5 月 8 日。

患者症状改善，左咽部热，睡眠尚可，有时易醒。

处方：二诊方加杜仲 8g，槲寄生 8g。7 剂。

四诊时间：2022 年 5 月 15 日。

患者诸症改善，出现便溏，眠浅易醒。舌略红，苔白。

处方：继服三诊方。7 剂。

五诊时间：2022 年 5 月 22 日。

患者颈部紧不适，略胸闷，大便正常，睡眠可，胸口略热，背畏寒。舌略淡，苔薄白，脉沉软。

处方：三诊方改炮姜 15g，黑顺片 15g，丹参 8g，赤芍 8g，杜仲 10g，槲寄生 10g。7 剂。

【思路】

患者主诉胸口热痛，舌边热，后背痛，嗓子也不舒服，包括睡眠差，都是身体上部发热的表现，但是患者又怕冷，手比脚更凉，不能喝冷饮，寒热两种表现都有，因此治疗时需要综合考虑。

患者手脚凉，而且不能吃凉的东西，选用四逆散或四逆汤治疗都可以，但考虑到还有一些痰饮、瘀血的问题，还是更符合四逆汤证。四逆汤证能不能解释患者的“热”？我们来看一下患者的具体表现：左脉略沉弦细，而且有点儿心悸，嗓子不舒服，考虑有少阳病，肝郁化火。患者口中和，但是不渴，说明体内有湿，加上右脉无力，提示患者脾肾阳虚，湿气重，说明患者的“热”是少阳郁热与阳虚虚火的叠加。

综合来看，患者脾肾阳虚，肝郁化火，所以我选用的是柴龙牡汤（即柴胡加龙骨牡蛎汤）合当归芍药散、四逆汤。患者手脚凉，手凉得更重，说明还有心阳不足，柴龙牡汤就可以解决这个问题，而且患者本身睡眠不好，热往上冲，也符合柴龙牡汤证“烦惊”的表现。处方里虽然没有黄连、石膏之类的清热药，但

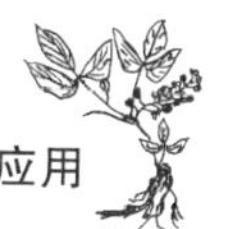

是患者身体上部灼热的表现都在逐步改善，进一步说明患者的“热”既有实热的一面，也有虚热的一面。

（8）子宫腺肌病贫血案

尹某，女，38 岁。略瘦唇红，面色萎黄，皮肤发黄。

初诊时间：2021 年 4 月 29 日。

患者产后（二胎）10 个月，月经量多，1 周净，痛经，周期 25 天，患有子宫腺肌病，胃易胀，口黏苦，眠差，困倦，手脚略凉。舌红，苔薄腻，脉弦细少力。腹软，腹力 2/5，左心下略有压痛。

处方：北柴胡 10g，黄芩 10g，姜半夏 10g，党参 18g，炙甘草 6g，川芎 6g，当归 8g，白芍 15g，炒白术 25g，茯苓 15g，泽泻 15g，荆芥 3g，防风 3g，丹参 10g，生地黄 18g，百合 15g，附子 12g，西洋参 2g，龙骨 15g，牡蛎 15g，干姜 12g。10 剂。

二诊时间：2021 年 5 月 12 日。

患者口苦改善，胃胀未作，睡眠不实，略口干。舌略红，左脉弦细，右脉少力。

处方：北柴胡 10g，黄芩 10g，姜半夏 10g，党参 18g，炙甘草 6g，川芎 6g，当归 8g，白芍 15g，炒白术 25g，茯苓 15g，泽泻 15g，荆芥 3g，防风 3g，丹参 10g，生地黄 18g，百合 15g，附子 12g，西洋参 2g，龙骨 15g，牡蛎 15g，干姜 8g，杜仲 8g，槲寄生 8g。10 剂。

三诊时间：2021 年 5 月 26 日。

患者本次月经提前 4 天（末次月经时间为 5 月 17 日），痛经改善，月经量略减少，6 天净，睡眠略改善，无胃胀，略口苦，大便略溏，口周生疱疹。舌红，脉弦细。

处方：二诊方加黄连 6g，赤芍 8g。10 剂。

四诊时间：2021 年 6 月 10 日。

患者本次月经提前 4 天（末次月经时间为 6 月 7 日），痛经改善，乳腺胀痛明显，月经量略减少，今天是经行第 4 天，睡眠可，无胃胀，略口苦，大便略溏，口周生疱疹。舌红，脉弦细。

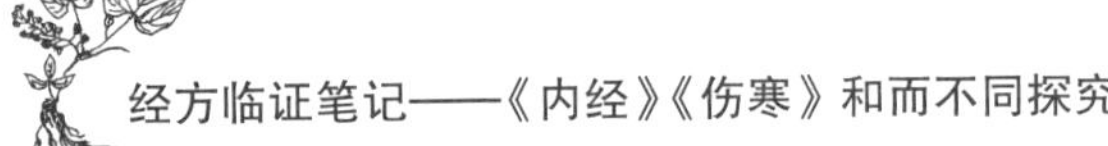

处方：四诊方去黄连、杜仲、槲寄生，加炮姜12g，黑顺片12g。10剂。

五诊时间：2021年6月23日。

患者睡眠可，无胃胀，口干苦，大便正常。舌红，脉弦细。

处方：北柴胡10g，黄芩10g，姜半夏10g，党参18g，炙甘草6g，川芎6g，当归8g，白芍15g，炒白术25g，茯苓15g，泽泻15g，荆芥3g，防风3g，丹参10g，生地黄18g，百合15g，附子12g，西洋参2g，龙骨15g，牡蛎15g，干姜8g，杜仲10g，槲寄生8g，赤芍10g，炮姜12g，菟丝子10g，黄芪20g。10剂。

六诊时间：2022年5月23日。

患者服五诊方（略加减）至2021年9月7日停药，此后月经周期规律，量仍偏多但较前好转，7～8天净，痛经，有时后颈部痛，进食后易胃痛，口干略苦，少汗，夜间干热，大便时干时溏，口唇干脱皮，眠可，气短。舌红苔薄白，脉细。

处方：北柴胡10g，黄芩10g，姜半夏10g，党参18g，炙甘草6g，川芎6g，当归8g，白芍15g，炒白术25g，茯苓15g，泽泻15g，丹参10g，赤芍10g，黄连10g，生地黄15g，龙骨15g，海螵蛸15g。7剂。

七诊时间：2022年5月31日。

患者仍口干苦，食后胃胀，晨起眼略肿，脱发。

处方：六诊方去海螵蛸，加炮姜8g，附子8g，茜草8g。7剂。

八诊时间：2022年6月8日。

患者口干苦、口唇脱皮、便秘减轻，食后胃胀，睡眠略差，肢冷畏寒，背痛，脸黄。脉细少力。

处方：七诊方加黄芪15g。7剂。

九诊时间：2022年6月15日。

患者症状基本同前。脉细少力。

处方：八诊方去炮姜、附子。7剂。

十诊时间：2022年8月26日。

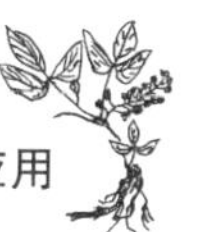

患者月经至，量减少，略痛经，纳少，眠差易醒，有时便秘。舌红。

处方：柴胡 8g，黄芩 8g，紫菀 8g，太子参 15g，炙甘草 6g，川芎 6g，当归 8g，白芍 15g，白术 18g，茯苓 15g，泽泻 12g，生地黄 18g，黄连 10g，丹参 10g，赤芍 10g，煅龙骨 15g，茜草 10g，黄芪 15，槲寄生 8g，山药 25g，枳壳 8g，百合 15g，炮姜 8g。7 剂。

十一诊时间：2023 年 4 月 28 日。

患者十诊后间断用药，目前月经周期规律，量仍偏多但较前好转，7 天净，痛经消除，食后胃胀，口苦，略有肢冷畏寒，常自行服用“生血宝”。左脉弦，右脉少力。

处方：柴胡 8g，黄芩 8g，紫菀 8g，太子参 15g，炙甘草 6g，川芎 6g，当归 8g，白芍 15g，白术 18g，茯苓 15g，泽泻 12g，生地黄 18g，黄连 10g，丹参 10g，赤芍 10g，煅龙骨 15g，茜草 10g，黄芪 15g，山药 15g，枳壳 8g，百合 15g，焦山楂 8g，炒莱菔子 8g。7 剂。

【思路】

患者气滞血瘀，气血阴阳皆虚，寒热并存，故治疗时以疏肝化瘀为主线，或补气血，或养阴清热，或温阳补脾肾，随所见之主证而施。

第四节　儿科疾病论治

儿科疾病是门诊上很常见且非常重要的一部分。

当孩子出现急重症或发热时，家长通常会先带他们去看西医，如果效果不好或者遗留后遗症，很多时候会寻求中医治疗。

一、儿科疾病论治基础

1. 儿童的生理特点

儿童的生理特点在古书上已经介绍得很明确了，《颅囟经》里就讲小儿是纯阳之体。“纯阳之体”是什么意思呢？各家对此的解释都不一样。我的认识就是万事万物都是阴阳相对的，纯阳并不代表无阴，而是以阳为主。

每个人所处的年龄阶段不同，阴阳的主导地位肯定也有区别。儿童时期阳气的主导作用非常强，所以儿童生长发育快，像早上八九点时的太阳，也像春天。

儿童的生长发育主要靠阳气来推动，阳气的升发过程一旦受阻，很快就会化热，而且这种热证会非常重。我们经常会发现孩子一上幼儿园就容易感冒，孩子们在幼儿园时会相互传染，但家里的大人都没事儿，这就是因为成人与孩子的体质不一样，孩子阳气偏盛，所以容易感受阳性、偏热的病邪。

偏于阳性体质的孩子感受邪气以后会很快化热，出现嗓子痛、咽部红肿、高热的症状，而且容易反复发作。成人感冒也可引起嗓子不适，但更多的是咳嗽有痰。我治疗过一些孩子，嗓子反复发炎，动不动就感冒发热、嗓子红肿，起初我用的是针对感冒的解表治法，当时的确有效，但是仍然解决不了反复感冒、咽痛的问题，后来我发现这其实就是小儿是纯阳之体的问题，需要透热，而想要透热就得按温病的方法来治疗，也就是用升降散一类的方子，把热透发出来，否则热就会困在里面，而有些病毒就喜欢待在这种热性的地方，像培养基一样，如果孩子平常嗓子就经常是红肿的，一旦有病毒侵袭，马上就会在这个地方停住，所以我们要把这个“培养基”消除掉，改善孩子阳气过旺的状态，这样就不容易出现感染了。

小儿是纯阳之体，生长发育快，容易耗阴血。耗阴血会产生什么问题呢？我发现大部分孩子都爱吃肉，不爱吃菜，因为中医学讲血肉有情之品，肉养精血，不管是牛肉、羊肉，还是猪肉，都可以养精血，所以孩子自然就想吃这种能够补充精血的东西。蔬菜类补充津液，功效是不一样的，所以孩子不喜欢吃是很正常的。当然，还要注意鉴别孩子是否本身就有阴血不足的问题。中国中医科学院的史欣德老师就讲过这个问题，史老师会给孩子用六味地黄丸，以前我不理解，心想孩子哪有肾虚的啊，按理说他们刚开始生长发育，怎么可能肾虚呢？后来我听史老师讲解后就明白了，因为孩子是纯阳之体，长得太快了，超过了产生精血的速度，虽然家长经常觉得孩子还挺能吃的，但其实补给是没有满足正常生长发育的需求的，所以才会导致肾虚。有些孩子在生长发育的过程中会出现腰痛、腿痛，从西医学角度讲就是生长痛，很可能就是肾虚的表现。阳气过旺多伴有精血不足，容易引起盗汗，很多注意缺陷多动障碍（即多动症）的孩子就有阳气过旺的问题。

肝常有余，就容易导致脾常不足。肝常有余也是因为孩子是纯阳之体，生长发育快，而生长发育就是肝气的上升及舒展，就像春天一样，肝气过旺相对来说脾胃就偏弱，因为它们之间是克伐的关系。肝气过旺的孩子容易发热、嗓子发炎，发炎后经常会用消炎药，包括现在很多感冒药的组成都是清热解毒药，如果消炎药或清热解毒药用得太过了，就可能伤了脾胃之气，导致脾的不足。

脾和肺之间的关系是土生金，脾不足则肺也不足。有的孩子一两个月就感冒一次，这种反复感染很容易伤肺气。另外，治疗不当，一发热就给孩子用比较强效的退热药，容易导致腠理不固，引起自汗、盗汗，这也是导致肺气不足的原因之一。

小儿的生理特点基本上就是肝、心常有余，肺、脾、肾常不足，整体来看小儿阳有余而阴不足，符合“纯阳之体”的特点。

后世吴鞠通讲小儿“稚阴稚阳”，也就是阴阳相对较弱的意思，但是这个观点没有“纯阳之体”的概括性强，而且“稚阴稚阳”的理论反映不了小儿阳气生长的特点。小儿阳气容易受到损伤，这是对的，但是总的来说，小儿的阳气是非常充足的。

至于现在有些孩子也出现阳虚的问题，大多是因为有遗传因素的影响。现在很多成人有阳虚的情况，如果在备孕的时候不注意调养身体，孩子出生后就容易有阳虚的问题。另外，因为反复感染而抗生素使用过多也会导致阳虚，所以有些孩子是可以用干姜、附子来治疗的。

2. 儿科外感病的“寒温并用”

关于伤寒、温病的问题，因为孩子是纯阳之体，儿科疾病很多时候是有温病特点的，尤其是外感病，但是也有一些孩子同时具有温病和伤寒的治疗依据，典型表现就是容易嗓子发炎，但是同时有鼻炎和咳嗽的问题。从温病学角度来说咳嗽、鼻炎的病位在气分，嗓子红肿往往是营分的问题，所以这是两个问题。气分的问题是痰湿和水气导致的，有一些孩子除上述症状外可能还伴有皮肤湿疹、出汗少的问题，这就符合麻黄证了，如果孩子体质强就用麻杏石甘汤，结合起来就是麻杏石甘汤合升降散，如果孩子皮肤痒，就用麻杏石甘汤加荆芥、防风。

我以前治过一个孩子，他的情况就与前面说到的表现类似，形体偏胖，脸圆圆的，患有湿疹，皮肤干燥、增厚，符合麻黄证表现，食欲比较好，口渴，适合使用麻杏石甘汤加薏苡仁，考虑到他一感冒就嗓子发炎、皮疹加重，就给他用了荆防麻杏石甘汤合银翘散、升降散加薏苡仁，用药后孩子的各方面情况都有改善。

寒温并用的方法很常见。为什么要寒温并用呢？是因为疾病同时具有伤寒和温病的特点。当然这种情况也可见于成人，但是孩子更多见。

二、儿科疾病的治疗

1. 临床常见病

（1）感冒

儿科最常见的疾病之一是感冒。

感冒会引起一系列呼吸道病变，但也会有所不同。孩子感冒后容易出现咽喉病症，比如咽喉炎、扁桃体炎等，有红、肿、热、痛的表现，这也是孩子纯阳之体特点的体现，阳常有余，就容易产生咽部的炎症。发炎主要是一种郁热的体现，西医的治疗方法不是透散，而是给患儿用抗生素，主要是起到解热的作用，使用抗生素后虽然热邪当时被压制住了，热势暂时被控制住了，但是并没有完全除掉病邪，所以问题没有完全解决，留下了“小尾巴”，时间长了会逐渐形成慢性炎症，或者反复发生感染。

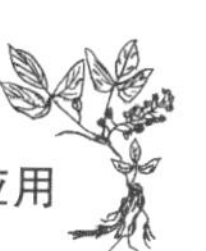

中医治疗时要按照六经辨证来分析，确认患儿有没有太阳、少阳的问题，如果有就必须解决。如果患儿没有太阳、少阳的问题，但总是反复感染，那就可以按照温病的治疗方法选用升降散。如果孩子的形体偏壮，食欲好，胃口好，大便秘结，那就用升降散原方，蝉蜕、僵蚕、姜黄、大黄都用。如果孩子食欲一般，排便正常，就可以不用姜黄、大黄，单纯用僵蚕、蝉蜕，再加一些清利咽喉的药，如桔梗、甘草、牛蒡子等。如果孩子有皮肤方面的症状，就可以加荆芥。如果伴有脾虚，就可以加太子参、炙甘草，如果同时有面色偏黄，体质偏弱，那就再加上白术、茯苓，就相当于合用四君子汤，如果孩子容易积食，舌苔偏厚，可以加上陈皮、焦三仙或合用保和丸，以上情况需要健脾是因为脾气不足，正气生发不起来，里面的郁热就没法透出去，健脾的最终目的还是把热邪赶出去。

以前我也用过柴胡剂，因为患儿符合少阳病的特点，但有些患儿的治疗效果不好，尤其是单纯嗓子痛的患儿，小柴胡汤加石膏的治疗效果不是很好，后来按照温病的治疗思路开方后效果就很好了，而且治疗温病时用药相对来说量也比较小，对小儿机体的损伤比较小，比如柴胡剂等，而经方用量一般会比温病方量大，靶点打不准的话，有可能会造成其他方面的损伤，比如银翘散一般是在急性期用，平常咽喉发炎时就可以用桔梗、甘草。如果孩子有咽喉疱疹，咽后壁很红伴有充血，这时就可以加些金银花、连翘。如果孩子的扁桃体明显肿大，就要加一些化痰散结的药，比如浙贝母、玄参、瓜蒌等。

（2）哮喘

儿童哮喘也比较常见，很多是典型的小青龙汤证，特点就是普通孩子活动的时候大多会出汗，但是有小青龙汤证的孩子基本上不出汗，摸起来皮肤比较干，而且可能伴有鼻炎或腺样体肥大，容易鼻塞或者睡觉时打呼噜，痰往往很多。孩子可能不会吐痰，但我们能听到孩子的嗓子里有明显的痰鸣音，这个时候就用小青龙汤治疗，见效非常快，用药后痰很快就消了，喘也随之减轻了。

记得我曾治过一个哮喘的孩子，那孩子进来时我都感觉害怕，嗓子里全是痰鸣音，随时可能导致窒息。家长相信中医，想用中医药治疗，果然治了一次病就好了，当时我用的就是小青龙汤，可见对证的话，真的是小儿“脏气清灵，随拨随应”。因为孩子的气血比较充沛，对药物特别敏感，所以给孩子服用的中药用量不需要很大，孩子吃中药肯定不需要像成人一样一次喝一大碗药，孩子喝几口药往往就能见效，特别是这种治疗外感病的药，见效很快。

儿童哮喘不像成人哮喘的病机那样复杂，相对简单一些，除小青龙汤证很多见外，麻杏石甘汤证也很容易见到，该方适用于比较壮实的孩子。儿童哮喘的柴胡证比较少见，在我印象中没怎么见到过。

（3）腺样体肥大和扁桃体肿大

一般来说，扁桃体和腺样体相关疾病儿童多发，腺体肥厚增生以后，容易出现一些气道堵塞症状，主要表现为鼻塞、打呼噜等。

从中医角度看待此类疾病的话，增生一般提示有热，肥厚一般提示有痰，大体病机为痰热阻滞。针对痰热可以使用哪些方子？从六经分析来看，从太阳来的，就用麻杏石甘汤之类的麻黄剂；从少阳来的，就用柴归汤、荆防柴朴汤等；有阴证的，就用补中益气汤一类，通过补气的方式通散化痰。临床上还有用四逆汤的案例，这种方法主要是为了宣开肺气，是针对气道不通的症状进行治疗的，如果患儿有阳虚，可以配合使用，但因为本病多见于儿童，所以这个方子不是特别常用。以上是常见的几个治疗方向。

还有一种类型实际上是一种热证，虽然大的方向可以判断为阳明病，但是又不能单纯地把这种热证归到阳明病里面，比如孩子体质偏热，没有明显表证或者兼有表证，就是所谓的阳明外证，汗出不恶寒，反恶热，而且伴有腺体肥大，这个时候就可以用一些清热化痰的方药，比如小陷胸汤等方，以及浙贝母、瓜蒌、枇杷叶等药。

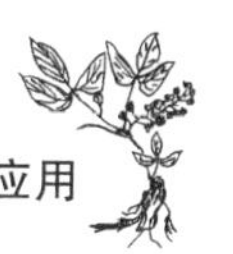

从温病学角度来看，治疗腺样体肥大热证时要注意透热，如果因为有痰就只化痰，有时不能完全解决问题，体内还有热时，单纯清热化痰是不够的，这个病往往由外感而来的，所以需要注意外透。不过，因为这类患儿没有明显的表证，麻黄证、桂枝证都没有，也没有风证那种痒的症状，荆芥、防风的使用概率不大，这个时候一般可以按照温病的思路用透热的办法治疗，比如常用的升降散就是透热的方子。以前我在南昌学习的时候碰见了国医大师伍炳彩，他当时在治疗一个腺样体肥大的孩子，开的方子就是升降散，只有四味药，我觉得他的治疗思路就是必须把郁热透发开，恰好升降散向上升散和向下通泄两个方向的作用都有。

对于体质比较好，也就是所谓的阳明体质的孩子，如果扁桃体肿大Ⅱ度或Ⅲ度，且没有明显的阴证或虚证，这个时候就可以配伍金银花、连翘、桔梗，或使用温病学常用的银翘马勃散等有清透解散作用的方子。《伤寒论》与之类似的方子有麻黄升麻汤等，但用起来比较复杂。不论选择哪个方子，目的都是把痰热消散掉。

我运用上述思路治疗的腺样体肥大患儿有20例左右，大部分患儿用药后都有不同程度的缓解，后期甚至有很多病例因为没有明显症状而不到医院复查了。

有个复诊的孩子患有腺样体肥大和鼻炎，有打呼噜、鼻塞、流鼻涕的症状，用了几次药后症状都消失了，虽然腺样体还没有回缩，与原来的情况差不多，但是已经没有症状了，气道是通畅的。

关于腺样体肥大，形体偏胖的孩子更多见一点儿，因为这类孩子本身就偏胖，更容易出现增生肥厚的问题，用药效果也比偏瘦的孩子更好，偏瘦的孩子反而不好治。一般来说，符合麻黄证的患儿治疗起来立竿见影，用过药后腺样体回缩明显，或者像前面讲的病例一样，虽然腺样体没有回缩，但是呼吸通畅了。这是为什么呢？有可能是这类患儿的腺样体在肥大的同时伴有炎症，把炎症消除了，气道就会通畅一些。当然，在这种情况下如果继

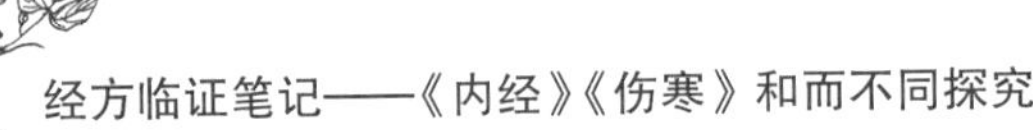

续吃药效果会更好一些，但是一方面很多家长不希望孩子长期吃药，另一方面医生也考虑尽量不让患儿长期用药，所以临床上大多在患儿症状消除后就停药。

扁桃体肿大容易反复发作，这种外感刺激的炎症可使腺体增生，基本上都是Ⅱ度肿大，很多甚至是Ⅲ度肿大，也就是到达咽部正中线了。这种情况下，一般有一些属于痰重，扁桃体颜色通常不是特别红，还有一些属于热重，扁桃体通常特别红肿。不管是以痰为主，还是以热为主，都要根据六经辨证，分析清楚病因，知道从哪个方向把热透发出去或者把热消散掉才行。

我治疗过的扁桃体肿大患儿有十多例，不像腺样体肥大患儿那样多，因为腺样体肥大通常涉及手术的问题，而扁桃体发炎的患儿病情通常不是很急。西医学认为腺样体肥大的患儿如果不及时接受手术治疗会导致腺样体面容，影响发育，但对于扁桃体肿大的问题，除非患儿确实总是感冒且不易康复，否则一般不会建议手术治疗。扁桃体肿大的症状通常不典型，很多患儿除容易感冒外，局部仅稍有异物感，或毫无不适感。临床上确实有一些患儿用药后扁桃体从Ⅲ度肿大变成了Ⅱ度，肉眼可见地回缩了。扁桃体肿大的治疗与腺样体肥大的治疗思路差不多。扁桃体回缩以后，患儿感冒的概率确实会下降，这是因为很多外感病都以内伤病为基础，如果患儿的扁桃体局部总是肿大，总是有慢性炎症，这个地方就总是有热，如果热轻了扁桃体就会回缩，那么它感受外邪的概率就会下降。

我对以前治过的一个病例印象比较深，那个孩子长得很壮，既有腺样体肥大的问题，也有扁桃体肿大的问题。当时他食欲很好，容易出汗，容易感觉热，这种孩子的体质是比较好的。当时我给他用的就是麻杏石甘汤加桔梗、浙贝母等药，疗效很好，原来他总是打呼噜、憋气，吃了一周药后就明显缓解了，后来又吃了几次药，扁桃体回缩明显。

以前在上学的时候，我遇到过很多使用中药注射液后过敏的患者，那个时候临床常见的中药注射液有清开灵注射液、炎琥宁注射液、双黄连注射液等，都属于清热解毒类药，使用后很多人

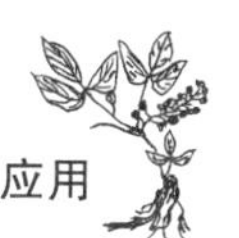

会出现过敏的问题，有的全身起皮疹，还有的喉头水肿，感到憋气，现在中药注射液用得越来越少了。关于中药注射液，患者使用后过敏的概率确实比较高，这是为什么呢？我的理解就是辨证有问题，很多时候急性炎症不一定等同于阳明病，如果患者有太阳病，《伤寒论》讲治疗太阳病的时候是禁止用清热解毒类药物的，患者汗不出时是绝对不能用的，用了以后把热憋在里面了，肯定会加重病情，因为越是压制病邪，它的反抗就越重，这时往往可见患者高热、起皮疹的问题更重了。还有就是治疗表闭的患者时不能用清热解毒药，比如如果治疗麻黄证时直接清热，那患者肯定就憋气了，因为他郁闭得更重了，这就是一种误治。因为注射液这种制剂使用后进入体内的药量大，所以机体反应也大，如果是口服药，比如双黄连口服液、蒲地蓝消炎口服液等，患者有表证的时候用这些药也容易加重病情，只不过口服药的剂量小，产生的刺激小，引起的反应也相对较小。同理，治疗患有腺样体肥大这种增生肥厚性疾病的患者时，如果单纯清热，很可能出现患者吃了药以后感觉病情反而加重了的情况，这很可能就是因为用了清热解毒药后把热压抑在体内了。

总之，治疗时将正邪的方向把握好就会获得疗效，掌握不好的话，用多久的药也不行。

（4）注意缺陷多动障碍

注意缺陷多动障碍，俗称“多动症”，可表现为摇头、眨眼、动嘴、耸鼻子等。总的来说，在中医阴阳学说里，“动”往往提示阳气过旺。前面提到了小儿为纯阳之体，这使得小儿常有阴虚火旺或阳气偏旺的表现，出现这种问题的原因，一方面是阳郁，阳气被压抑在体内了，太阳、少阳的问题都可以导致阳郁，另一方面就是从温病的角度来看有热没有透发出来，热郁在体内了，也可以认为热郁存在于少阳的部位，只不过不是柴胡证的表现。

有人认为儿童多动症属于心理疾病，但是从中医学角度来看还是属于身体疾病，而这种身体疾病，很多情况下是兼见外感的，表证不解也是阳气内郁的一个因素。

这个疾病需要进行系统治疗，有外感也有内伤，要辨清太阳、少阳、温病的营分郁热，或阴虚火旺，也可能同时伴有肝脾不和、脾虚，脾虚肝气会更妄动。把每一个问题调理好，多动症表现自然就会减轻。

我治过一个多动症的孩子，现在已经上大学了，他来诊的时候正在上初中，病程比较长，而且病情挺严重的，已经影响了日常的学习，我经过辨证给他用的是柴胡剂合黄连温胆汤，见效比较快，孩子用上药后，病情的改善特别明显。经过系统调理，孩子的多动症痊愈了，后来随访一直未见反复，孩子还考上了不错的大学。

我在治疗符合柴胡证的多动症患儿时常会寒温并用，比如在用柴胡剂疏解肝郁的同时，加一些透热的蝉蜕、僵蚕、荆芥、桔梗、连翘等，再加一些养阴药，如果伴有脾虚的话就加一些健脾药，疗效比较满意。需要注意的是，多动症的治疗是需要坚持的。

（5）腹痛

临床上腹痛的孩子很多，有些经过检查能够明确病因，比如肠系膜淋巴结肿大就经常表现为肚子痛，有些与饮食不慎有关，但还有些根本找不出诱因。我在门诊上看的大部分患儿都是芍药证，我分析这属于一种敏感的肠痉挛。用什么方子来治疗呢？大部分情况下我会用当归芍药散，因为这样的孩子往往伴有脾虚，导致肝气偏旺，进而引起肝胃不和、肝脾不和，出现腹痛。如果有阳虚，出现手脚凉、精神状态不好等症状，就加干姜、附子。如果容易口舌生疮，唇舌比较红，就加黄连。如果大便偏干，就加生地黄。如果睡眠不好，就加百合。在我的印象里这个治疗思路在临床上大多数情况下是有效的，当然也有因为无效而没有回来复诊的情况。

最近我治疗了一个吃完饭就胃痛的孩子，用的也是这个方法，他只吃了一周药，胃痛的次数就很少了，只痛过一次，共治疗两周，半个月后随访未见复发。

由此可见，儿童腹痛当归芍药散证是最常见的。

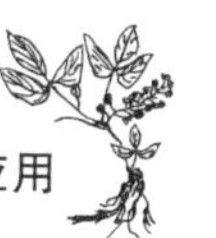

（6）消化不良

如今孩子的饮食消化问题不少，有些孩子面色萎黄，精神状态也差，家长说孩子不爱吃饭，或者吃完东西就感觉不舒服，症状比较重的还会有一吃多就吐的表现，这属于脾虚证，可能还伴有积食。

明确了有脾虚证后，还要辨明是脾阴虚还是脾阳虚。如果孩子不爱吃东西，但又有热的反应，没有阳虚的表现，就属于脾阴虚，这时用白术可能就偏燥了，单纯用太子参力量又不够，可以加山药、白扁豆等，既补足了太子参的药力，又缓和了白术的燥性，常用的方子是参苓白术散、薯蓣丸等。

薯蓣丸的应用范围很广，不单纯用于健脾，也可用于养阴血，还有一些解表的作用。薯蓣丸中包含四君子汤、四物汤，在补气方面有四君子汤加山药、干姜，在养血方面有四物汤加阿胶，同时有针对太阳病的桂枝，有针对少阳病的柴胡，有助消化的大豆黄卷，有针对外感痰热的苦杏仁、白蔹、桔梗，整体上相当于在补气血的前提下解表，所以理论上这个方子的大致应用方向应该是针对虚劳外感的。虚劳者总是容易感受风寒之邪，就如《金匮要略·血痹虚劳病脉证并治》所讲：虚劳诸不足，风气百疾，薯蓣丸主之。薯蓣丸这个方子我在临床上也用过，大部分是用于治疗儿科疾病的。如果孩子面色萎黄，形体瘦弱，纳差，体力、精力差，嗓子总是发炎，容易咳嗽，但不是像小青龙汤证那样的痰多咳嗽，就可以用薯蓣丸治疗。有一个孩子来诊时已经咳嗽一两个月了，一看就是上述那种状态，我就用了薯蓣丸，一周后基本就痊愈了。孩子的身体功能调节好了，咳嗽自然就好了。

当然，枳实消痞丸类证在临床上也不少见，只不过枳实消痞丸没有调肝的作用，而有些食欲不好的孩子会有柴胡证，这时就需要调肝。现在的孩子学习压力很大，很容易出现肝脾不和的问题，因此治疗时除健脾外，还要调肝。

前面我们还说到了积食，如果孩子不爱吃东西，同时伴有舌苔厚，口气重，大便臭秽，或者没有明显的脾虚表现，比如形体瘦弱、面色萎黄等，而是形体偏胖、面色偏红的，以前食欲不错，只是短期内不爱吃东西，就可能是积食了。

（7）遗尿

经查阅资料，一般小儿3岁以后还频繁尿床就属于异常情况了。有一次一个5岁左右的孩子来看湿疹，经过辨证符合麻黄证，我给他用的是麻杏苡甘汤，用了这个方子后，家长说孩子尿床的现象少了，以前每晚都会尿床好几次，服药后每晚只尿一两次，所以家长感觉很惊喜。后来，我发现有一些尿床的儿童确实符合麻黄证，实际上这与表不解有关。从经络角度来看，太阳病与膀胱经有关，所以很可能影响到小便的情况。

当然，也有些孩子是属于气虚的，类似于补中益气汤证，即所谓的清气下陷证。最近有一个二十多岁的男性患者，来诊时说自己睡着后不易醒，有时家人都叫不醒他，时常因为醒不了而尿床。这个患者很高，形体胖，肌肉比较松弛，血脂偏高，所以我给他用的是调整代谢功能的方法，用防己黄芪汤加黄连、瓜蒌这个思路。服药一周后他就觉得容易醒了，家人一叫就能醒，第二次来复诊时，他说晚上已经可以自己起来去小便了。这个患者的情况与神经问题类似，与脑神经的兴奋和敏感度有关，麻黄、黄芪及一些其他的解表药也有这方面的作用。

孩子遗尿还要考虑是否有肾虚证。曾听朋友说有一天他的孩子坐在比较凉的地方，受凉后孩子就开始尿频，容易尿床，后来用桑螵蛸煮水喝就好了，但是这个方法我没用过。胡希恕老用肾着汤治疗遗尿的案例与这种情况类似。

（8）过敏症

孩子的过敏症状往往比成人重。很多孩子是食物过敏，西医说不能吃含有蛋白质的食物，鱼、肉、鸡蛋不能吃，有的连面粉也不能吃，家长特别发愁该给孩子吃什么。

我在很早以前治过一个湿疹的孩子，是一个小女孩儿，只要吃含蛋白质的食物就会复发，面部最重，发作以后面部皮肤绷得很紧，眼睑都会肿起来，皮肤很干，还伴有哮喘，我用的是麻杏苡甘汤，里面有麻黄、苦杏仁、甘草（即三拗汤），是针对肺的方子，可宣肺平喘，再加上薏苡仁利湿，虽然方子很简单，但正好针对的是孩子的整体病情。吃了中药后孩子的湿疹减轻了，后来我让她试着吃含蛋白质的食物，孩子吃后哮喘和湿疹都没复发。虽然湿疹还没有完全好，但是对蛋白质过敏的问题基本解决了。

对于蛋白质过敏，有些人说这是天生体质如此，但我觉得不完全是体质的原因，很多还是有自身的功能失调，把身体调理好了，患儿就没有那样强烈的过敏反应了。我治过一个小患者，每次都是被家长抱着来诊，也是皮肤和气道都有问题，但主要表现是全身起类似于湿疹的皮疹（西医诊断未明确），严重时会喘。这个小患者也是蛋白质过敏，家长说孩子做了过敏原检查，提示对很多东西都过敏，很多东西都吃不了，也因此总是面黄肌瘦。我给孩子用了健脾加透热的温病方，还加了一些祛风止痒利湿的药。这个小患者没有上一个小患者见效得那样快，病情是逐渐好转的，服了中药后逐渐能吃一些以前不敢吃的东西了，饮食趋于正常。如果一直参照过敏原检查结果安排饮食的话，孩子很可能会营养不良。

（9）鹅口疮

鹅口疮属于真菌感染疾病，这个病是口腔黏膜的一种损伤。我之前治过一例鹅口疮的孩子，这个孩子患鹅口疮近一年，以前食欲很好，病后虽然有食欲，但因为疼痛吃得很少，舌苔比较厚，我给他用的是保和丸，治疗了一次，鹅口疮就好了。

（10）鼻衄

孩子容易出现鼻衄，也是因为孩子是纯阳之体，内热比较重，肝气旺，肝藏血，肝气过旺则血热，所以容易动血、出血，治疗时以凉血为主。

前些年我治疗过一个某高中航空班的学生，他专门接受飞行员培训，但经常流鼻血，总是这样的话学业会受到影响，将来就没有办法当飞行员了，于是家长带着孩子到各大医院去看病，后来经人介绍到我这里就诊。我一看这孩子身体很强壮，没什么虚象，考虑这个孩子的鼻衄偏实证，就给他用了柴胡剂加生地黄、黄连等，大部分是凉血清热的药，治疗一次后孩子基本上就不流鼻血了，后来又用了一周的药就痊愈了。这个病例比较典型，还有一些其他疾病兼见鼻衄的病例，用药后大多有效。

前段时间我治疗了一个鼻衄的成人患者，这个患者的鼻出血止不住，到外院就诊时医生发现出血点特别深，如果不及时治疗会导致贫血，建议手术治疗，但手术很复杂，患者对手术比较恐惧，后来找到我寻求中医治疗。我看他身体比较强壮，性格比较急躁，就给他用了泻心汤，只有三味药，黄芩、黄连各 10g，大黄 8g，并叮嘱患者如果有轻微腹泻是正常现象。患者吃了中药后鼻出血就停了，并反馈吃了中药后确实有轻微腹泻。后随访未见复发。

我平时治疗儿科疾病时药物的用量基本上是根据体重来考虑的，一般以 60kg 为标准量，比如孩子的体重是 20kg，那么就用 1/3 的成人药量，或者保持成人药量不变，煎好的药汁量也一样，但是每次只喝 1/3 的成人量，也就是 50 ~ 60mL。

2. 验案选粹

（1）母婴同病——便秘案

余某，女，34 岁。形体适中，面色略黄。

初诊时间：2020 年 12 月 17 日。

患者大便常干，口略干，略渴，易汗，无明显畏寒，纳可，下腹略隐痛，恶露方净，白带略多、略黄，阴部略痒，颈背腰酸痛，有时乳胀，易醒。舌红嫩，苔薄白，脉弦略少力。腹力中等偏下，脐右下方略有压痛。孩子 3 个月大，大便干，多日一行，排便不畅，小儿推拿疗效不明显。

处方：荆芥 3g，防风 3g，柴胡 10g，黄芩 10g，半夏 10g，北沙参 12g，炙甘草 6g，川芎 6g，丹参 10g，白芍 15g，白术 15g，茯苓 15g，泽泻 10g，薏苡仁 18g，赤芍 10g，百合 10g，生地黄 10g，黄连 5g，路路通 10g，西洋参 3g。7 剂。

二诊时间：2020 年 12 月 24 日。

患者排便改善，乳汁量略增，口干略重。舌略红，苔薄，脉弦略少力。

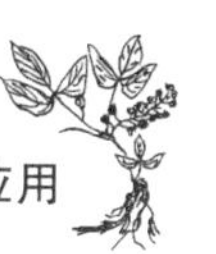

处方：荆芥 3g，防风 3g，柴胡 10g，黄芩 10g，半夏 10g，北沙参 10g，炙甘草 6g，川芎 6g，丹参 10g，白芍 15g，白术 15g，茯苓 15g，泽泻 10g，薏苡仁 18g，赤芍 10g，百合 15g，生地黄 15g，黄连 5g，路路通 10g，西洋参 3g。7 剂。

三诊时间：2021 年 1 月 7 日。

患者乳汁量大增，有时口干，大便正常。孩子大便一天一排，排便量较前增大。

处方：荆芥 3g，防风 3g，柴胡 10g，黄芩 10g，半夏 10g，北沙参 10g，炙甘草 6g，川芎 6g，丹参 10g，白芍 15g，白术 15g，茯苓 15g，泽泻 10g，薏苡仁 18g，赤芍 10g，百合 15g，生地黄 15g，黄连 6g，路路通 8g。7 剂。

四诊时间：2021 年 1 月 22 日。

患者便秘改善，口干，停药后睡眠不佳有反复，带下略多、略黄。脉弦细。

处方：荆芥 3g，防风 3g，柴胡 10g，黄芩 10g，半夏 10g，北沙参 10g，炙甘草 6g，川芎 6g，丹参 10g，白芍 15g，白术 15g，茯苓 15g，泽泻 10g，薏苡仁 18g，赤芍 10g，百合 15g，生地黄 15g，黄连 6g，路路通 8g，栀子 10g。7 剂。

【思路】

初诊时患者本是为自己 3 个月大的孩子而来，孩子大便一直干燥，数日一行，患者曾带孩子到某儿童医院看过病，没有器质性问题，接受了推拿等治疗，但症状持续不缓解。我通过问诊了解到患者也常常大便干燥，同时有产后 3 个月恶露方净，白带略多、略黄，阴部略痒等问题，当时考虑母婴同病，母亲身体失调，通过乳汁影响了孩子，所以决定先给母亲用药调理，看看能否通过哺乳帮助孩子缓解症状，毕竟孩子才 3 个月大，尽量不直接用药。

该患者恶露持续时间长，腹部隐痛，脉弦略少力，腹部略有压痛，考虑气滞血瘀；脉弦略少力，不胖，加上患者产后不久，面色稍差，考虑阴血不足。综上，考虑该患者便秘的原因有二，一是气滞血瘀，二是阴血不足。

对于该患者，六经定位包括少阳、厥阴、太阴、阳明四个方面，因此选用柴归汤（以西洋参、北沙参代人参）加减。患者舌红、寐差，考虑血分有热，心火上炎，故加养血凉血、清热安神的药物，如丹参、赤芍、黄连、生地黄、百合；白带略多、略黄，考虑湿热下注，故加薏苡仁；阴部略痒，多考虑兼有风邪，故加荆芥、防风；哺乳期乳胀，下腹有瘀血，故加路路通。用药后，该患者排便改善，乳汁量增多，且用药期间一直在为孩子哺乳，孩子大便干燥的情况也改善了，因此回看初诊时母婴同病的思路还是准确的。

（2）便秘案

金某，男，7岁。形体偏瘦。

初诊时间：2019年10月22日。

患儿大便不畅，需使用开塞露辅助排便，质干色黑，食欲可，但不敢多吃，多吃易腹胀，体力可，流涕，打喷嚏，鼻塞，夜眠时打鼾，多汗，夏季后背易生湿疹，鼻梁处皮肤色暗，有青筋，面黄，喜肉食。舌偏红，苔薄白，脉平。既往过敏性鼻炎、荨麻疹病史。阑尾炎术后1个月，术后曾因肠梗阻住院1次。

处方：柴胡5g，枳壳5g，白芍6g，炙甘草3g，桃仁5g，牡丹皮5g，薏仁8g，大黄3g，瓜蒌5g。7剂。

二诊时间：2019年10月29日。

患儿排便改善，大便一日2~3次，多则5次，成形，色黄，排便顺畅，无腹痛，尿频，晨起自觉略冷，食可，体力可。舌红。

处方：柴胡5g，枳壳5g，白芍10g，炙甘草3g，桃仁5g，牡丹皮5g，薏苡仁8g，大黄3g，冬瓜子7g，川芎3g，丹参5g，白术8g，茯苓5g，泽泻5g，附子3g。7剂。

【思路】

患儿的父亲就有鼻炎，患儿出生后就有鼻塞的症状，容易流鼻涕、鼻塞，但只凭鼻炎的症状是否能肯定患儿有表证还有待进一步观察。

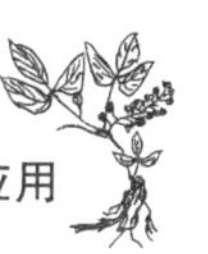

这个孩子的主诉是大便不畅，追问病史，孩子的父亲说孩子以前排便就不好，1 个月前突然得了阑尾炎，住院做了手术，手术后半个月左右发生了一次肠梗阻，当时表现为肚子胀、不排便、呕吐，所以再次住院治疗。出院以后，孩子排便仍然不顺畅，多吃就容易肚子胀，所以平时孩子不敢多吃，但食欲是正常的。这些信息对我是有提示作用的，说明孩子大便不畅主要还是腹部的问题，与表证没有直接联系，暂时可以先不考虑。另外，我们还需要考虑的就是孩子的体质，这个孩子形体中等，不是特别瘦，体力非常好，据孩子父亲描述，虽然孩子平时吃得不多，但是比较擅长运动，加入了学校足球队，经常跑动，很少说自己乏力，这些都说明这个孩子没有明显的虚证。孩子鼻梁的位置发暗发青，说明有瘀血，提示出生的时候可能就是瘀血体质。人出生的时候并不是一张白纸，而是受遗传因素影响的，可能孩子的父母一方有瘀血的问题并遗传给了他，所以他天生就有瘀血的问题。孩子自出生起一直排便不顺畅，正是因为有瘀血的问题，这也是他容易患阑尾炎的原因。如果某段时间孩子上火了，或者吃东西不注意，就可能产生瘀阻，导致炎症反应。这个孩子肝气偏旺，从六经来看，肝气旺者往往考虑有少阳病和厥阴病，但是他体质状态很好，并不涉及厥阴病，所以还是考虑少阳病。孩子的脉象不太典型，没有明显的弦象，没有大柴胡汤证那样“壮实”的表现，所以我用了四逆散加减。孩子阑尾炎术后 1 个月，大便色黑，有瘀血的问题，我选用了大黄牡丹汤，考虑到孩子排便虽然困难，但是便质并不是特别干燥，所以去掉了芒硝，加上了薏苡仁，这是大黄牡丹汤的一个常规加减，而且药的用量也非常小，大黄只用了 3g。

用药以后，孩子由原来的排便特别不顺畅，变成一天排便 2 ~ 3 次，甚至 5 次，但并不感觉难受，大便的颜色也变黄了。通过用药之后孩子的反应，我们可以发现在阳明腑实并不是非常重的时候，大黄的用量并不需要很大，当然对于该患儿而言，化瘀药在通便上也起到了很大的作用，并不单纯是大黄的功效。

（3）恶心案

代某，男，6岁。形体中等，面色略黄。

初诊时间：2020年8月19日。

患儿恶心1个月，见饭即恶心，有饥饿感，无畏寒，无盗汗，无鼻咽不适，无痰，不咳嗽，体力可，眠可，便略干。舌红，中后部苔白，脉平。腹力中等，无压痛。

处方：半夏5g，陈皮5g，茯苓6g，莱菔子10g，山楂10g，鸡内金6g，六神曲5g，麦芽5g，连翘8g，党参6g，炒白术8g。5剂。

二诊时间：2020年8月26日。

患儿恶心消除。

处方：继服初诊方。5剂。

【思路】

该患儿太阳病显然不明显，也没有明显的少阳病依据，虽然有恶心，但是没有明显的口干、口苦等热证。大便略干，阳明病似乎有一点儿，但是没有明显的口干，没有石膏证，也不具备三阴证。从患儿的表现来看，恶心，无痰，不咳嗽，舌苔中后部白，考虑胃肠积滞，即胃肠积食，故选用保和丸。近1个月患儿恶心，导致吃饭不香，面色差，考虑有一点儿脾虚，所以加一点儿健脾药，但仍以保和丸为主方。二诊时患儿恶心消除。

（4）咳嗽案

董某，男，3岁。

初诊时间：2022年11月6日。

患儿反复咳嗽半年，有时可听到哮鸣音，大便干，尚通畅，能食体瘦，睡觉时爱动，易疲劳，有汗，近日略有鼻塞流涕。舌略红，苔薄白。

处方：山药12g，太子参5g，白术5g，茯苓4g，炙甘草2g，川芎2g，当归3g，白芍3g，生地黄5g，阿胶3g，柴胡3g，桂枝3g，白蔹3g，苦杏仁3g，防风3g，六神曲3g，麦芽3g，麦冬3g，桔梗2g，干姜2g，大枣4g。7剂。

二诊时间：2022年11月20日。

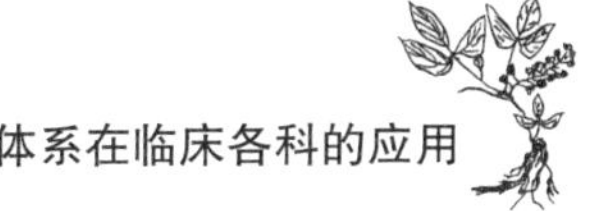

患儿咳嗽明显改善，无鼻塞流涕。

处方：继服初诊方。

【思路】

患儿易咳嗽，易疲劳，体瘦，大便干，属于气虚兼有阴血虚，选用补气健脾、补血养阴的薯蓣丸。“虚劳诸不足，风气百疾，薯蓣丸主之。”

第三章

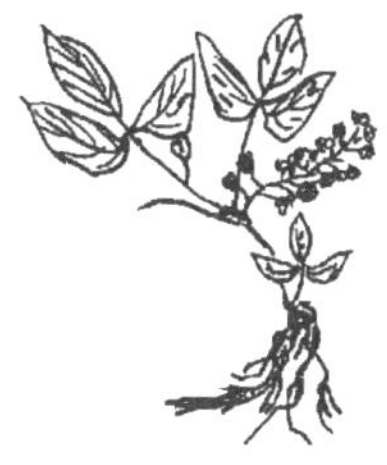

医话与医论

第一节　升清降浊汤的应用

一、清气不升，浊气不降

我在临床上使用升清降浊汤的概率比较高。

升清降浊汤主要针对上焦清气不升，浊气不降，清气与浊气在胸腹部互相干扰而产生的病症。它的主方是补中益气汤，合黄连温胆汤、小陷胸汤，再加生地黄、麦冬即成。

“清气不升”的表现包括身重乏力、头晕困倦、脉无底力，“浊气不降”主要表现为有痰浊，会导致胸闷、头昏沉、咽喉有异物感或者胃胀。如果清气不升，还会出现表闭的问题，如果有表证，要根据患者的具体表现调整用药。有的患者身痛，不出汗，那就加羌活、独活；有的患有鼻炎，就合辛夷散，或加苍耳子、辛夷、白芷等；有的咳嗽或喘，可以加麻黄、桂枝、荆芥、防风等。这些方药都是帮助清气向上升的，体现的是升清降浊汤临床作用中升的一面。

降的一面，除浊气不降外，还包括痰热，有的时候也会伴有肺气不降（实际上补中益气汤就有补肺气的作用）。肺气不降会导致肺气不敛的表现，如多汗（尤其是冒虚汗）等，这时就需要加五味子、龙骨、牡蛎；如果伴有肾虚，肾气不能收纳，也会导致气机不降，这时就要加桑寄生；如果偏寒，就要加巴戟天。肾气虚的表现就是脉大，左侧脉偏芤，腰腿酸、无力或怕凉，筋骨容易出现问题。肾虚还会导致虚阳外越，导致潮热汗出、容易饿等类似于更年期综合征的表现。

临床上心功能不全、周围血管病，特别是下肢静脉疾病，很多时候就是由清气不升，下有瘀血导致的，治疗时除用当归芍药散这一类的养血利水方外，还可能会用到补中益气汤。

二、升清降浊汤治疗内伤杂病的经验

升清降浊汤针对现代人脾胃气虚、痰浊阻滞的体质而拟，以

"升清降浊"理论为基础，由黄芪、党参、炒白术、茯苓、炙甘草、柴胡、升麻、陈皮、姜半夏、枳壳、竹茹、瓜蒌、黄连、生地黄、麦冬组合而成。该方适用于脾胃功能不足，营养过剩，体内有多余营养物质囤积，从而进一步阻碍脾胃功能及水谷精微物质的运化输布而导致的内伤杂病。

1. 组方原则及方解

"升清降浊"理论源自《黄帝内经》，发展于李东垣的《脾胃论》。《素问·阴阳应象大论》曰：故清阳为天，浊阴为地……故清阳出上窍，浊阴出下窍；清阳发腠理，浊阴走五脏；清阳实四支，浊阴归六腑。在《内经》中，"浊阴"既指人体正常的精、血、津、液，又指人体营养物质经代谢、吸收后要排泄的粪便与尿液。自拟"升清降浊汤"中的"浊"属于浊邪，以痰浊为主，是人体摄入的多余营养物质聚集而成的。"升清"即升发清阳之气，本方重在补益脾气，升提脾阳。

人体内的"清阳""浊阴"一升一降，各行其道，维持人体正常的生理活动，在这个"升清降浊"的过程中，脾胃的作用非常关键，饮食转化为水谷精微，以及将水谷精微输送到其他脏腑都需要脾胃功能的支持。脾胃功能先天不足或长期多食少动则会引起脾胃气机升降失常，过度安逸则进入体内的营养物质因不能正常转化为精、气、血、津、液而过剩为害，形成痰浊等"浊邪"。"浊邪"可导致脾胃功能呆滞，运化功能减退，清阳上升、浊阴下降受阻，气血不畅，久之则引起诸多内伤疾病。

若"浊邪"阻于头部，则会产生头晕、昏沉、困倦等症状，困于上焦则胸闷、气短、咽阻等，阻于中焦则胃胀、嗳气、恶心、纳差、大便黏腻等，阻于下焦易引起小便频数、小便不畅、小腹胀痛等，困于四肢肌肉可使肢体乏力、沉重、麻木、倦怠等。整体来看，此类患者形体易肥胖、动则多汗、口干，加减运用升清降浊汤可通过健脾益气升清、化痰祛湿降浊来升发患者的"清阳之气"，祛散体内的"浊邪"，以恢复机体运化功能，促进气、血、精、津、液的正常转化。

“升清降浊方”选用黄芪、党参、炒白术补益中焦脾胃之气，借升麻、柴胡的升提作用升发人体清阳之气。黄连、姜半夏、陈皮、竹茹、枳壳、茯苓即黄连温胆汤，加入瓜蒌，可化痰、清热、降逆，起到化痰降浊的作用。由于现代人摄入的饮食中油脂与热量过多，加之嗜食辛辣，容易出现脾胃湿热的情况，方中黄连可清解脾胃的湿热，对于脾胃气虚、痰浊阻滞兼有湿热者起到很重要的治疗作用。另外，黄连还可防止脾胃之气不升，郁而化热。黄连的用量一般为 6 ~ 8g，具体用量需要兼顾患者的体质、舌脉及基础病情况，若体质佳，身体壮实，湿热明显，或有高脂血症、糖尿病等基础病，伴有情绪焦虑、烦躁等，可增加黄连用量为 10 ~ 15g，而后随着病情改善逐渐减量。方中生地黄、麦冬合用可滋养津液，金水相生，还可防止因多汗而伤津液。甘草调和诸药。

2. 病案分析

（1）尿频案

宋某，男，25 岁。面白，眼周略暗，微胖，腹部偏大。

初诊时间：2021 年 6 月 21 日。

患者因夜尿频多就诊，尿常规及泌尿系彩超检查未见明显异常，曾口服盐酸左氧氟沙星胶囊、热淋清颗粒治疗，效果不明显。刻下症见夜尿 6 ~ 7 次，日间饮水多则小便频且急迫，多汗，困倦乏力，时有胃胀，大便干，平均 3 日一次，偶有口角生疮，口干微苦，咽阻。舌淡红，尖部偏红，舌苔中部薄白腻，脉弦，重按少力。

处方：升清降浊汤加减。生黄芪 20g，党参 15g，炒白术 12g，茯苓 15g，生地黄 15g，麦冬 12g，瓜蒌 15g，黄连 6g，白茅根 10g，郁金 10g，黄芩 8g，姜半夏 8g，竹茹 10g，白芍 10g，枳壳 8g，酒大黄 6g。7 剂。

二诊时间：2021 年 7 月 1 日。

患者体力较前增强，口苦减轻，夜尿 3 ~ 4 次，自觉腰部发凉，小便略无力。舌淡红，苔薄白，脉弦少力。

处方：初诊方加菟丝子 10g，盐杜仲 10g。10 剂。

三诊时间：2021年7月9日。

患者提前来诊，诉夜尿1～2次，疲倦乏力不明显，大便正常。

处方：改服初诊方。10剂。

2周后随访，患者服药后夜寐安，夜尿0～1次，体力正常，无口干口苦，二便正常。

【思路】

尿频是泌尿系统疾病常见的症状之一，主要指排尿次数增多，每次的排尿量减少，而24小时的总尿量正常，部分患者仅有尿频、尿急的症状，1小时左右排尿一次，短者数分钟排一次，甚至小便淋沥，往往不伴有尿痛、发热等感染症状，多次尿常规检验正常，中段尿培养无细菌生长，抗生素治疗无效，此类患者的主症属于非感染性尿频，西医临床疗效并不是很满意。中医治疗采用辨证论治的方法，四诊后根据尿频发生的病因病机予以治疗。

该患者饮水多则小便频数，多汗乏力，饮食不慎易胃胀，脉少力，为脾胃气虚所致。李东垣的《脾胃论》中记载：若饮食不节，损其胃气……病人饮入胃，遽觉至脐下，便欲小便，由精气不输于脾，不归于肺，则心火上攻，使口燥咽干，是阴气大盛，其理甚易知也。患者出现饮水多即欲小便的症状，根本原因是脾胃功能不足。胃气亏虚，游溢之精气不能上输至脾，不能归于肺，从而肺脾气虚，体内水液直接下注于膀胱，导致小便频数。气虚不固则多汗，多汗、尿频易伤津液，大肠主津，小肠主液，大肠、小肠均受中焦脾胃的统领，脾胃气虚，则肠中燥而生火，燥火使大便干燥不畅。初诊方中，生黄芪、党参、炒白术补益肺脾之气，促进水谷精微物质由胃上输于脾和肺；患者口苦、咽阻、胃胀、口角生疮，为痰浊、湿热阻滞，兼有心火上炎所致，予黄连、姜半夏、茯苓、竹茹、枳壳、瓜蒌、白茅根、酒大黄清利三焦痰浊、湿热之邪，兼清心火，使气、血、津、液运行通畅；生地黄、麦冬养阴生津，润燥止渴，且麦冬与生黄芪、党参合用可补肺气、益肺阴，增强通调水道的功能；脉弦咽阻，有少阳郁热，用郁金、黄芩、白芍疏肝解热。二诊时患者自觉腰部略凉，小便少力，故加入菟丝子、盐杜仲补益肾气，全方从补益脾胃出发，兼清利湿热，畅通三焦，使水液代谢沿正常通路运行，则汗出、二便情况正常。

（2）眩晕案

钟某，男，48岁。形体适中。

初诊时间：2021年6月7日。

患者因反复头晕就诊，自诉血压控制欠佳，刻下血压155/100mmHg，日间困倦，易疲劳，活动后气短，心悸，口干苦，口渴，夜寐易醒，胃纳可，小便频急，大便溏，饮食不慎即腹泻、胃胀。舌红，苔薄白，脉数少力。既往2型糖尿病病史（刻下空腹血糖不详，嘱患者定期监测）。

处方：升清降浊汤加减。北沙参12g，炒白术12g，茯苓15g，姜半夏8g，枳壳8g，竹茹10g，陈皮8g，瓜蒌12g，黄连12g，生地黄15g，女贞子10g，墨旱莲10g，百合15g，生龙骨20g，生牡蛎20g，炙甘草6g。10剂。

二诊时间：2021年6月20日。

患者于门诊测血压140/92mmHg，当日清早空腹血糖14mmol/L，头晕改善，血脂高，便溏，乏力，胃纳可，口干渴，夜寐改善，有时遇风打喷嚏，不流鼻涕。舌红，苔白腻，脉偏数，重按少力。

处方：初诊方加生黄芪20g，荆芥、薄荷各3g，生薏苡仁15g，改北沙参、炒白术各15g。10剂。

三诊时间：2021年7月11日。

患者头晕发作次数减少，乏力，大便正常，口干苦减轻，下午疲劳明显，易心悸，腹部怕冷。舌红，苔薄白，右关脉滑数，左脉芤。

处方：二诊方改生黄芪25g，黄连18g，加桂枝10g。14剂。

四诊时间：2021年9月5日。

患者基本无头晕发作，当日清晨自测空腹血糖7mmol/L左右，餐后血糖12mmol/L左右，血压正常，体力改善，略感乏力，易便溏，口干苦进一步减轻，时有心悸，腹部怕冷。舌红，苔薄白，右关脉滑数，左脉芤。

处方：三诊方加炮姜 8g。服 7 剂后停药。

【思路】

该患者的主诉是头晕，属于中医学“眩晕”的范畴。患者饮食不慎即腹泻、胃胀，疲倦乏力，为脾胃亏虚之证。《景岳全书》记载“无虚不作眩”，整体来看，阳气精则养神，阳气不精则神失所养是治疗的着眼之处，故用北沙参、炒白术（包括二诊方中的黄芪）益气升清，推动枢机，助脾散精。清阳不升，痰浊阻于胸中，则胸闷气短。痰浊阻于上窍，是患者头晕的一个重要因素，还可致心烦、口苦，肝火在下，痰在上，火性炎上，则痰随火而动，也因此患者在头晕的同时，血压也难以控制平稳。治疗时，一方面补益脾胃之气，另一方面用温胆汤加瓜蒌化痰浊，并加生龙骨、生牡蛎平肝潜阳，降肝火，加生地黄、百合、女贞子、墨旱莲滋肾养阴，生津止渴，还可收敛肝火，从而使血压平稳。

另外，患者气虚则乏力困倦，容易嗜卧过逸，使体内的痰湿浊邪进一步加重，进而湿郁化热，引起一系列代谢性疾病，如高脂血症、糖尿病等。控制该患者的血糖问题，黄连起到了重要作用。《本草纲目》记载黄连可用于治疗消渴尿多，黄连、生地黄即为千金黄连丸的药物组成，该方出自唐代孙思邈所著的《备急千金要方》，“治渴，黄连丸方”，药物组成为黄连一斤，生地黄一斤，可用治于痰浊内蕴，郁而化热伤阴的消渴病。除降糖外，现代药理学研究证实千金黄连丸还可调节血脂代谢，从而发挥抗动脉粥样硬化的作用。

（3）胸闷气短案

何某，女，65 岁。体胖肤白。

初诊时间：2021 年 4 月 22 日。

患者胸闷气短，劳则加重，西医诊断为冠心病，伴失眠，心烦，下肢沉重，午后时有下肢肿，右下腹隐痛，按之加重，畏寒少汗，口中和，大便正常。舌淡红，尖部红，边有齿痕，苔薄白，左脉弦芤，右脉略动、略少力。既往高血压病史。

处方：升清降浊汤加减。生黄芪 25g，党参 15g，炒白术 15g，茯苓 15g，炙甘草 6g，柴胡 5g，升麻 5g，陈皮 8g，姜半夏 8g，枳壳 8g，竹茹 8g，瓜蒌 15g，黄连 15g，生地黄 18g，百合 15g，丹参 10g，赤芍 10g。7 剂。

二诊时间：2021 年 5 月 6 日。

患者胸闷气短改善，睡眠改善，停药后反复失眠，有时干咳，遇寒加重，西医曾诊断为慢性支气管炎。舌略红，苔白，脉芤少力略动。

处方：初诊方加生麻黄 8g，荆芥、防风各 5g。10 剂。

三诊时间：2021 年 5 月 28 日。

患者胸闷气短改善，可耐劳力，睡眠改善，少汗、畏寒减轻，干咳，下肢肿，乏力。舌略红，苔白，脉芤少力略动。

处方：二诊方加炮姜 8g，改丹参 8g，赤芍 8g，黄连 12g，瓜蒌 12g。10 剂。

四诊时间：2021 年 6 月 11 日。

患者胸闷气短改善，夜寐安，少汗畏寒，干咳，下肢肿，乏力。舌略红，苔白，脉芤少力略动。

处方：三诊方加桂枝 10g，槲寄生 10g，杜仲 10g，改炮姜 10g。服 10 剂后停药。

半年后随访，患者无明显胸闷气短，夜寐可，偶有咳嗽。

【思路】

冠心病是中老年人常见的心血管疾病之一，西医治疗主要包括抗血小板聚集、抗凝治疗，同时维持血压、血脂的稳定。据临床观察，冠心病以气虚痰浊型为多见，可伴有血瘀等兼证。该患者胸闷气短，劳累后加重，乏力，脉少力，是气虚的表现；下肢沉重、午后下肢易肿、舌边缘有齿痕为痰浊之象；右下腹隐痛，按之加重，提示患者存在血瘀证。该病虽为心脏疾患，但气虚不可仅仅考虑到心气虚，还要注意中焦脾的作用。脾为后天气血之本，是水液运化的关键，脾气虚则水液停聚成为痰浊之邪，阻碍气血运行。另外，气虚则行血无力，瘀血停滞，痰浊、瘀血痹阻心脉，可逐渐发展为冠心病，表现为胸闷、气短，甚至胸痛。治疗时，补中益气汤可补益中焦脾胃之气，促进气血运行及水液运化，使乏力、气短减轻；黄连温胆汤加瓜蒌可清化痰浊，清除气血运行的阻碍，还可清心除烦安神；考虑到患者心烦失眠、舌略红，取百合地黄汤以安神，活血药选用丹参、赤芍，以求活血化瘀而不燥，且可安神。复诊时患者畏寒少汗，咳嗽，受风、受寒后加重，考虑为风寒表证，故先后在方中加入麻黄、荆芥、防风、炮姜、桂枝等温阳或解表药，以开腠理、疏风散寒、解表而止咳。

三、讨论

升清降浊汤针对的疾病病机为脾虚痰浊或湿热阻滞，可以将该方用于此类人群的体质调理。现代社会中，很多人从事脑力工作，多坐少动，体力活动少，《黄帝内经》云“脾主身之肌肉”“久坐伤肉”，脾主运化，为气血化生之源，全身的肌肉都有赖于脾胃运化的水谷精微和津液的营养滋润，进而丰满壮实，发挥运动的功能。适度地活动肌肉，有促进脾胃受纳、运化的作用，过度安逸易导致气血运行受阻，使得脾胃的运化功能受影响，久而久之营养代谢减慢。同时，现代人的饮食普遍偏油腻，摄入的热量较高，若脾虚不化则进入人体内的营养物质会因不能正常转化为气、血、精、津、液而囤积于体内，逐渐生成痰浊、湿热等病邪，阻于脑窍、三焦及四肢等，使人出现头晕、胸闷、气短、纳差、恶心、尿频、倦怠嗜卧等症状，日久易导致多种内伤杂病，治疗时需补益脾胃，升提清阳之气，兼化痰降浊或清热化湿，可选用升清降浊汤，并根据患者实际情况进行加减，同时嘱患者少食油腻，适当增加运动量，治疗的目的是在为人体正常的运化功能提供动力的同时，清除气、血、精、津、液生成和运行的障碍。

参考文献

[1] 刘妍妍，马效麟，窦健卿，等. 升清降浊汤治疗内伤杂病的经验[J]. 中文科技期刊数据库（全文版）医药卫生，2022（6）：4.

第二节　阳气升降与出汗

阳气一般是左升右降的，与太阳东升西落是一样的。我们身体里面的阳气主要是从肝胆上升，从脾胃下降，两侧上行，中道下行。

当胃有热时，阳气往下走的时候就会有一些阻碍，比如很多孩子刚睡着的时候就出汗，也就是《伤寒论》里提到的所谓的“目合则汗”。这为什么呢？如果孩子本身就有胃热，阳气下行到胃的位置时，胃热加重，就会表现出阳明证，就会出汗，但是阳气会继续逐步往下走，等加重的热过去了，就不出汗了，所以叫“目合则汗”。

阳气继续下行，就走到肾了，走到肾里面后会出现什么问题呢？

我们的肾是阳气下行的最底端，是最深部，到了肾这个位置，阳气就会停住，如果肾阴不足，肾有虚热，阳气入肾后，热就会加重，所以我们睡着后会一直会出汗，也就是盗汗。

那么，有些人是早上一醒就出汗，与什么问题有关呢？阳气向外散的时候，是从肝这个位置出去的，如果出得太过，也就是肝气发散太过，属于厥阴病的范畴，可见早上一醒就出汗与肝有关。

综上所述，人刚入睡时出汗，睡着以后盗汗，还有早上起床时出汗，与阳气的循环升降有关。

第三节　记忆都去哪了

很多年轻患者向我诉苦，不知道自己的记忆力为什么会这样差。

记忆是一种痕迹，留下痕迹就需要有记录工具，我们的眼、耳、鼻、舌、身、意就是记录工具，所获得的情景感受是记忆介质，我们的大脑是存储区，记录的效果取决于这两方面的情况。

前者主要取决于我们的专注力，专注力越强，记忆效果越好，孩子记忆力好的重要表现是童心未泯、做事专注，特别是做自己喜欢的事时能够保持一心一意，很少有私心杂念。成人的顾忌多，即使是喜欢的事，也不能安心去做，但是我们平时对那些扣人心弦的人和事也总是印象深刻，因为那些动人心魄、感人至深的事或一见倾心的人能够让人注意力集中，所以常常会将其作为心印封存一生。

可是，我们常常顾忌太多，忙忙碌碌，注意力分散，这样当然就会影响记忆，现在的孩子也在“内卷化”的路上被逼着一边挣扎，一边一路狂奔，这种情况就属于我们中医所说的“阳气者，烦劳则张”，阳气不能内敛专一，外驰离散化为火邪，则会导致焦躁不安，失眠多梦，头昏脑涨，不能集中注意力，记忆自然也会离散。

记忆介质，就是我们的阴精，需要“洁白无瑕”，才能留下清晰的投影，可是如果我们欲求不满，心中不安，心神摇动，火气上冲，阴霾沸腾，本是一潭清水，硬是被我们搅浑了，记忆如何能够清晰？

所以，要想保护好自己的记忆，应当明确目标，做好计划，踏实做事，不要攀比外求，做力所能及的事，不要因为羡慕别人而去做力不从心的事，顺其自然。

回到中医治疗上，我们在临床上治疗记忆力下降时常使用降火、养阴、安神兼调养气血的方法，需要强调的是，年轻人的记忆力下降多是火动耗阴伤神所致，不要随意补肾，可以在餐后适当吃些凉润的水果或喝些凉茶，用于秋季养生的秋梨膏也可以派上用场，润降肺气有助于制约心火，使我们的大脑如秋季的晴天一样清净光明，哪怕只是一个身影略过，也会留下清晰的痕迹。

第四节 “我是体寒吗”

很多患者一见到大夫就说自己体寒，但这种自我诊断很多时候并不准确。

临床问答实录

患者：我一到冷天就手脚冰凉，能不能治一治我的体寒啊？

我：手脚冰凉不一定代表体寒。

患者：手脚冰凉不代表寒的话，难道会代表体热？

我：在中医的证候诊断里面，寒热只是一种现象，我们必须通过这种现象和其他伴随症状来分析这个症状发生的原因，进而探求本质。

患者：如何分析原因呢？

我：可以根据经验逐个分析，也可以根据辨证框架逐个分析。

患者：如何根据经验分析呢？

我：以手脚凉为例，对有临床经验的医生来说，常见的手脚凉的原因大概有三种，分别是气郁、血虚、阳虚。

患者：如何根据辨证框架分析呢？

我：中医的辨证方法很多，对于不同病种有不同的辨证方法，比如吃西餐用刀叉，吃中餐用筷子，虽然反过来也不影响进食，但会有很多不便，所以选对辨证框架很重要。在所有辨证框架中覆盖范围最广的是六经辨证框架，这种辨证思维首先把病症分为阴阳两种情况，然后根据具体情况一分为三，也就是三个阴证或三个阳证。几乎任何病症都有这三阴、三阳共六种可能，所以要一个一个地排除，最后剩下的就是疾病本质。

患者：听起来好复杂啊，初学者能学会吗？

我：疾病本来就非常复杂，一本《内科学》里就有许多种疾病，但其实几乎每个系统的疾病，甚至每一种疾病都可以写成一本书，从病因、病理机制、诊断、治疗到预后都包含大量的内容。中医学的辨证方式是以人体对疾病的反应特点为出发点来分析疾病。疾病有无数种，但人体的反应方式只有这六种主要情况，抓住这六种情况就基本上可以统治各种疾病，这可以说大大简化了诊治程序。这是中医的优势，也是中西医的最大差异。当然，对初学者来说还是需要逐步熟悉的。

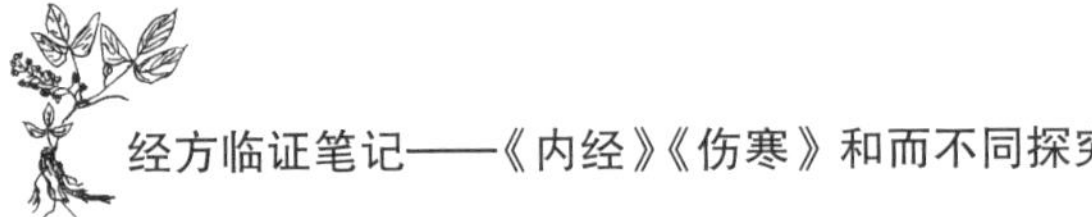

患者：那您来分析一下我的情况吧。

我：有没有口干口苦啊？

患者：早晨起来经常口干。

我：喜欢喝什么样的水？

患者：喜欢喝饮料。

我：你的口唇红，结合你的这些症状可以判断你是气郁证，也可以认为是阳证里的少阳病。这种体质的人群敏感、爱生气，循环功能不好，体内的热量因受到压制而不能输布体表四肢，所以出现了外寒里热的表现，外边越冷，里边越热。这就好比富士山看起来冷冰冰的，还有积雪，但那是一座活火山！女子以肝为先天，肝气郁结是常事，所以有手脚凉表现的女性患者非常多，特别是那些肤白唇红、性格比较高冷的女性患者。

患者：那我还需不需要治疗啊，多长时间能治好呢？

我：需要调理一下，毕竟这是功能失调的征象。疗程很难确定啊，但我可以肯定的是只吃一剂药是治不好的。

患者：我是不是可以吃凉的食物败败火？

我：不行。凉的食物虽然可以中和体内的热，但凉性凝滞，会闭郁气机，还产生不良反应。

患者：那我可不可以吃辣的食物解解郁？

我：不行。辣的食物虽然有一定的解郁作用，但同时会助火。人体有自我调节的能力，气郁体质的人很自然地喜欢吃辣，因为吃辣的食物有助于畅通气机，确实可以起到解郁的作用。体内有热的话，自然就想吃凉的，所以只要避免吃辣的或凉的食物产生不良反应就行。

患者：那我应该怎样做？

我：凉辣搭配啊。

患者：怎样搭配？

我：可以在辣锅里下凉性的食物啊，比如鸭血、海带、生菜、茼蒿、白菜、豆腐、腐竹、豆皮、莴笋、酸菜、金针菇等，可以选择的食物还是很丰富的，还可以搭配点儿饮料和水果。但是，虾丸、羔羊肉、肥牛都是温补之品，你不适合吃啊。

第五节　中医的魂与魄

中医学的五脏又叫五神（广义的神）脏，每一脏都有自己主导的神志范围，即神（狭义的神）、魂、魄、意、志，其中神是主体，是精神意识，我们的识别、判断、思考都是神的作用结果。魂、魄主要是指人的情感欲望，如果说神是老板，魂、魄就是跟班的。

我们中医学的概念很多是按照阴阳分类的。阴阳并不那么神秘，我们可以把阴阳理解为电池的正负极，也就是一个事物的两个方面。魂、魄就是阴阳分类的结果，阳魂阴魄，魂主动，魄主静。魂是情感欲望的活动，肝藏魂，魂像春天一样活泼，是活力，太过则躁动。魄是情感欲望的抑制，肺藏魄，魄像秋天一样严肃，是定力，太过则昏僵。所以，魂、魄就是神志在情感欲望方面的两种不同的表达，神气充足时，魂、魄就是神的羽翼，使得神气更加充实而丰富；失神时，魂、魄失去了主人，就会现身而妄动。

一个人如果精神专注，没有明显的感情色彩，就会魂魄安定。相反，情感因素浓烈就是魂的表达。情感充分爆发，魂的特征就明显了。

因精神受到刺激一时失神而出现手足无措的无意识举动，就是魂无所依而失魂的表现。从魂动与失魂角度我们可以感受到魂的样子，中医学的很多概念就是这样，需要用心感受，不容易精确表达。

人在清醒状态下，魂魄受神的抑制只能部分表达，但人在熟睡时，魂魄可以自由表达，如果情感欲望压抑，或脏腑功能失调，魂魄不安，则这种表达更强烈，比如我们的梦境中经常会出现白天的琐事或早先的记忆，其中暗含着不同的情感，甚至会出现说梦话或梦游的现象。手术前全身麻醉后也会出现神静而魂魄妄动的表现。早先曾听一位麻醉师朋友说，许多患者全身麻醉后会出现说胡话的现象。

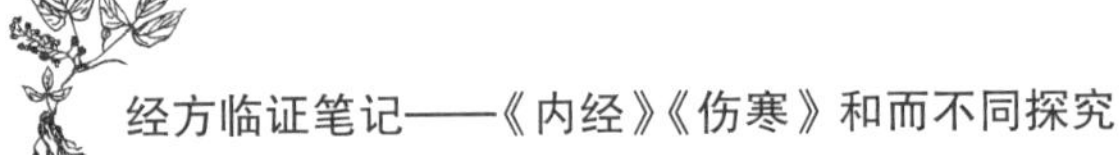

与魂动相反，如果行动中没有情感、不知痛痒就是无魂或失魂。

中医学的魂魄概念比较“粗”，与我们的角度不同，现代心理学对精神心理的分析越来越精细。西医使用的镇静、抗抑郁、抗焦虑药物虽然直接针对精神神经疾病，但针对的是否是疾病的根本呢？这是值得思考的。

中医五神脏理论说明了精神与脏腑的对应关系，虽然对于精神心理的结构分析比较模糊，但是可以直接用于临床，即通过调节脏腑功能治疗神志疾患，而不是见精神治精神这样简单。例如，失眠多梦常对应神魂不安，需要养肝安魂，可使用酸枣仁汤。魂魄是同一事物的两个方面，我们可以认为魂动则魄亦动，魂太过则魄不及，所以治疗神魂不安时可以通过养肺定魄来安神，常使用百合类方，以及清代黄元御的地魄汤。

儿童多动症也是魂魄不安的表现，可以用类似的方法治疗，不同的是，多动症的发病多有外感因素，它不是单纯的内伤情志病。

如此来看，前面提到的好像都是魂太过而魄不及的情况，有没有魂不及而魄太过的情况呢？也有的，魂不及魄太过则活力不足而抑制太过，就会有经常昏睡，反应变慢，毫无兴致，表情淡漠等表现，严重的还可以突然出现摔倒昏迷，东汉张仲景的《金匮要略》中治疗猝死的还魂汤就是助肝魂而泻肺魄的方子，后世有用这个方子救治沼气中毒和一氧化碳中毒患者的案例。唐代孙思邈治疗中风神志昏乱的续命汤类方也属于此类情况。清代黄元御的天魂汤就是补阳气、助肝魂的方子。

魂魄问题涉及不少实质疾病，情志问题不像肢体疾病那样好把握，因显得有些虚无缥缈，“如神灵所作”而被一些人误认为是“鬼神”问题，实际上从医学角度说，自然界哪有什么“鬼神”呢，“鬼神”只在人心。这些魂魄病大多属于现代的精神心理疾病或神经内科疾病。如果心神清净，就不会有魂魄妄动的表现，所以说“至人无梦，圣人无忧”。

第六节　为什么检查结果都正常但还是感觉难受

很多患者出现胸闷的症状后，做了一圈检查，比如肺CT、颈椎X线片、心电图，甚至冠脉CT都做了也没发现什么问题，于是到我这里来就诊，对此感到非常痛苦以致落泪。

通过四诊收集其他症状体征，可以发现这种情况大多是痰热阻滞的表现，就好像体内的水液运行不畅，壅塞在胸腔，影响气机的运行，就会使人胸闷气短，不喜欢封闭的环境；影响热量的分布，就会导致热量积聚而产生内热，使人烦闷易怒，或口干口苦，或影响睡眠，或使人出现上火症状。

这种情况的产生主要有以下几种可能。

第一，气郁化火生痰：由反复生气引起，可以导致抑郁症。

第二，阴虚火旺生痰：这类患者往往形体偏胖，情绪急躁，焦虑不安，耗阴动火，心火上冲，肺胃不降，故生痰热，导致焦虑症。

第三，外邪郁闭生痰：常由感冒诱发，感冒好不利索，可生风痰，表现为气道高敏的症状，如易咳嗽等，咳嗽以后胸闷可以减轻，久治不愈可以发展为哮喘。

第四，心阳不足：这类患者有些先天体质弱，面色苍白，有些是因反复发汗不当或受过惊吓而导致的，常常怕风，易受惊吓、心悸。

以上四种情况可以单发，也可以叠加，比如第一、第三、第四种情况并见的患者就比较多见，也就是内伤气郁阳虚，再外感风寒不解。此外，肺气不足、肾虚等也很常见。这些情况可以由西医所说的器质性病变导致，也可以由单纯的功能性病变导致，对于后者，有些患者会不理解，为什么症状这样明显，却怎样查也查不出问题。其实，这种功能性病变只不过是还没有形成可见的病灶而已，或者说目前的科技手段还不足以发现这个病灶，并不等于没有问题，我们可以认为这是一种未成形的阻碍，如果任其发展就会导致具体的疾病出现。

以我们大连市著名的东快路为例，连接南北的主干道是进入市内的必经之路，可是这样一条双向 6 ~ 8 车道的主干道却经常出现拥堵，经常有人抱怨将“东快路”改成“东慢路”算了。其实走过几次会发现，很多时候通过拥堵区时并没有发现事故，就是因为有些车子开得太慢造成了整个道路上的车行驶缓慢。这样看来，无形的问题为什么会导致有形的病症就很好理解了。

第七节　该怎样喝水

水是生命之源，会参与生命活动，促进新陈代谢，维持有氧呼吸。

想要保持出入平衡，健康成年人每天需要摄入 2500mL 左右的水，其中饮水量约占 50%，从事轻体力劳动的成年人每天最少饮水 1200mL。当然，每天的具体饮水量还要根据自己的饮食结构进行调整，如果吃饭时喜欢喝汤、喝粥，就不用专门喝那么多水了。如果某天的体力活动较多，出汗较多，就要适当增加饮水量。

很多健康专家都告诉大家要补水，可是对于怎样补，每天到底该喝多少水会有不同见解，莫衷一是，这使得有些患者感觉都不会喝水了。下面我来谈谈我的看法。

任何事物都有两面性，我们既要知道水的好处，也要知道水的害处，两相权衡，才能知道如何采取最佳措施。平时我们讲的都是水的益处，那么在这里我就来讲讲容易被人忽略的水的害处。

第一，喝水是要消耗能量的。

从阴阳角度来说，水是阴性的，需要阳气或者说需要能量的带动，居家过日子还要有“上下水”（即给排水）呢，没有“上水”哪有“下水”？“上水”就需要能量，就像家中打开水龙头就有自来水流出来一样，自来水并不是平白无故流出来的，相关程序的运行是要消耗能量的。

同样，水进到消化道以后，在人体内的吸收、利用、排泄都需要消耗能量，其中主要消耗人体的阳气，如果人体脾肾阳虚，就可能在多个环节出现问题。如果在吸收方面有问题，水就被直接排掉了，比如有些人喝水后就会出现尿频或腹泻；如果吸收后不能利用或不能排泄，就会导致水停于体内，出现恶心、胃胀、腹胀、胸闷、心悸、头晕、身重、咳痰等症状。水湿停聚的时间长了，进一步消耗阳气，就会出现困倦欲寐，精力、体力下降的表现。

第二，水多了会阻滞气机，变成障碍。

有些人饮水、纳食（食物中也含有大量水分）或饮酒过多，或虽然饮水不多，但阳气太弱，利用不了，或平时活动少，心情压抑，代谢慢，少汗少尿，都可能会引起水湿停聚，这样的人大多不渴，不爱喝水，如果还是按照一般要求大量“灌”水，必然加重体内的水湿。水少了不行，多了也不行。水湿阻滞气机，会导致多种疾病。

根据基本形态的不同，常可将水液代谢障碍形成的病理产物分为以下四种：

水湿像雾一样，湿气弥漫，令人头昏脑涨，我们称之为“湿”。

水湿停聚一处，如同自然界中的一潭死水，使人出现胸闷、心悸、眩晕、腹胀等症状，我们称之为“饮”。

水湿进一步凝练，使人出现咳、痰、喘等，我们称之为“痰”。

水湿泛滥成灾，出现水肿，我们称之为“水”。

临床上水、湿、痰、饮往往很难严格区分，通常会合称为痰饮或水饮等。水饮病是十分常见的，甚至可以说日常所见的病症，不“病水”的非常少。

所以，到底该怎样喝水呢？

人体有自我调节的能力，对普通人来说，根据自己的需求来控制饮水量就可以了。需求是什么？就是本能反应，饿了就吃，渴了就喝，困了就睡。如果明明不渴，却故意“灌”水，就不是自然。生命现象是复杂的，每个人的情况各有不同，体质、饮食习惯、运动习惯、生活环境等都会有所不同，怎能按照同一个标准，也就是每天 8 杯水来要求呢？机械应对，从局部来看似乎很妥帖，但从整体来看可能就与实际情况有千里之谬，难免误人。

第八节　为什么会做梦

现在睡眠不好的人太多了，很多患者都有多梦这个症状。

学习心理学以后，我知道梦是潜意识的表达。学习中医学以后，我发现做梦很多时候是身体状况的表达，因此了解患者回忆的梦的内容有助于临床诊断。

下面列举几个常见的情况并予以分析：

梦见发大水，涉水而感到恐慌，多提示阳气不足而生寒湿水气，且水气上逆近胸膈，“阴盛则梦涉大水恐惧”。

经常梦见发生火灾，熊熊烈火，多提示阳气过旺，心肝火旺，可见烦躁、多汗、口干口苦、口舌生疮等上火症状，“阳盛则梦大火燔灼”。

经常梦见自己飞起来，说明气机上逆于头，多提示痰湿在上，表现为头痛头晕、头重脚轻等，“上盛则梦飞”。

经常梦到从高处掉落，多提示水湿瘀血在下，常见腰腿沉重疼痛或水肿等症状，“下盛则梦堕”。

常梦见自己深陷泥沼，不能自拔，或有人追赶却迈不动步，平素可有身体沉重、下午腿胀、懒倦嗜卧等表现，多提示湿气流于下肢，有些全身湿气重的人还可以出现虽然觉醒但身体不能动的情况，“脾气盛则梦歌乐，身体重不举”。

当然，梦是很复杂的，除身体的反应外，还有潜意识的反应，比如我们在白天非常忙，到了晚上做梦时会有与白天经历相关的内容，这种情况不能作为疾病诊断的指征，只有那些反复做同一类梦的表现才有辅助诊断的意义。当然，对多梦的分析尚需配合其他症状体征来进行整体判断，多方印证才更有说服力。

第九节　脑子里真的会进水吗

人体体重的70%以上是水的重量，一旦水的运行障碍就会出现水湿停聚的现象。

水往低处流，水湿下行，多停聚在腹部、盆腔、下肢，出现腹胀、便溏、尿频、白带过多、下肢肿胀等表现，但在一定的作用力下也可上行至头部，导致头部不适。

这种作用力是什么呢？比较常见的是火。火性炎上，使得气机上逆，令水不得下行，就像火箭发射时尾部的火焰一样，上炎的火可产生强大的推力来对抗重力作用。

火从何而来呢？所欲不得，可导致急躁、心烦、失眠，如此反复不缓解就会导致火气持续上逆，产生持续的推力，这样身体里的水分就会随之上行，上部的水无法下行，越积越多，会让人头昏脑涨、肿眼（中医学称之为“水气貌”）、记忆力下降、精力下降、头重脚轻，“脑子进水”就这样实现了。很多头部疾病，比如高血压等，都与水湿上逆有关。

第十节　正月十五话太阴

太阴在方言中有月亮的意思，与太阳相对，一阴一阳。

我们现在应用的历法是太阳历，中医五运六气学说用的也是太阳历。太阳的阳气带给我们温暖，人体的五脏就可以看作按照阳气生长化收藏而组合起来的系统。阳气的重要性不言而喻。

有阳必有阴，太阴虽然不像太阳那样张扬，但是它的影响是潜移默化的，不可或缺。如果没有月球，地球的磁场、环境、气候将无法维持稳定，地球上的生命很可能就不存在了，地球很可能会成为一个没有生命的星球。

我国的传统历法是农历，是阴阳历的一种。阴历也是历法的一种，又名太阴历，以月亮的月相周期为1个月。月亮的引力拉动海洋形成潮汐，影响大气运动，对人体内气血水的影响也必然存在。

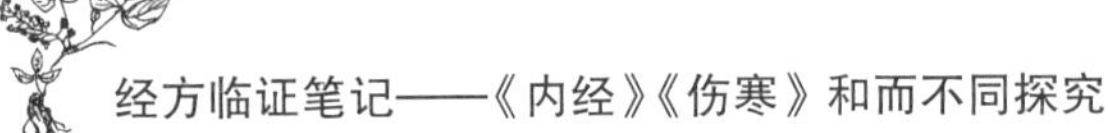

中医经典对月亮的盈亏与人体气血盛衰的关系多有论述。

《素问·八正神明论》曰：月始生则血气始精，卫气始行；月郭满则血气实，肌肉坚；月郭空则肌肉减，经络虚，卫气去，形独居。

《灵枢·岁露论》曰：人与天地相参也，与日月相应也。故月满则海水西盛，人血气积，肌肉充，皮肤致，毛发坚，腠理郄，烟垢著，当是之时，虽遇贼风，其入浅不深。至其月郭空，则海水东盛，人气血虚，其卫气去，形独居，肌肉减，皮肤纵，腠理开，毛发残，膲理薄，烟垢落，当是之时，遇贼风则其入深，其病人也卒暴。

月满时气血充足，月亏时气血亏虚。人体气血盛衰如月之盈亏，从朔（农历每月初一）到望（农历每月十五），气血渐满；从望到晦（农历每月的最后一天），气血渐亏。

满月时气血充足当然是好事，气血充足，精力旺盛，免疫力增强。多少古人在月满之夜，才思迸发，留下了优美诗篇。但是，对本身就气血过盛的人来说可能就有问题了，气血盛则热盛，就会导致躁动不安、失眠、多梦，甚至狂躁。一些国内外研究表明，满月日精神疾病的发病率会升高，对长期抑郁的人来说，在满月之夜容易放大敏感情绪，有出现自杀倾向的潜在隐患。满月日是人情绪冲动的高发阶段，容易因争吵而做出一些过激行为，犯罪率会升高。

基于月相变化对人体气血的影响，在中医临床治疗时也需要照顾到月相盈亏时补泻方法的使用。月满时慎用补法，月亏时慎用泻法，可根据月相盈亏增加或减少泻法的使用。《素问·缪刺论》曰：月生一日一痏，二日二痏，渐多之；十五日十五痏，十六日十四痏，渐少之。当病情不甚明朗，用药游移的时候，要尽量避免月满用补，更不能随意使用补品。

月亮是否对人体健康有影响目前尚无定论，存在争议，很多人认为月球引力对人体的影响微乎其微，可以忽略，但是我认为，经典中的理论不能轻易否定，我们应该在临床中多观察，做更多的统计分析。

第十一节　怎样预防外感病

要想预防外感病，既要知道疾病是怎样来的，也要知道疾病会怎样发展。

一、知所从来

中医的病因观是从中医对人体的生理认识出发的，分为阴阳两类。《素问·调经论》曰：夫邪之生也，或生于阳，或生于阴，其生于阳者，得之风雨寒暑，其生于阴者，得之饮食居处，阴阳喜怒。

外感病的病因常有六淫（风、寒、暑、湿、燥、火六种外感致病邪气）和疫疠之气两种。

1. 六淫

六淫主要是不同气候造成的，平时我们说的伤风、受凉、中暑、受潮都属于这个范畴。以受风受凉后感冒为例，西医学认为风寒最多是个诱因，实际引起疾病的是细菌、病毒等，而中医与西医的认识有很大不同，中医学认为感受风寒邪气是直接病因，这也导致中西医使用的治疗方法不同，中医祛风寒，或兼以清除郁闭的内热或痰湿，西医则不断研制抗生素及抗病毒药。从中医学角度来看，应用抗生素或抗病毒药虽然可以改善病情，但是很多时候不能治愈疾病，往往还会使疾病潜伏起来，导致各类慢性病的发生，比如慢性鼻炎、慢性咽炎、慢性支气管炎、慢性阻塞性肺疾病、哮喘、慢性胃肠炎、慢性肾炎、慢性肝炎、风湿性疾病等。这些慢性病患者大多仍有怕风、怕冷，症状遇风寒加重，或痒或痛，汗出异常，脉浮等风寒症状，说明这些疾病在急性期就没有得到根治，风寒邪气并未祛除，治疗只是抑制了病势而已，病因仍在，病根未除，这时候多有正气损伤，风寒邪气难以自行解除，治疗起来疗程较长。

2. 疫疠之气

疫疠之气可以认为是引起传染病的毒邪，听起来似乎与我们平时讲的病原微生物差不多，但实际上还是有差别的。中医治疗烈性传染病的方法并不是寻找针对这个疾病的特效药，而是根据人体的反应状况来分析病邪的寒热燥湿属性，也就是仍然会把病邪按照六淫属性进行分析，而且疫疠之气也常常兼夹六淫，合而致病。

如果我们能够提前预防，通常可以有效阻止疾病的发生，也就可以尽量不拉长治疗战线。

二、知所从去

如何预防外感病的发生呢？《黄帝内经》开篇就给出了大的原则：……皆谓之虚邪贼风，避之有时，恬淡虚无，真气从之，精神内守，病安从来。

1. 躲避邪气

寒温适中，冷暖自知。

人们常说：有一种冷，叫妈妈觉得我冷。许多家长因为怕孩子受冻而添衣过多，导致很多孩子内热很重。小儿大多阳气过盛，不怕冷，反而容易出汗，感冒后也大多出现咽喉肿痛等热证，这时穿得过多并不能有效预防感冒，反而适得其反。

对于疫疠之气，当然更要躲避。

“危邦不入，乱邦不居”“君子不立危墙之下”，现代科技越来越发达，我们在防护方面做得较以前更为精细了，比如大家越来越注意手卫生、戴口罩、物表消毒等。中医还会用芳香辟秽的方法躲避疫戾之气，使用香料改善空气环境，比如制作香囊等。

2. 强健身体

身体上要劳逸结合，心理上要自得其乐。

目前的情况是多数人脑力过劳。除工作需要外，我们要反思一下是否耗费了一些不必要的脑力，对耗费脑力的事务要有所取舍？

自得其乐是修身养性的过程，每个人都有私欲，私欲能否得到满足影响人的心情，可不如意处十之八九，我们常处在短暂的欢乐与长期反复的痛苦之中，只有提高修养，认得良知，摒除物欲的牵绊，才能长久地处于良好的心境中。

第十二节　为什么天热了反而容易着凉

我在夏天治疗的一些患者的临床表现为出汗怕风，常常需要用桂枝、附子、黄芪之类的热性药。按理说，天热了人体也应该偏热，出现热证，怎么反而出现了寒证呢？

在中医经典《伤寒论》中，经常提到发汗不当后出现变证的情况。出汗过多虽然表面上是损失水分，但是在中医理论中，阴阳一体，出汗过多在损伤水分的同时也损伤阳气。由于人的体质有偏阴偏阳的不同，在同样的发汗治疗过程中，有些以阳气损伤为主，有些则以阴津损伤为主。

阳气受损者可出现桂枝甘草汤证、桂枝去芍药汤证、苓桂枣甘汤证、苓桂术甘汤证等，表现为恶风、心悸等。如果损伤了更深一层的阳气就会出现畏寒肢冷的情况，比如四逆汤证。

损伤阴津者可出现热证，如白虎加人参汤证、调胃承气汤证等，表现为口干、烦热、汗出、便秘等。

现代人大多饮食过于丰盛，缺少运动，过多的营养堆积多属于阴证层面，加上抗生素、激素及各种替代疗法的广泛应用，导致人体阴盛阳衰的情况比较多见，发汗疗法用于这种阴盛阳衰体质的患者后，一般就会出现阳气受损的情况。

那么，我们回到初始的问题：为什么天热了反而容易着凉？

天热了，人更容易出汗，甚至大汗，这是自然界给人体的“大”药，有与发汗药相似的作用。阴盛阳衰体质的人群大汗后阳气进一步受损，出现阳虚的表现，再加上在风扇、空调、冷饮的外力作用下感受了风寒邪气，简直是雪上加霜，所以怕风、怕冷的情况就多见了。

一年四季，寒热温凉，本来是调整人体气血状态的重要手段，可使人体气血升降出入正常，顺应四时，补养五脏，对健康的人体来说是一种保护，可以说是自然界赐予了人们四味“大”药，但对脏腑功能出现问题的患者来说，就会出现保护和损伤两个极端，比如对肾虚患者来说，冬季有助于补肾，而夏天则容易伤肾，所以这类患者在冬天会感觉舒服，在夏天则会感觉难受，这时就需要应用其他方法来对抗这种作用，而不是一味顺应。阳气虚损的人应该防止阳气在夏天进一步耗散，因此应减少活动，减少汗出，寻找相对凉爽干燥而又少风的环境，尽量安静下来。“冬吃萝卜夏吃姜”这个说法是顺应四时的饮食方法，但对阳气虚损的人来说有害而无益。

第十三节　天热了，还能吃中药吗

入夏后，门诊上常有患者问我夏天是否还能吃中药?

我上了七年大学，从天津到北京，印象中各位老师都没有告诉我哪个季节不适合吃中药，在北京中医药大学东直门医院和首都医科大学附属北京中医医院实习时也没有遇到患者询问夏天能否吃中药。

我想，或许是从前很多人家里条件不好，夏季天热时难以避暑，连饭都不想做，何况是要烧锅熬药，不但屋子变成了蒸笼，熬好的药也不易保存。不过，现在我们的生活条件大大改善，大多数家庭都有了空调，中药也可以用机器代煎了，所以在天热时熬药已经没有很大困难了。

四季阴阳更替，也影响着人体的阴阳变动。如果是感受寒邪而生的疾病，在夏天人体阳气充盛体表之时更容易被解除，在此时用药反而更为得力。例如，在冬天发病或加重，遇冷（包括吹空调、喝冷水等）发病或加重的呼吸系统疾病、皮肤病、关节病等，更适合在夏季治疗。

第十四节　你的口味有变化吗

你是否发现，自己的口味不知不觉中已经发生了变化?

记得小时候我特别不喜欢吃酸菜，也不喜欢吃芹菜，吃饺子就喜欢韭菜鸡蛋馅的。现在还是喜欢韭菜鸡蛋馅饺子，但也愿意吃酸菜和芹菜了，不知道是在什么时候口味发生了变化。回想起来，随着生活环境、饮食起居的变化，以及年龄的增长，自己的体质已经发生了变化，由原来的阳虚逐渐变成阴虚火旺了。

身体状况的变化可以体现在很多方面，口味变化就是其中之一。所以，我们可以从患者的饮食嗜好中发现许多问题，并以此帮助我们对疾病性质进行判断。

《内经》中记载：酸入肝，辛入肺，苦入心，咸入肾，甘入脾。

我们在临床上常可见到脾虚的人特别喜欢吃甜食。近期我治疗过一个小患者，他每天都要喝蜂蜜水，家长对此极其反对，可他就是戒不掉。这个患者就是典型的脾虚肝旺证，吃甜食后会感觉胃很舒服。

我还见过几个患者喜欢土腥味，甚至偷着吃土，这也往往是脾虚的表现，因为在五行对应关系上，脾属土。

有些中药的味道特别苦，比如黄连等，但那些心火旺盛的患者吃起来却觉得很平常。有一个患者吃的是含有15g黄连的方子，却说感觉药的味道有点儿香，相同的方子如果是脾虚的患者吃，可能就会引起反胃呕吐。当这个患者病情改善后，心火降下来了，如果继续吃黄连就会感觉难以下咽，这也能说明治疗到位了。

很多家长反映孩子特别喜欢甜的，愿意吃肉，不愿意吃菜，这是因为孩子生长发育迅速，为纯阳之体，脾常不足，肝常有余，脾虚所以嗜甜，肝旺耗阴血所以喜欢吃肉。

阴虚的女性大多喜欢吃水果，气郁的女性喜欢吃辛辣的食物。

那么，是不是喜欢吃的就是身体需要的呢？

这个观点是有道理的，但仍然需要有节制，因为虽然身体需要，但人的欲求容易过度，若不加节制，则过犹不及。另外，人体所需的食物就像药物一样，对需要的方面可能有正作用，但对不需要的方面可能就有反作用，比如气郁的人喜欢辛辣的食物，因为辛辣的食物可以调畅气机，吃起来确实舒服，但气郁的人往往火也大，吃辛辣的食物虽然舒展了气机却会加重火气，而且辛辣的食物往往油腻，热量高，容易生痰助湿，所以不可过食。

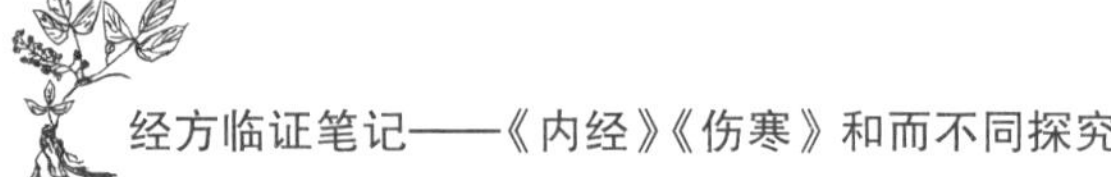

还有一些人喜欢吃酸的或咸的，这又是怎么回事呢？

酸入肝，肝阴不足或肝血虚的人往往喜欢吃酸的。阴血不足的人常表现为急躁易怒，眠浅多梦，记忆力下降，面色可能泛红，但整体上缺乏光泽，体力较差，易疲劳，容易发生腹痛、月经不调等。这类人群往往嗜酸，无醋不欢，甚至把陈醋当作汤喝。

咸味入肾，许多补肾药就是用盐炮制的。肾虚而水湿重的患者口味比较重，因为水湿重，就好比体液被稀释，人体的自我调节系统会主动寻求补充盐分，进而产生嗜咸的症状。

男多肾虚，女多血虚，所以男多能咸，女多能酸。

有的患者水湿重，停留在脾胃，就导致胃肠里的体液稀释，这样的患者不能喝清水，因为清水会进一步稀释胃液，身体会主动拒绝，甚至使得患者一喝清水就恶心或呕吐，但是可以喝茶或有其他有味道的饮品。这类患者也喜欢重口味，会主动寻求更辣、更酸、更咸的饮食，不喜欢清淡饮食，临床上这种情况多称为口淡不渴，是水湿证的标志。

第十五节　神奇的脉诊

我时常会遇到一些患者，进诊室后先不说病情，伸出手腕想考考我通过把脉能判断出有什么病，只要我说对了一些症状，比如颈背酸痛、乏力，或者说对了一些既往病史，比如风湿性疾病、高血压、高脂血症等，患者就会认为我会看病。如果一样也没说对，患者就会信心全无，认为我不会看病。

其实，这里面存在许多误解。或许是因为影视剧中有一些戏剧性、夸大的剧情，或许是有其他原因，总之一些患者对中医存在误解，认为只有通过把脉说对症状，甚至说出准确西医诊断的才是好大夫。实际上，中医看病不单纯是靠把脉，从患者走进诊室到拎着中药走出医院，是要经过复杂程序的。

我们来梳理一下，中医讲理、法、方、药，药是最后一环，向前推，我们首先需要弄清楚疾病的“理”，然后立“法”，选“方”，开“药”。其中，“理”是核心，这个“理”是指病理机制，包括病因（受凉、劳累过度等）、病位（在体表还是体内，在经络还是在脏腑）、病性（是虚是实，是阴虚还是阳虚）、病势（疾病发展的趋势是什么，是向里传还是向表传）。这个“理”的结论我们称之为证候。只有弄清楚这个“理”，才能立法处方。

“理”是如何获得的？临床上，医生需要通过四诊，即望诊、闻诊、问诊和切诊收集患者的症状体征信息，分析提取疾病发生的机理。

根据四诊分析流程（图 3-1），我们可以提取四点。

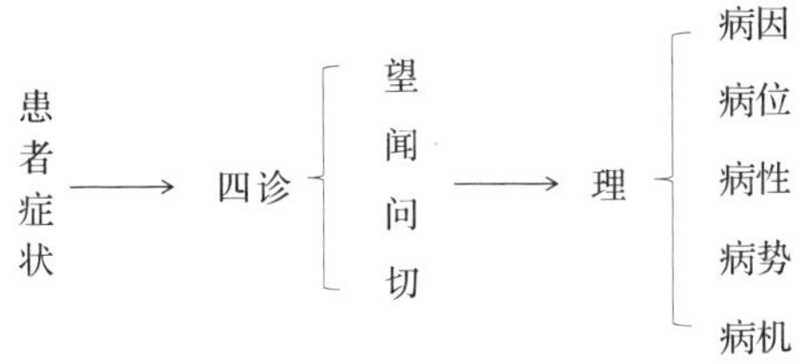

图 3-1　**四诊分析流程**

第一，脉诊只是诊断工具之一。

我们可以看到，脉诊所得对于病机的把握很重要，但在这么多证据之中，脉诊所得只是其中的一部分，并不是全部。四诊结果需要互相参考，这样才会使证据更加全面真实，使结论更加准确，这种诊断观点我们称之为“四诊合参”。

第二，不同医生对脉诊在诊断中的权重看法不同。

对于诊断的权重，有些医生以脉诊为主，有些医生则不依靠脉诊，并不是脉诊好的医生水平就高。

第三，脉诊所得是证候，而不是症状和西医诊断。

例如，一个患者的左脉浮紧，右脉虚，左脉浮紧表明体表有风寒，右脉虚表明脾肺虚，这显然是个证候诊断，不是摸出了患者有身痛无力的症状，也不是做出了患者有低血压、风湿性疾病等的诊断，通过脉诊获得西医诊断可以说是“鸡同鸭讲”，因为两者是两套不同的系统，想通过中医手段获得西医诊断，或想通过西医化验检查获得中医证候诊断都是舍近求远的方法，既难以

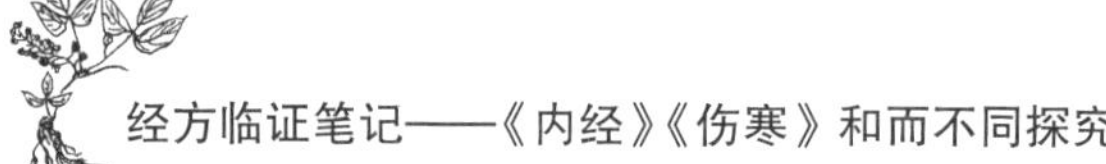

达成，也没有必要。

第四，脉诊并不是首选的诊断工具。

四诊中的任何一诊做得好都可以准确地得出结论，从而治愈疾病，所以在中医经典《难经》中有“望而知之谓之神，闻而知之谓之圣，问而知之谓之工，切脉而知之谓之巧”的论述，其中脉诊是最后的技巧，望诊排在第一位。我想，这确实比较合理，因为望诊比较直观，不论是医生还是患者，大家都看得到，红的不能说成白的，而脉诊比较模糊，不同医生得出的结论有时大相径庭，模糊的东西就更不容易掌握，需要更长时间的积累，医生成才慢，在积累的过程中也更容易产生误差。所以，不论是对于中医学的发展，医生的成长，还是患者证型的识别，望诊都更有优势，不要将脉诊的作用神秘化。

如果一个医生仅仅通过望诊，或打个电话问几个问题（问诊），就能说出准确的证候结论，我个人认为这是医术更高明的医生，但一般来说，还是四诊合参更靠谱。能够得出准确的结论，用药切中病情才是王道，四诊都只是工具而已。

第十六节　对伤寒与温病的认识

一、伤寒、温病之争

伤寒、温病的寒温之争，从温病学说诞生以来就一直存在，延续到我们的教材里面后就产生了风寒和风热的说法，并且包括了伤寒、温病的不同鉴别方法。中医在对抗疫病的战斗中发挥了重要作用，而各医家对伤寒和温病的争论也随之变得激烈起来。

最近，我们都在思考伤寒与温病的不同是什么，到底什么是伤寒，什么是温病呢？就中医现状来看，我的体会是从某个角度来说，可以认为对于同一个外感病，学伤寒的人认为它是伤寒，学温病的人认为它是温病，辨证框架不一样，看法也不一样。

温病学是在误解伤寒论的基础上产生的。通过考据我们能够知道现在的《伤寒论》基本上是以成无几《注解伤寒论》为蓝本的，其中前面的《伤寒例》《平脉法》不是张仲景《伤寒论》的原文，包括《伤寒论序》中的“撰用《素问》《九卷》《八十一难》《阴阳大论》《胎胪药录》……”一句，根据它的语言环境、用词及一些典籍的信息，可以判断出这些内容是后人加进去的。如果把加进去的内容去掉，我们就会发现《伤寒论》这本书，除叫《伤寒论》这个名字外，里面从来没讲这本书中只有治疗外感寒邪的内容，而许多温病学家认为《伤寒论》是治疗寒邪的书，认为它治疗的是“狭义伤寒”，很多外感病都不属于“狭义伤寒”，所以最后“温病”这个范围就越来越大，把“伤寒”的范围挤得越来越小，认为“伤寒”只是伤于寒邪的外感病，其他类型的外感病都属于“温病”，随之而来的问题就是如何判断患者是伤于寒邪，还是伤于温邪。实际上，我们只能通过患者患病后的表现来判断是伤于寒，还是伤于温，无论是伤寒还是温病，初起的时候都会有点儿恶寒的表现，这难道都一定是受凉或者受热导致的吗？显然不是。通过传染而得的某些疾病实际上属于瘟疫，瘟疫可以是寒性的，也可以是热性的。温病学的传统理论认为温病是从口鼻而入的，伤寒是从皮毛而入的，所以推导出来伤于寒的表现就应该是怕冷、脉偏紧、无明显口渴等热象，或伴有舌偏淡，反过来将寒性症状不明显，主要有热性表现，包括口渴、脉数、怕冷不明显，或者有红肿热痛、嗓子痛等症状的都归为了温病。

通过临床观察，我发现如果按照上述概念来分类，伤寒在临床上几乎看不到。发热怕冷，口不渴，伴有舌质偏淡，这样的患者并不多见，如此一来伤寒的方子无处可用，最后只能按照温病的方向治了。

从理论基础方面来讲，温病理论认为在《伤寒论》的理论基础中六经的实质是经络脏腑，也就是说伤寒伤于太阳膀胱经。对于外感咳嗽，温病学家一般认为病位在手太阴肺，温邪上受，首先犯肺。膀胱受凉了，怎么可能会导致咳嗽？所以，温病理论认为这些都属于温病，而不是伤寒。但是，这种观点其实是对伤寒六经的误解。我们从病因学这个角度来分析，一个疾病，特别是外感病，它的病因有外因和内因，外因有风、寒、暑、湿、燥、火邪气，还包括疫疠之气，内因就是我们的正气，是正气对外邪反抗的状态，所以疾病的表现是由内因和外因两个方面同时决定的，也就是说无论受凉还是受热，无论是感受寒邪还是温邪，病邪进入体内后，人体的反应并不单纯由外邪的情况决定，还与体内的状态有很大的关系。如果这个人本身体质偏热，或者偏阳明热，或者偏少阳火，那他受凉以后的表现与体质不热的人的表现是完全不同的。所以，教材上描述的怕冷，发热或不发热，口不渴，舌淡脉紧等表现，实际上并不一定单纯提示有表寒，这种表现更类似于少阴病麻黄附子细辛汤证，内外均有寒。如果人体阴阳平和，体表受寒后不会一下子传到里面去的，临床上不会出现单纯受寒以后舌质淡润的情况，因为心开窍于舌，舌质反映的是心主血的问题，舌面上的舌苔反映的是胃的问题，所以寒邪从皮毛而入，一下子使心和胃产生寒的表现是不现实的，很不符合实际情况。

其实，人体一旦受寒，我们的正气便会与之斗争，人体会调动阳气与寒邪斗争，所以阳气会出现一过性郁闭，即产生内热，特别是当我们用了一些发汗药，或者用了一些有解热镇痛作用的西药后，患者会先发汗，然后就不冷了，随之会出现内热，这可能是阳明病或少阳病。这里有一个问题，寒邪化热后属于伤寒还是温病呢？按照书上的理论，我们要知道发病初期的表现，但问题是在临床上很多时候我们是看不到患者发病初期有哪些表现的，患者本人往往也说不清楚，而且发病初期患者的舌质不一定是淡的，所以没办法辨成伤寒，最后全辨成了温病。由此可知，我们教材上有关伤寒、温病的辨别方法是由温病学家提出的，对经方人来说是不成立的。教材上讲的温病表现，比如脉数、口渴、咽痛、轻微恶寒或不恶寒等，按照伤寒的思路来讲就是轻微的太阳病伴有阳明病或者少阳病。

综上所述，自己的知识体系是什么样的，对疾病的认识和治疗思路往往就会是什么样的。

二、伤寒、温病之异同

平时我们在临床上用《伤寒论》的方子比较多，这样的话我们应该怎样看待温病的问题呢？是不是温病对我们研究伤寒的人来说就毫无意义了呢？

肯定不是的，存在即合理。温病的方子能解决的问题与我们用《伤寒论》的方子能解决的问题，有一部分是重合的，也有一部分确实是《伤寒论》的方子解决不了，而温病的方子能解决的。

温病学的病因辨证和气血辨证对临床有很大帮助，明代末年吴又可的《温疫论》里就明确了辨别邪气性质、辨别气分与血分的问题，只不过后来的温病学家把它分得越来越细。

正邪斗争有两个方向，一个是内因，另一个是外因，《伤寒论》主要强调内因，认为无论什么邪气来了，人体的反应状态主要就是那六种，抓住人体的正气反应状态就可以执简驭繁，否则疾病千变万化，我们很难立刻找到解决方法。找到一种对各类疾病的通治方法，中医学反而可以变得简单一些。

虽然在很多情况下正邪斗争的发展方向是以正气为主导的，但是有时候邪气的特点可能决定这个疾病的发展方向，这一点在《伤寒论》里实际上已有涉及，比如太阳病中的太阳伤寒、太阳中风是按照阴阳来分的，寒是偏阴的，风是偏阳的，两种邪气中一种是阴邪，一种是阳邪，它们的致病特点不一样，传变特点也可能有不同。

后世《伤寒论》错简重订派按照寒伤营、风伤卫、风寒两伤营卫的原则，把《伤寒论》进行了重新编排。感受的邪气不一样，最后的表现也不一样，传变也不一样。一般来说，风主动，阳邪易袭阳位，比如心和肝为阳，阳性的邪气就容易攻击心和肝的位置，容易入血动血，相对来说寒邪更易袭阴位，比如肺、脾、胃的方向，包括肾，不同性质的邪气影响渠道是有差别的。当然，寒邪也可以引起心和肝的问题，风邪也可以引起肝和肾的问题，但是相对来说可能性还是偏小的。具体来说，以银翘散为例，方内有解表药，比如荆芥、薄荷、豆豉，所以应该有一部分药是治疗太阳病的，薄荷还有疏肝解郁的作用，那么它就对少阳病有一定的治疗作用，而金银花、连翘、芦根等是针对内热的，所以我们可以认为银翘散是针对三阳合病的方子，只不过此方还是倾向于治疗阳明病，以清热为主，太阳病、少阳病用药都比较少。可见，银翘散适用于表证比较轻，或者没有表证，单纯以内热为主，而且主要表现是咽喉红肿热痛的病证。辨六经的话，如果是阳证，首先得辨是太阳病、少阳病还是阳明病，然后在此基础上往方内加相应的药，这样疗效会更确切，比如属于少阳病的话，在小柴胡汤的基础上加银翘散，疗效会更好，同理属于太阳病的话，在麻杏石甘汤的基础上加银翘散，疗效会更好。如果不用六经辨证，遇到外感病嗓子痛、怕冷不明显的情况时只用银翘散，有时候效果并不好。

还有一种说法讲温病发病快，后期容易伤阴导致神志病。我认为，发病快慢不是伤寒、温病的问题，实际上是阴阳的问题，是看问题的角度不一样引起的。阴阳的问题主要指阳性疾病一般发病比较快，反应比较强烈；阴性疾病往往发病比较慢，因为正邪斗争比较和缓，所以反应就会比较微弱。例如，太阳病、少阳病、阳明病有时候会进展得非常快，常见的有急性肺炎等，如果患者出现太阳病大青龙汤证那种不汗出而烦躁的表现，说明有可能要休克了，患者很快会出现呼吸、循环衰竭，一些属于少阳病的肺炎患者病情进展得也比较快，至于出现阳明病神昏谵语表现的患者病情进展得就更快了，所以以前说“走马看伤寒”，就是这个道理。

我们常说温病容易出现神志问题，其实这是因为看问题的角度不一样。从伤寒的角度来看，这其实是病种的问题，有些病就容易往神志病这个方向发展，出现神志问题也并不一定是邪入心包的问题。用六经辨证来分析的话，太阳病表闭可以引起昏迷，麻黄有很强的醒神作用，很多符合太阳病表现的昏迷患者用麻黄治疗后效果很好，还有一些少阳病郁闭也可以引起昏迷。胡老讲气滞血瘀可使气机郁闭，引起昏迷，他治疗脑病时用大柴胡汤合桂枝茯苓丸，就是这个思路的体现。

总而言之，出现上述问题的原因还是辨证角度不一样。从脏腑辨证的角度来讲，昏迷就是神志问题，涉及心和心包，但从六经辨证的角度来讲则不是这样，要看整体反应，因为少阳病郁闭、太阳病表闭、阳明热结，都会使神志受到干扰，所以治疗并不一定是针对心或心包进行的。

三、统一辨证方法

通过前两部分的论述，我们会发现，六经辨证也可用于温病的辨治，那我们就统一使用这个辨证方法，这样就不必因无法辨别是伤寒还是温病而徘徊，不知道选用哪种辨证方式了。

六经辨证的实质是什么？为什么可以用来统一伤寒、温病的辨治？

我们以"六经欲解时"为切入点探讨六经的实质："六经欲解时"是指在某个时段，某经正气旺盛，抗邪更加有力，即少阳经（寅卯辰）→太阳经（巳午未）→阳明经（申酉戌）→太阴经（亥子丑）→少阴经（子丑寅）→厥阴经（丑寅卯）→少阳经，体现的是阳气运行的时间规律。《内经》中明确论述了阳气运行的时间与脏腑部位的对应关系，因此可以通过《内经》中阳气运行规律的论述明确六经的具体位置。

结果如下：太阳病涉心、肺，主一身之表，少阳病在肝胆与三焦，主半表半里，阳明病在肺、胃，三阴病则主要在脾、肾与肝。这个结论不同于脏腑经络的六经解释，但与《内经》中脏腑经络的概念并不矛盾，是脏腑功能的另一种拆分组合形式，使脏腑功能立体化、层次化，相对于五行脏腑系统而言，是一个新的功能系统，是阳气盛衰循行的时空规律，是正气抵抗邪气的六种反应状态，与胡希恕老的六经八纲体系接近，既吸收了六经八纲的简洁性，又融合了脏腑理念，统一了《内经》与《伤寒论》理论体系，统一了伤寒与温病，统一了外感与内伤（图3-2）。

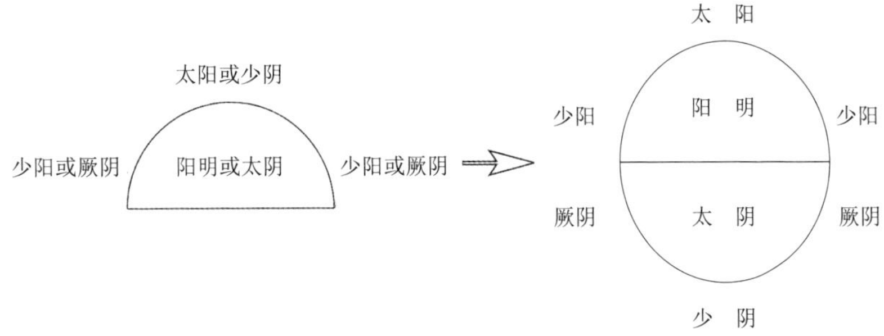

图 3-2　六经八纲与我们的六经实质比较

六经辨证只是一个辨证框架，反映的主要是正邪斗争中正气的作用特点，还要适时地把病因考虑进去，把气血辨证加进去。气血辨证中，六经皆涉及气血，一般来说，太阳主营卫，阳明太阴主气，少阳、厥阴主血，少阴主阴阳。

辨证毕竟是对当前病情的把握。在辨证的同时，还需要对整个病程有所认识，对预后进行判断，这就涉及辨病的内容。

那么，从辨病的角度如何判断温病？

我们认为，温病是热性邪气，具有热毒的特点，所以凡是外邪导致的红肿热痛反应，都可以判为温病。辨明六经，要看邪气入于哪一经，然后在辨证选方用药的基础上加用透热解毒药，比如咽部红肿的合用银翘散、银翘马勃散、升降散等。但是，大多数慢性病伏邪属于风邪，而不是温邪，即使有郁热、积热，也大多由风邪扰动营血化热，或与内伤之热相合所致，比如风与肝火相合后外风引动内风、风与瘀血相合、风与痰热相合等。

六经实质的具体论述，我与团队成员已经撰写论文《再以六经欲解时为切入点探讨六经实质》在《环球中医药》杂志发表。

第十七节　肝脾的定位

人体是一个有机整体，是结构和功能的统一体，可是脏腑的定位没有明确的说法，特别是有关肝、脾的功能和解剖位置的问题存在争议。

《素问·刺禁论》曰：肝生于左。《难经·五十六难》曰：肝之积，名曰肥气，在左胁下。《灵枢·经水》曰：夫子言脾为孤脏，中央土以灌四旁。五代时期烟萝子所绘的《内境图》显示，肝胆在腹部的左侧，脾在腹部的右侧。宋代杨介的《存真图》、明代《循经考穴编》所载的宋代《欧希范五脏图》（已佚）指出肝位于右侧，脾位于左侧。元代滑寿的《十四经发挥》记载：肝之为脏……其脏在右胁右肾之前，并胃贯脊之第九椎。明代李梴在《医学入门》中说：肝居右胁。《脏腑证治图说人镜经》记载脾脏在左侧，肝胆在右侧。清代王清任在《医林改错》中说：脾中有一管，体象玲珑，易于出水，故名珑管。脾之长短与胃相等。王清任所画的脾脏图相当于解剖学的胰腺。张锡纯、唐容川则将胰腺列为脾的附脏。

历史上对于肝脾定位问题争论不休，我们只能依靠经典，验于实践，进而梳理总结。

在中医学的概念里五脏是一个功能的集合体，但功能的结合必然要有物质基础，要有具体的脏器功能相对应。通过收集资料及讨论，我们发现中医学脏腑定位的发展主要有两条线，一条是通过功能状态来定位的，另一条是通过解剖来定位的，这两条线有交叉的部分。

由于古代解剖技术并不发达，即使后来的大体解剖与现今的解剖认识已经比较接近了，但仍然无法明确中医学的脏腑功能与解剖学的实体脏器功能之间的关系，甚至古人在很多时候认为中医学的五脏六腑功能与解剖学的实体脏器功能是一致的，所以才多次地通过解剖寻找中医学的脏腑。实际上，西医学的脏器功能是按照实体脏器功能进行的归类，中医学的脏腑功能是基于五行理论对生理功能进行的归类，其功能是实体脏器功能的拆分组合，并不影响我们的临床应用。

弄清楚上面的问题，再来讨论肝脾定位问题就容易得多了。

第一，中医学的肝和脾是按照五行规律有意挑选出来的、许多实体脏器的功能集合，比如中医学里肝的功能包括神经、血管、免疫等多项功能，所以涉及西医学的神经系统、循环系统

（主要是静脉系统）、免疫系统，以及肝、脾等实体脏器，但又不能完全涵盖以上系统及脏器的功能。也就是说，中医学的脏腑功能与西医学的实体脏器功能之间是交叉关系。

第二，中医学的脏腑定位与西医学的实体脏器定位之间也是交叉关系，所以中医学的肝脾定位与西医学的实体脏器定位既有关联，又有不同。

从经络角度来看，肝经及胆经走行于身体侧面。《伤寒论》云：血弱气尽，腠理开，邪气因入，与正气相搏，结于胁下。临床上可以看到患者生气后多会出现胁下胀痛、关脉弦的情况，黄煌老师也提出柴胡证反映在体表的部位，也就是“柴胡带”，以身体侧面为主，这些都说明肝木的位置在两侧胁下。《金匮要略》记载用鳖甲煎丸治疗疟母，也就是脾大，此方也可以治疗肝大，后世医家有很多用鳖甲煎丸治疗肝病的经验。

脾在中焦，为上下之中；在肝中间，为左右之中，与中土的传统认识一致，理中汤、建中汤的靶点皆在胃脘、大腹部位。需要注意的是，脾胃的位置在中间但又偏向右侧，我们脉象的定位中右关为脾胃，根据《黄帝内经》中左以候左、右以候右的原则，右上腹也是脾胃的区域，所以这个地方与肝木有重叠。

中医学的脏腑是功能集合体，所以没有明确的边界，只有大体的区域。如果认为脏腑功能与解剖位置必须完全一致，就容易走进误区，古人也走过这样的路。但是，如果只有单纯的功能认识而没有基本的定位认识，就会感觉虚无缥缈了，所以我们需要将中医经典与临床相结合，去认识和理解脏腑的功能和解剖定位。

以上是我重温教材后，针对肝脾解剖位置与功能定位联系的个人理解，期待与更多同道共同探讨，产生更多的思想火花。

附录

陈志刚六经辨证相关论文

［1］陈志刚，郜贺，窦健卿，等．再以六经欲解时为切入点探讨六经实质［J］．环球中医药，2020，13（3）：389-394.

［2］陈志刚．六经辨证治疗肾病验案举隅［J］．上海中医药杂志，2015，49（6）：22-24.

［3］陈志刚．经方辨治哮喘经验［J］．上海中医药杂志，2016，50（3）：33-35.

［4］陈志刚．大柴胡汤合当归芍药散证治分析［J］．环球中医药，2016，9（3）：355-356.